U0218884

站在名医身边
——"2019人民好医生"
跟诊记

顾　　问　王彦峰
主　　编　罗　辉
常务编委　李　丹　庞书丽　吴海侠　张　红
　　　　　苗小芹　房　磊　程永峰　李海清
　　　　　袁佳男
编　　委　(以姓氏笔画为序)
　　　　　艾　娜　刘　慧　汤　佳　杜　宇
　　　　　李　云　吴正友　张晓萍　钟艳宇
　　　　　高　鸽　陶艳蓉　黄羽萱　续　岩
　　　　　韩冬野　穆倩倩
指导单位　中国医师协会

中国协和医科大学出版社

图书在版编目（CIP）数据

站在名医身边："2019人民好医生"跟诊记 / 罗辉主编 . —北京：中国协和医科大学出版社，2019.11

ISBN 978-7-5679-1362-2

Ⅰ . ①站…　Ⅱ . ①罗…　Ⅲ . ①医生—生平事迹—中国—现代　Ⅳ . ①K826.2

中国版本图书馆CIP数据核字（2019）第196085号

站在名医身边——"2019人民好医生"跟诊记

主　　编：罗　辉
责任编辑：杨小杰

出版发行：中国协和医科大学出版社
　　　　　（北京东单三条九号　邮编100730　电话65260431）
网　　址：www.pumcp.com
经　　销：新华书店总店北京发行所
印　　刷：北京朝阳印刷厂有限责任公司

开　　本：710×1000　　1/16
印　　张：18.75
字　　数：270千字
版　　次：2019年11月第1版
印　　次：2019年11月第1次印刷
定　　价：58.00元

ISBN 978-7-5679-1362-2

（凡购本书，如有缺页、倒页、脱页及其他质量问题，由本社发行部调换）

健康是生产力

王彦峰

序

　　健康中国是走向世界健康强国、实现民族伟大复兴和人的全面发展的中国梦。在 2016 年全国卫生与健康大会上，习近平总书记强调，人民身体健康是全面建成小康社会的重要基础，要把人民健康放在优先发展的战略地位，加快推进健康中国建设。在党的十九大会议上，习近平总书记强调实施健康中国战略，指出人民健康是民族昌盛和国家富强的重要标志，要完善国民健康政策，为人民群众提供全方位、全周期健康服务。在 2018 年首个"中国医师节"前夕，习近平总书记作出重要指示，各级党委、政府和全社会都要关心爱护医务人员，形成尊医重卫的良好氛围，希望广大医务人员弘扬救死扶伤的人道主义精神，不断为增进人民健康做出新贡献。推进健康中国建设，凝聚着以习近平总书记为核心的党中央的深邃思考和长远谋划。

　　健康中国发展的过程，也是中国现代化的过程。没有现代化的物质基础，难以实现健康中国；同样，没有全面健康的人，现代化也难以建成。这是现代中国紧密联系、互相促进的过程。因而，改革开放以来，党对解决人民健康问题的重视程度越来越高。

　　历史唯物主义认为，生产物质资料的能力就是生产力，它由生产工具、劳动对象与劳动者这三大要素构成。而劳动者在这三大因素当中是最活跃、最革命、最有创造性的因素，只有劳动者在生产过程当中才能生产出大于他本身成本价值的资本价值，即剩余价值，在社会主义制度下，它是用来扩大再生产，改善民生，发展经济、政治、科学技术等的源泉。国家或者企业家为了让劳动者不断地创造出新的价值，他就必须增加对健康需求的投入，保证劳动者的身心健康。我在 2006 年提出"健康是生产力"理念，道理亦在此。

　　"健康是生产力"，从理论上说，是马克思政治经济学最基本的问题，从现实生活来说，也是我们每天遇到的问题。比如人健康了，劳动效率就会提高，可以节省医疗费，多为国家创造财富。所以从理论上分析其中关系，国家关心人民健康，在健康事业上多投入一点，能够促进

站在名医身边

「医生」跟诊记

『2019人民好

经济的发展。而如果医疗保障解决不好，反而会制约经济的发展，近年一些人民群众出现的"因病致贫""因病返贫"现象便可说明这个问题，也再次印证健康就是生产力。

健康是生产力，保护人民的健康就是保护生产力，培养和造就德才兼备、身心健康的人，才是治国之本。近年来，历次党代会报告和政府工作报告都非常强调健康问题，明文规定也越来越细。2016年10月，由中共中央政治局审议通过的《"健康中国2030"规划纲要》发布，勾画出打造健康中国的美好蓝图，标志着健康中国建设的顶层设计基本形成。

健康是人民的基本需求，随着中国特色社会主义进入新时代，人民的健康需求是紧迫且重要的，而目前人民群众就医普遍存在着看病难、看病贵的问题。遵照党和国家关于解决人民群众"看病难、看病贵"的战略部署，我们中国医药卫生事业发展基金会在2005年经国务院批准成立后，积极探索具有中国特色的健康之路，大力开展医药卫生扶贫、全民健康教育，发起并推进"健康中国工程"，十多年的历程，取得良好社会效益，受到人民群众与上级领导的普遍赞扬。

满足人民健康需求，推动健康中国发展进程。从宏观来看，反映在国家政策调控上，而从微观来说，体现在广大医务人员切实地为人民健康提供医药卫生服务。广大医务人员是医疗卫生服务和健康中国建设的主力军，是社会生产力的重要组成部分，他们用救死扶伤、甘于奉献的精神汇聚起健康中国建设的磅礴力量，为民族复兴的光荣梦想不断夯实健康之基。充分调动、发挥医务人员积极性和主动性，对提高医疗服务质量和效率、保障医疗安全、建立优质高效的医疗卫生服务体系有重要意义。

新中国成立70年来，我国人均预期寿命从35岁提高到77岁，主要健康指标已居于中高收入国家前列，这离不开一代代卫生健康工作者的不懈奋斗、无私奉献。2017年11月3日，国务院批复了《关于申请设立"中国医师节"的请示》，同意自2018年起，将每年8月19日设立为"中国医师节"。"中国医师节"的设立，体现了以习近平总书记为核心的党中央对我国医务人员的深切关怀，也体现了党中央对尊医重卫和人民健康的高度重视。应该说，中国医师节设立后，广大医生对自身地位作用的理解和认识会更加深刻，全社会对医生的尊重和关爱会更加真切，社会行业组织对医生的管理和服务会更加到位。

医务人员全心全意为人民服务，患者的"健康所系，性命相托"是他们工作的价值与核心所在。医务人员和患者是同一战壕的战友，同舟共济，同心协力，共同面对疾病，如此和谐的医患关系本应是新社会时期的主旋律。但近年来医患冲突却频频发生，成为影响医院与和谐社会同步共振的不和谐音。医患冲突的频繁发生，虽有社会多方面的深层因素，但反映在主体身上则是医患之间不信任的问题。因此，我们在研究和探索如何推进医患关系的改善，通过媒体、医院、行业组织等多方联动，弘扬医生对患者至诚至爱、救死扶伤的人道主义精神，共同加强医患与媒体之间的了解和理解，助力营造尊医重卫的社会氛围。

2015年9月6日，中国医药卫生事业发展基金会在国家卫计委的支持与指导下，举办了"2015人民好医生论坛"，这是首届人民好医生论坛，向公众展示了"人民好医生"无私奉献的职业精神，同时发布了首集《"2015人民好医生"跟诊记》。《"2015人民好医生"跟诊记》是中国医药卫生事业发展基金会探索如何重新搭建医患互信桥梁的产物，通过人民好医生组委会主任罗辉为首的工作团一行亲历、亲见，真实客观记录了中国"人民好医生"的精神风貌，在社会上深受好评。

继首届人民好医生论坛圆满落幕后，罗辉主任带领一众工作人员，依然不辞劳苦地面向全国深入挖掘医务战线上的"人民好医生"，促成了每年一届的"人民好医生论坛及年度《人民好医生跟诊记》发布仪式"的顺利举行。目前，人民好医生论坛已成功开展四届，均取得圆满成功，在全社会特别是医疗卫生战线引起了一定反响。2019年，罗辉主任在带领大家完成年度"人民好医生"跟诊工作的同时，又成立了"人民好医生"关爱救助项目和"健康乡村—人民好医生"义诊行两个接地气的公益项目，均致力于搭建医患互信桥梁，进一步弘扬医护人员敬佑生命、大爱无疆的人道主义精神。在党中央提出积极"推进健康中国建设""全国建成小康社会"的时代背景下，人民好医生组委会以实际行动，向广大人民群众展示新时代医护人员无私奉献和全心全意为人民服务的精神，具有一定意义。

自国务院批复同意设立"中国医师节"以来，营造尊医重卫的社会氛围受到了前所未有的重视。以罗辉同志为首的人民好医生组委会工作组紧跟国家方针政策指引，积极响应推进健康中国建设，以"中国医师节"为契机充分发挥医疗媒介的重要职能，更加深入基层挖掘"人民好医生"，并在坚持"跟诊记"核心价值的基础上，把本年度医患间的感人事迹荟萃成这本《"2019人民好医生"跟诊记》。这些医生勇担使命，他们常年如一日践行全心全意、护佑人民健康的初心和使命，他们担当得起"人民好医生"的称号。为此也感谢人民好医生组委会、编委会与全体工作人员付出的辛勤汗水。

　　本书传播了社会正能量，弘扬了社会主义核心价值观，能让广大人民群众从字里行间感受人民好医生的温度。此外，"2019人民好医生论坛"也举行在即，期望人民好医生组委会将一如既往地履行自己的职责，坚持不懈地继续前行，为推动我国卫生事业及社会公益事业健康、可持续发展贡献自己的力量。同时，希望广大医护人员能充分发挥健康中国建设的主力军作用，共同营造尊医重卫的舆论氛围，促进健康融入所有政策。

　　希望"人民好医生"深得人心，口碑远播，越办越好。

王彦峰

2019年11月于北京

目　录

张福泉：肿瘤放疗患者的"健康卫士"

跟诊记者：罗　辉　张　红
摄影记者：程永峰
跟诊日期：2019 年 6 月 4 日

　　求学于知名的白求恩医科大学，毕业后进入国内顶级的北京协和医院服务肿瘤患者。30 年来，慈眉善目的放疗科主任张福泉身体力行践行着"白求恩"精神，依借一流放疗设备和规范放疗方案给予无数肿瘤患者康复的希望，获得了近 100% 的好评，赢得患者发自内心的认可："找对了人，病就好了一半。"

"关爱患者是第一位的"

　　久负盛名的北京协和医院承载了许多晚期肿瘤患者的期望，作为放疗科主任的张福泉深感肩上重担。除全力治疗外，他将关爱患者视作应尽的义务："即便现有医学无法为患者带来更好疗效，医生也需尽可能地给予安慰。"

　　一位 45 岁的孙姓患者经查发现宫颈癌，近来总感觉"有点累，腿有点软"。"不要着急，这病好治。"张福泉轻声宽慰就诊时稍显不安的她。但患者仍不放心："不会转移吧？"得知无转移风险后，她面露欣喜："找您看病，我就比较放心，之前都吓坏了！"随后，张福泉给出了放化疗联合的方案，并手写推荐单，供患者向负责化疗的医生求诊。

　　就诊时满面愁容，离开时平静放松的还有一位同为宫颈癌患者的张女士。因癌变发生肺转移，她心情低落。张福泉分析病情时面带微笑，告诉患者倘若好好治疗，仍可获得良好疗效。"我当时激动得眼泪都快下来了，没遇到过这么好的大夫。"感受到关怀和希望的她如是说道。

　　门诊有一位 25 岁的柴姓患者。7 年前，年少的她被查出鼻咽癌，经张福泉诊治后康复，现只需定期复查，这次电子镜检查依旧未见肿物复发。但张福泉仍关切地叮嘱患者："你现在也工作了，记住少熬夜，不喝酒，特别是白酒。"患者点了点头，又略带担忧地问他："我的牙没事吧？它们有点敏感。"放疗可诱发口腔溃疡，导致口腔细菌环境改变，张福泉便给出了多用含氟牙膏等生活小提示，还提醒她"不要随便拔牙"。

患者眼中"不是亲人，胜似亲人"的张福泉极有耐心。门诊眼看就要结束，可一位患者迟迟未到。在场家属解释称，患者因路况拥堵，仍需20余分钟才能就诊。听闻消息后，安排了中午12点参加科室学习的他未有半句催促，面色依旧温和，坐在诊室里耐心地等了起来。

全心全意投入放疗工作已成张福泉的一个习惯。现在的他基本仅剩一个"爱好"：到医院看望患者。每天早上不到6点，北京协和医院都会出现他的身影。

"要找最好的医生"

作为国内最早应用放射线治疗肿瘤的医院，北京协和医院配备了一流的放疗设备，其放疗科具备应用国际最先进放疗技术的能力。"在精准上做到更好，给患者最合理的治疗"是张福泉对精益求精的不懈追求。如今，科室在他近20年的带领下，在精准放疗上不断取得新突破，造福了无数肿瘤尤其是宫颈癌患者。

55岁的苏姓女患者便"享了这个福"。5个月前，宫颈癌已进入2B期的她接受放疗，现来复查。看完检查结果后，张福泉认为"基本上都好了"。患者欣喜不已，朝他双手合十地说："我自己都感觉挺好的！"宫颈癌是严重威胁中国女性健康的疾病之一，其发展以侵犯局部范围和淋巴结转移为主，且转移规律明显，适合放射治疗。有研究称，宫颈癌2B期同步应用放化疗的治愈率达70%。张福泉带领科室在不断探索中确立了宫颈癌精确放疗的协和模式，使其治愈率高达80%左右。

重获生活信心的苏患者激动地向记者说道："张主任可真是我的大恩人，增加了我好多信心，我再没有那种恐惧感了。""放化疗两年左右以后，白细胞数可能是下降的，现在半年期不正常是肯定的。"张福泉主动解释了白细胞数值异常的原因，并提醒患者定期复查，"下一步就是每三个月复查。"科室建立了宫颈癌的随访体系，以监测患者治疗后的生命数据。如今，该数据库已累积8000余例案例。

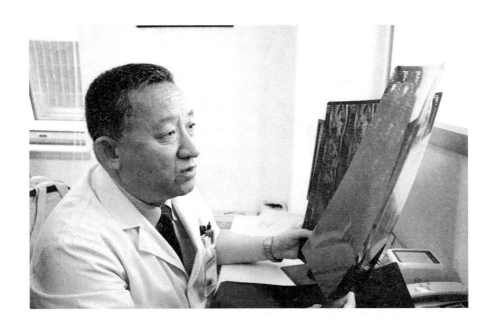

　　另有一位已接受宫颈癌 1B 期手术的王姓患者，在知名专家推荐下找张福泉行辅助治疗。在见到心目中"最好的放疗专家"前，患者忐忑不安，直到被张福泉微笑地告知"你这个很轻，肿瘤没有侵犯，周围组织也没有转移，治愈率为百分之九十以上"时，她才稍微松了口气。

　　此外，患者对放化疗的毒副反应也担忧不已。张福泉安慰她道："可能会出现短暂性胃肠道反应，但可以恢复。小化疗也只会带来恶心和呕吐的症状。"随着放疗技术的发展，肿瘤患者的原发症状会在治疗过程中得到极大改善，恶心等轻微的毒副反应降低了 50% 以上，且会随放疗结束而消失。对预期疗效有进一步了解后，患者"心情大好"，不再担忧自己会被"折磨得人不人鬼不鬼"，反而坚定了对抗宫颈癌的信心。"有病了，要找最好的医生，最好的治疗方案！"她如是说道。

　　除宫颈癌外，张福泉还治愈了许多鼻咽癌和早期肺癌患者。他对其中一位黑龙江的鼻咽癌患者印象深刻："当时我还是小大夫。患者康复以后还在公家单位当了一把手，现在退休了，孩子已经上了大学。"

　　患者康复后的"精彩人生"离不开张福泉全力的治疗。为创造更多的"精彩"，他一刻也不敢懈怠。自他任科主任以来，因"患者的治疗耽误不起"，"加班"成了放疗科常态。"刚开始是到晚上 8 点，后来到 22 点，再到次日凌晨，现在到了 4 点。"他介绍道。收效显著的病例越多，慕名而来的重症肿瘤患者也越多。现下，患者数量较十年前增长10倍，日均待治患者达400余人。

可期待的是，跟诊当日，一台针对亚洲肿瘤患者数量多而提升近5倍效率的调强放疗设备正在张福泉的科室进行调试。作为同款设备中的国内首台，它将于6月下旬投入使用，成为张福泉团队帮助更多肿瘤患者提高生活质量的得力助手。

"让每种治疗发挥最大作用"

放疗、手术和化疗是治疗肿瘤的三大方法。秉承"一切以患者为本"理念的张福泉时常建议患者同步放化疗，有必要时搭配手术方案，在尽可能降低损害的同时，争取疗效最大化。

新辅助治疗主要指术前所进行的一系列治疗，对治疗效果有显著。40岁的袁姓患者因直肠癌而常感排便不尽。查看其结肠镜诊疗报告单后，张福泉给出了判断："你这病长的位置比较好治，治疗标准是先做新辅助，也就是放疗与小化疗同步应用两月后，再做手术。"对于这种处于中低位置的直肠癌，以往的治疗模式为直接施以手术切除，但往往因边缘病变隐匿而"切不干净"，疗效不佳，未能发挥应有作用。

行新辅助治疗后，患者5~8cm的大肿瘤将退缩变小，手术彻底切除的同时，保留肛门以保障生活质量的可能性将更乐观。因此，张福泉十分重视与医院肿瘤外科协作："他们让我们先做，我们做完以后再转回去给他们做。"接着又遗憾地说起："但很多地方大夫不懂，直接就把手术做了。"

一位62岁的马姓患者在家属陪同下就诊。7年前，她因宫颈癌行放疗，近来发现左侧腹股沟淋巴结肿大，在外院穿刺活检证实为鳞状细胞癌，特来咨询张福泉的治疗建议。"是手术还是放疗，得看病灶大小。"他谨慎地说道。最终，担忧直接施以放疗的剂量过大，会损伤周边组织的他向患者推荐了一位外科医生，并邀其会诊，商讨手术可能。

放疗聚焦局部，化疗则属于全身治疗。精于其搭配应用的张福泉，往往能根据患者病况，适时安排最有效的治疗。58岁的甘姓患者坐在轮椅上，由家属推着进入诊室。她因恶性颗粒性细胞瘤于2016年行右下肢皮下肿瘤切除术，去年复发后，行右半骨盆离断术，今年4月再次复发。张福泉拿出小型放大镜仔细查看影像资料，随后向家属介绍病情："现在转移的位置比较高，已经到了盆腔，范围也比较坏，放疗做不来。"他最终建议先行4周期化疗，将范围缩小，再考虑是否应用放疗。

同一治疗方案在相同病例的不同阶段应用时，往往收效不同。59岁的李姓患者在2017年2月份接受了鞍区脊索瘤切除术，术后未行辅助治疗，如今经磁共振检查，确认复发。张福泉告诉患者："绝大部分脊索瘤术后都接受放疗，否则，复发概率较高。"然而，此类肿瘤对放疗敏感度较弱，因此，应先应用切除术，再行放疗。

门诊结束后，张福泉回到诊桌前坐下，神情专注地记录每例病况。单凭名字，他就能准确回忆起患者的病史，这都源于他对患者的"用心"。

专家简介

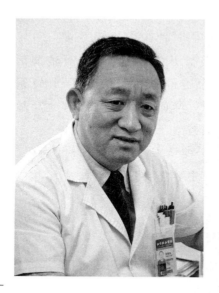

张福泉，北京协和医院放疗科主任，主任医师，教授，博士生导师。中华医学会放射肿瘤治疗学分会副主任委员，近距离治疗学组组长，中国医师协会放疗专委会副会长，北京医学会放射肿瘤分会主任委员，中国医学装备协会放射治疗设备与技术分会会长，北京市放射治疗质控中心主任。《中华肿瘤杂志》编委，《中华放射肿瘤杂志》编委等，享受国务院政府特殊津贴。

专长：肿瘤放射治疗，腹盆部肿瘤，妇科肿瘤放疗，近距离放射治疗，IGRT 等。

出诊时间：周一上午，周二上午，周四下午。

对病人的关爱是医生要做的第一件事情

张福泉

2019-6-4

2. 中国人民解放军总医院

曲宝林：肿瘤放疗领域的勤耕者

跟诊记者：张　红
摄影记者：程永峰
跟诊日期：2019 年 6 月 6 日

端午节前一天的中午，中国人民解放军总医院肿瘤中心候诊区的患者仍络绎不绝。为肿瘤患者"站好节前最后一班岗"，放射治疗科主任曲宝林提前开诊。

放疗、手术、化疗已成为肿瘤治疗的主要手段，其中，约 70% 的肿瘤患者在肿瘤治疗的不同阶段均需要接受放射治疗。解放军总医院第一临床中心放射治疗科配备有顶级设备，他带领团队不断积累临床实践经验和努力探索研究，实现了设备优势互补，拥有了对肿瘤杀伤最大化、周边组织损伤最小化的一流精准放疗"利刃"技术。驾驭"利刃"，曲宝林主任及其团队在放疗"战场"上守护肿瘤患者"战绩"斐然。

感受仁者大爱，体会精良医术

来放疗科就诊的患者大多病史长、病情复杂。面对多达几十页的病历资料，他总是认真、仔细地"复习"资料，耐心、细致地问诊，真诚、热心地解答患者的问题，最终为患者准确诊断病情的同时也使患者痛苦纠结的心理得到很大的安慰和鼓励。曲宝林收治患者逾 50 名，每个病人的诊疗过程都一丝不苟，精益求精，如老朋友般沟通的话语，使一个严肃、恐怖的难题变成了战友联手对抗顽疾的决策性命题。

一位腿脚不便的贵州患者在长柄雨伞的支持下走入诊室。原来 8 年前她于外院接受左侧中央胶质瘤切除术，如今病情复发。了解到因为种种原因患者术后未行放疗时，曲宝林无不遗憾地说："一般而言，术后 3 ~ 4 周的放疗效果是最好的。"当进一步问及患者是否做过化疗时，患者面露忧愁地说："2013 年做过化疗，但是白细胞值偏低，就没敢再做，这不，现在就想咨询一下您的意见！"知晓病情的来龙去脉后，曲宝林最终给出了放化疗相结合的治疗建议，并提醒患者："回贵州治疗也行，这里排队预约治疗需要的时间长。"患者低头沉思片刻，出于信任还是坚持选择留下治疗，但她脸上的愁云并未消散，仍犹豫不决地说："主任，您觉得我身体能承受得了吗？"曲宝林耐心地说："其实您这病在我这儿是很普通的病，很多病人比您身体还弱都成功坚持了下来，您应该更没问题！再说，如果再拖延时间，肿瘤生长会更大，治疗难度会大大增加，且治疗效果会大幅下降！"在曲宝林主任语重心长的劝导下，患者终于下定决心预约了治疗，在离开时又担忧地向他咨询："我听说放疗很痛苦啊？"曲宝林听了笑问道："谁说我们放疗很痛苦？放疗是局部治疗，在治疗期间都不需要住院支持治疗的！""秒懂"他意思的患者松了口气，安心地走出了诊室。

与该患者不同的是，门诊里也不乏术后不久就出现病情进展的患者。57岁的安姓患者便是外院接受左肺癌切除术不到半年就被"查出问题"，经外院医生推荐慕名请曲宝林治疗。询问病史后曲宝林建议他行PET-CT检查以根据病变转移情况决定采用何种治疗策略。一同前来的患者家属得知无法"逃过"检查，忐忑地问道："我们刚做完化疗，就紧接着做PET和CT，身体能扛得住吗？"曲宝林不由得严肃起来："没事，肯定没事！做一次PET检查的照射剂量比做一次放疗的剂量低多了！再说做CT，检查一次的剂量就如同坐飞机从北京到广州的高空辐射剂量一样，那咱们还坐不坐飞机了啊？"患者仿佛突然记起一件事，问他："我肋骨总是疼痛，您看怎么回事？"得知疼痛始于术后，曲宝林主任认为不排除病变转移因素，也可能与胸膜切开肋间神经受损有关，但这种感觉一般以麻木为主。"对！就是麻、胀！"不适感得到准确解释的患者有些许激动地说，"我听你的！就您对我的肋骨疼痛解释最让我信服，我不但要做检查而且以后要找您给我做治疗！您同意吗？"曲主任微笑着表示同意。

另有一位66岁的父亲在女儿陪同下就诊。他于前年查出肺癌经过规范治疗后于今年病情恶化，头部发现多个转移性结节。查看影像资料后，曲宝林欲言又止。患者女儿心领神会，婉转地让父亲到诊室外等候时，曲宝林才缓缓道明问题的症结。"目前，病情好的地方就是患者颅内没有占位，但就影像资料提示，全身已多处转移，你看，胸膜处都长成一串一串了！"经过仔细捉摸、认真分析研究后，曲宝林建议先做穿刺进一步明确病理，待病理结果出来后再制订具体治疗方案，另外，为了让患者保持良好的心理状态，建议目前暂不告诉患者病情进展的详细情况。患者女儿连连道谢，离开时又低声问道："您说这还能治好吗？"曲宝林镇定地说："要试一试！要给老人家一个机会！"语气里满含鼓励和关怀。

驾驭先进设备技术，实现国际疗效水平

先进的放疗技术和科学的治疗模式是曲宝林治疗肿瘤成绩斐然的"诀窍"，也由此帮助了大量慕名而来的肿瘤患者回归正常生活轨道。

一对面色红润的年轻夫妻走入诊室，曲宝林一眼就认出了该名女士："你就是12年前来我这儿看病的吴××吧？"果然，这名从沈阳赶来的吴患者就笑盈盈地谈起了自己的病史：17岁那年患鼻咽癌，找曲主任治疗后痊愈，"这几年过着与世无争的生活"，但因有放疗史，不敢"乱动"自己发炎的智齿，特来咨询曲宝林的意见。看着幸福的年轻夫妻，曲宝林欣慰地打趣道："已经过了12年，现在可以'乱动'了啊！"思索片刻后，患者说出了另一个困惑："那我生孩子……"没等她说完，曲宝林便猜出了她的心思："可以放心去生，不会有遗传问题的！"年

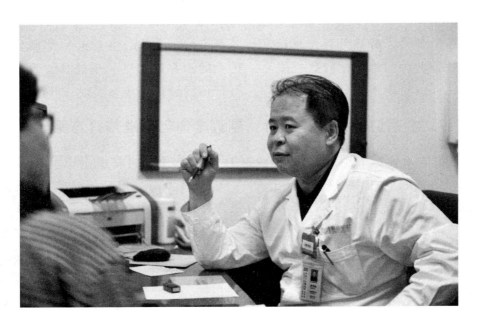

轻的女患者得知后，兴奋地转身握住丈夫的手，开心地笑了起来。

调出当年患者的手写病历，曲宝林感慨道："当时刚刚引入TOMO（螺旋断层放射治疗系统）治疗仪，她属于国内享受到这个技术的第一批患者！"螺旋断层放疗仪具有照射精准、疗效明显的优势，如今国内设备不超30台，现下仍是最先进的放射治疗技术之一。十年来，曲宝林所在科室培育了遍布全国的TOMO螺旋断层学员，也是亚太区TOMO和CK（最先进的肿瘤立体定向放射外科治疗设备之一）的培训基地。"我科引进的设备都是国外最新研发使用的放射治疗仪，所以不存在落后于国外的情况。"他对科室的"硬件配备"十分满意。

63岁的张姓女患者也是科室顶级设备的受益者。她患右肺腺癌，放疗5个月后前来复查。患者一般情况好，各项指标正常，所有检查均提示一切如预期结果，甚至主诉无咳嗽等放疗常见的毒副反应。患者离开时双手合十向曲宝林致以诚挚的谢意。患者离开后曲主任欣慰地向记者介绍："这位老太太的治疗结果其实已经达到根治性水平！"此外，在他的科室里，大量早期肺癌和食管癌等肿瘤患者，通过单纯的放射治疗，就可达到与手术切除相同的治疗效果，不少中晚期肿瘤患者也通过"术前放疗"缩小了肿瘤体积，极大限度地提升了手术切除治疗的机会。

此外，曲宝林努力前行，推动放射治疗病区于2011年12月正式成立，按国际标准，为肿瘤患者实施同步放化疗搭建了新的平台。另外，与神经外科、肿瘤外科、耳鼻喉科等科室紧密合作，搭建起多学科多方向联合的肿瘤综合治疗研究平台。科学的治疗模式进一步提升了治疗效果，就诊患者也与日俱增。如今，每日预约放疗的患者高达300余人。

全方位综合诊疗分析，制订个体化精准放疗方案

将肿瘤"扳倒"不仅依靠先进的设备及放疗技术，更依托于放疗医生的整体判断和治疗理念。门诊中，曲宝林像是一位"战略家"，凭借出色的综合能力，为每位患者制订最独特的放射治疗。

一位64岁晋姓食管癌患者在术后7个月时病情复发，其母亲和女儿前来代诊。全面了解患者病史后，曲宝林建议其行胃镜检查，以确定治疗方案。患者女儿则坚持请他做方案预估，对比另一知名医院的方案，以判断是否能择后者行放射治疗。曲宝林诚恳地指出："没法对比，放

射治疗不是手电筒，谁拿都是做！"在他看来，"普适"方案并不存在，每家医院的放疗设备、放疗技术和科室条件、医生诊疗理念的不同，这些都是决定治疗方案的必然因素。

门诊还有一位来自石家庄市，替74岁患肺癌父亲代诊的女儿。她十分渴望获知曲宝林拟采用的放疗技术可否在当地应用。"如果这个技术在当地也有的话，那我们就在当地做。"患者女儿道出了目的。曲宝林深入浅出地说道："你有一把好刀可以用来切菜，也可以上街杀人，其实，决定这把刀用途及意义的是使用这把刀的人。放疗方案如同手术方案，可能在手术台上仍然需要主刀医师不断调整，也就是说好的疗效除对顶级设备需求外，对放疗医生的要求会更加高。"

另有一位63岁的庞姓肺癌患者，近来感觉"屁股边上痛"。家属带着CT片请曲宝林给出放疗建议。他手指电脑高清影像中的左侧髋关节解释道："患者左右两侧不对称，左侧有明显占位，我看放疗还是要做的，在放疗方案确定前，我们必须首先关注镇痛、抑制肿瘤进展这两个治疗目标！"谈到具体治疗技术时，家属问道："原来的大夫建议用立体定向体部放疗（SBRT），您觉得呢？"曲宝林幽默风趣地说："SBRT如武侠高手，不用剑，直接用片树叶杀人！"同时又接着说："不过，我们的设备好多都有这种功能，而且不需要SBRT这么高的剂量，毕竟现在骨质破坏比较严重，单次剂量过大会有损伤！"家属听后不再纠结SBRT的高超能量，明白了个体化的适合方案才是最佳的治疗方案。

放疗科医生综合能力的差异决定了其治疗理念的不同，曲宝林始终在个体化诊疗的基础上，将科学标准奉为圭臬。一位57岁黄姓患者的妻儿从湖北武汉赶来代诊。患者行直肠癌切除术后不到半个月就发现肠系膜淋巴结肿大、肌酐值过高，导致无法接受后续化疗。为了挽救患者，家属慕名找到曲宝林，希望通过放疗给患者争取最后的生存机会。曲宝林主任看过资料后并不认可放疗方案治疗具有可行性，他耐心地解释道："直肠癌术后的放疗以预防转移为主目标，现在发生了转移，如果放疗剂量过少影响疗效，过高会造成肠道损伤，好比坏人我还没有制服，好人就已经被制服了！"家属显然不理解他的用意，表示愿意接受治疗风险。他进一步解释道："现在应该以姑息治疗为目的，医生必须充分权衡疾病进展及患者的生活质量等！"最后，曲宝林给出了先从纠治肾功能入手，待其恢复正常后再行化疗的"权宜之计"。

熟悉于肠、胃和颅脑等不同部位肿瘤治疗的曲宝林主任，俨然是一位"全科医生"。他打趣道："从头到脚，除了不长肿瘤的头发和指甲，其他我都管！"这种过硬的综合的施治能力和担当，让不同肿瘤患者都有了康复的希望。

专家简介

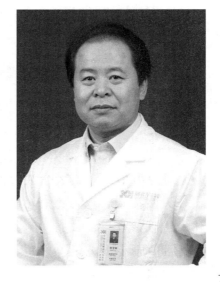

曲宝林，中国人民解放军总医院放射治疗科主任，主任医师，研究生导师。任中国科学院辐射安全与技术研究所特聘研究员，中央保健委员会专家，军委保健专家，中华医学会放射肿瘤专业委员会全国委员，中华医学会放射肿瘤专业委员会青委会秘书长，中国生物医学工程学会精确放疗委员会副主任委员，全军放射肿瘤专业委员会副秘书长，中国研究型医院学会肿瘤放射生物学与多模态诊疗专业委员会主任委员，白求恩医学专家委员会肿瘤放射治疗专业委员会主任委员等职。

专长：肺癌放疗及综合治疗、淋巴瘤放疗、儿童恶性肿瘤放疗、中枢神经系统肿瘤放疗、良性病放疗。

出诊时间：周四下午。

医者仁心，为肿瘤患者的康复做出应有贡献

王建六：妇科患者的"铁靠山"

跟诊记者：张　红

摄影记者：李　丹

跟诊日期：2019 年 6 月 27 日

　　周四中午，北京大学人民医院副院长、妇产科主任王建六主任的诊室外人头攒动，候诊患者多受妇科肿瘤或盆底疾病困扰，慕名来京请王建六主任诊疗。

　　门诊原定于上午，不巧与重要会议有时间冲突，秘书本打算办理停诊，可素来"心疼"外地患者奔波不易的王建六主任不愿她们"白跑一趟"，将门诊改至中午。不到 13 点，王建六主任步履匆忙地赶来，坐下后立即开始问诊。

"从来不拒绝患者"

　　作为北京大学人民医院副院长和妇产科主任，王建六不仅承担了大量临床工作和学科发展问题，还需兼顾日常行政工作。即便事务繁忙，他仍坚持出诊，实实在在地帮助患者，并从点滴细微关怀中获得患者的认可和称赞。

　　门诊有一位行宫颈癌放化疗 2 年后复查的冯姓患者，作为王建六的"老病号"，她对门诊情况"了如指掌"：每次王建六主任一入诊室，患者必定群体尾随，但理解患者难处的他从未挥手"赶"她们，甚至不曾有半点不耐烦。在这位患者眼中，常因出诊和手术而顾不上进餐的王建六主任是"当之无愧的人民好医生"。

　　"高认可度"也意味着王建六门诊的一号难求。64 岁的孙姓患者在老伴的陪同下坐夜班火车从河南洛阳赶来，凌晨 5 点便候在医院，渴望加号复诊，一直等到王院长开会回来。王院长了解到她的情况后，随即便让助手给她加了当日的号。

孙姓患者早前被诊断为子宫脱垂Ⅲ期，伴尿失禁和腹痛等多种症状。一个多月前，王建六根据病情，对患者进行了全盆底重建的手术治疗，王建六患者的症状得到缓解。然近三天来，她自觉阴道干痛、肛门下坠，并有憋尿感。王建六主任在为其进行充分的问诊和查体后并未发现异常，便问患者："你觉得近三天有没有什么加重的原因？"她想了想，回忆起近来尝试服用的钙片、葡萄汁等保健品，疑惑道："这些应该没什么影响吧？"但王建六建议她停止服用，看症状是否因此缓解。

觉察到患者仍感不安后，他安慰道："从妇科角度看，没什么问题，我待会给你开中药，回去洗一洗，三个月后再来复查好不好？"反复确认病情无实质性恶化后，患者终于松下一口气说："不枉我从洛阳赶来北京，找专家给意见。"而且当场下定决心，今后也找王建六复查。

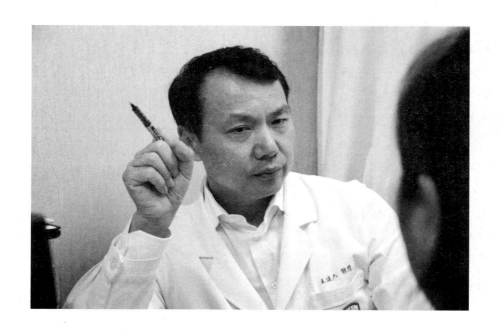

诊室的一位医生助手是王建六的博士生。在他眼里，老师不仅在门诊中做到对所有患者一视同仁，而且即便工作再繁忙，只要能抽出时间，对于加号等请求也"从来不拒绝患者"。

王建六查体利落，问诊高效、严谨、仔细，为更多帮助患者节省出大量时间。除繁忙中顾及加号患者外，王建六一定会参加每周一到两次的大查房，承担妇科危重、疑难病理和产科急重症抢救工作。长久以来，受感于他的精诚风骨，患者无任何微词，反赠上了如潮的好评。但王建六反说："我的患者都很好，因为我的各种工作整日都很繁忙，可他们还都没有任何怨言。"

"碰到好医生，多大病都能治好"

"他们说治不了了，所以推荐我来找王院长。"这样的回复频繁出现在候诊患者中。王建六曾提出新的子宫内膜癌分子分型，开展子宫内膜癌保留生育功能治疗，建立子宫内膜癌预后预测模型，并探索新型补片在盆腔器官脱垂手术中应用，在妇科肿瘤和盆底疾病诊治上全国知名。

此外，在王建六的不懈努力和带领下，科室以子宫内膜癌、卵巢癌和子宫颈癌诊治作为主攻方向，有了长足发展，手术、放疗和化疗的恶性肿瘤综合治疗更使晚期患者生存率明显提高，达国内外先进水平。在大量疑难病例被成功救治后，他成了许多患者眼中的"神医"，门诊中更有人说："这碰到好医生啊，就有了拧劲儿，多大病都能治好。"

一位曾于外院行卵巢囊肿、宫腔息肉切除术并刮宫的孙姓患者今年32岁，希望要个孩子。但术后服药以来，她体重涨至163斤，较三个月前增加15斤。为其查体后，王建六对满面愁容的患者说道："现在先停药，化验之后看服药效果，再判断是否需要联合用药。你现在还年轻，我们会积极地治疗。"

王建六特地嘱咐助手将这个典型病例记录在案，留待进一步的分析。此外，治疗效果不佳的子宫内膜癌也"享有"他的特殊关照。候诊区有一位拖着行李箱就诊的26岁徐姓患者，1个月前，她于江苏南京的某间医院接受子宫内膜样腺癌切除术，却发现子宫阔韧带发生转移。已辗转多院求诊的她，在当地医生推荐下，特来征求王建六的治疗意见。

详细查阅术前诊疗经过后，王建六察觉出了"异样"：这位患者的病变发于早期，服药后，按理说无需手术切除子宫。如今子宫既已切除，发生转移的概率应是极低的。"这种情况比较少见，你现在98公斤，首先要把体重控制好，"接着，王建六又给出了进一步治疗意见，"因为肿瘤转移的诊断证据不充分，所以现在的首要问题不是肿瘤治疗，现在我给你开检查和医嘱，待充分评估病情后再进行下一步治疗。"

登记在案的类似病例已达11个，供总结与研究之用。对一旁的医生助手来说，这已是工作常态："王院长收治的本就是些疑难病例，有时碰到更为少见、一时难以解决的病例，他也会将患者收下来，今后再研究有效的治疗方案，因为他知道，患者找到他已是抱着最后的希望了。"

无论是医者仁心，亦或专业水准，王建六都久负盛名。门诊现场，还有患者热心叮嘱他的学生："跟着你的老师走，你一定会很有发展的。"

多学科联合诊疗助患者康复

治病从不是单打独斗，对妇产科疑难杂症而言，尤是如此。当诊治病例涉及其他专科知识时，王建六往往会依据患者之需，请不同领域的专家共同会诊，为患者制订合理、科学的治疗方案。例如，对于盆底疾病，王建六通过联合普外科、泌尿外科等学科，建立了功能障碍性多学科联合诊疗模式，帮助此类疾病患者走出困境。

门诊有一对30岁左右的姐妹花，她们面容姣好，脸色红润，但其中的妹妹却饱受月经失调和持续尿感的困扰，于外院检查后，表示"疑难杂症，无能为力"，随即推荐到王建六处诊治。查看检查结果后，他发现患者膀胱虽未形成瘘道，但膀胱壁信号不连续："这信号不连续可不就漏尿了。"这时，患者满脸沮丧地说："可是我阴道无尿，而且平时也能久坐，时时有要蹲马桶的感觉，但又尿不出。"

王建六沉默了一小会儿，知晓患者家住北京后，决定为她安排多学科会诊，邀请院内多位专家进行讨论和交流。至于月经不调，他认为是垂体微腺瘤致使催乳素分泌过高导致，可先服药观察，待会诊明确病因和治疗方案，再行其他治疗。"如果子宫的问题不动的话，另外一个也先观察不动，要动，就要一次解决所有问题。"王建六坚定地说道。这使原本倍感担忧的患者家属面露笑容，还期待地问起会诊和住院的具体安排来。

专业问题应由专业医生作答是王建六诊疗严谨、为患者负责的一大体现。他曾为来自河北的赵姓患者行卵巢浆液性肿瘤切除术，术后患者自觉刀口无任何不适。如今，患者复查结果提示脑部疑有小肿瘤，但凭PET-CT和磁共振检查结果无法确诊，更无法确定该病变是否属于原发性，抑或转移性，即使怀疑情况为后者，那也缺乏放射性核素脑血管显像的充分证据。

沉思后，王建六主任致电放射性核素脑血管显像专家，经综合判断，决定请医院的放射科专家再行检查，且筛查肿瘤标志物。若结果乐观，无法确定为肿瘤，患者只需三个月后再来复查："现在证据不连贯，确定不了怎么做，但要是真的有问题的话，三个月后病情会有变化。"

患者对王建六的谨慎表示认同，接着说道："我抽血查了个甲状腺，有两项是低的。"他追问道："所以内分泌科的大夫给了什么判断？""医生认为，检查结果可作为甲状腺功能减退症的证据，但不用服药。我觉得自己越来越严重，于是就买药吃了，后来不管用，我就又加了一片，就觉得好点了！"患者对自我诊疗的收效颇感"自豪"。王建六却严肃起来，"批评"道："为什么自己加药，你是医生吗？！吃药的话，一定是专业的医生让你吃你才吃。"患者家属意识到医嘱的重要性后，忙向他征求另一非妇科类疾病的服药意见。"妇产科范围内的我敢给你回答，超出这个范围的你一定要问问专业医生。"一直强调"专人做专事"，为患者负责的王建六如此说道。

医疗不仅要"强强联合"，也需"代代传承"。作为人民医院主管教学的副院长，王建六十分重视病例与理论结合在教学中的关键性作用，开拓学生思路，强化其专业能力，这为其赢得了北京大学医学部优秀教师等荣誉称号。

专家简介

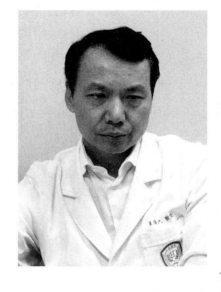

王建六，北京大学人民医院副院长，妇产科主任，教研室主任，妇产科教授，博士生导师。任中华医学会妇产科学分会常委，中华医学会妇科肿瘤分会常委，卫生部妇科内镜培训项目专家组副组长，中国研究型医院学会妇产科学专业委员会主任委员，中国整形美容协会女性生殖整复分会会长，北京医学会妇产科分会主任委员，北京医师协会妇产科专科医师分会会长，卫生部人才中心全国卫生人才评价专家，国家外国专家局重点引智项目评审专家等职。卫生部优秀科研人才，北京市百名优秀青年医师，2015年科学中国人年度人物。

专长：妇科恶性肿瘤如宫颈癌、子宫内膜癌、卵巢癌的诊治；盆底疾病如尿失禁、子宫脱垂、阴道壁膨出的诊治；妇科良性疾病如子宫肌瘤、内膜异位症以及生殖道畸形的诊治；腹腔镜手术和阴式手术。

出诊时间：周四上午。

站在名医身边 ｜ 医生『跟诊记

『2019人民好

人民医生的人民！

王建六

2019-6-27

刘彦国：执有温度之刀的胸外医生

跟诊记者：吴海侠

摄影记者：李　丹

跟诊时间：2019 年 6 月 12 日

在中途抽空参加完科室安排的疑难病例讨论后，刘彦国迈着急匆匆的脚步再次回到诊室。一坐下，便又有好几个患者拥到诊桌旁请求给加号。一一安排挂号后，刘彦国接过一位患者的挂号条，拿起扫描枪扫出相关信息，这才有机会长舒一口气。

工作的大部分时间，刘彦国都是在手术台旁度过，门诊只有每周三下午这半天。这半天可谓时间紧、任务重，因为他既是手汗症治疗的权威，又在肺癌、纵隔肿瘤、肺大疱等其他疾病治疗上颇有声名。对于从各地慕其名而来的患者，这半天机会十分难得，他们自然不愿意错过。有的患者来，可能就是为了得到他的一句话，求一份踏实，因为他的权威，更因为他是一个有温度、靠得住的医生。

手汗症患者的"知音"

对于很多手汗症患者来说，刘彦国这三个字几乎是和手汗症治疗划了等号。只要一提起手汗症，就会想起刘彦国。作为中国第一个专题研究手汗症治疗的临床医学博士，刘彦国在手汗症治疗上独占鳌头。每年，他都要做300例左右的手汗症交感神经手术，是中国做手汗症最多的一个医生。

在下午的跟诊中，第一个就诊的便是手汗症患者。她姓石，从廊坊过来，30岁左右。因为从小就饱受手汗的困扰，多年来一直在打听治疗的方法，上网查资料、找朋友介绍，遗憾的是一直没有找到有效的方法。

可以看到，石的双手就像抹了一层油，湿乎乎的，让人有一种擦不干的感觉。刘彦国介绍道："手汗是个良性病，几年不治疗也不会怎么样，但患者的生活质量会受影响：因为手湿，甚至滴水，给写字、用电脑带来麻烦；有的患者和人握手时感到尴尬，有的因此找不着对象，特别自卑……"

听到他的话，石眼里满是激动："您真的是特别特别懂我们！"

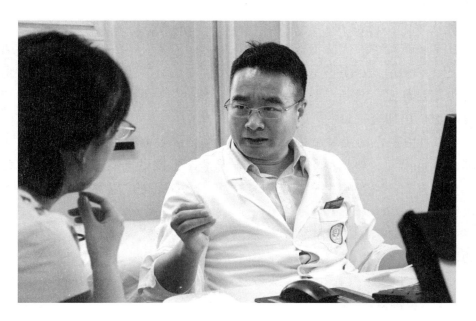

凭借多年的深入研究和治疗案例的积累，刘彦国早已成为手汗症患者的"知音"。二十多年前，因为一次偶然的机会，刘彦国从老师王俊那里得知了手汗症治疗，并对其领域的研究空白产生了兴趣，到后来"越陷越深，难以自拔"。多年下来，他不断优化、细化手汗症的诊疗技术。2011年，刘彦国和老师王俊主导的前瞻性多中心随机对照研究结果被国际上多个手汗症诊疗指南重点引用。这几年来，他不断和国际同行交流学习，其成果得到国内外高度认可。

也正因此，很多国内外的手汗症患者都慕名而来，让刘彦国接触了大量病例。他们因此遭受的痛苦让刘彦国印象深刻。有一位饱受手汗症困扰的患者在"好大夫在线"网站上留言："感谢刘医生，治好了我多年的手汗症。消除了我极大的痛苦，对我来说，就是再生父母。"

当天来的患者中，有一位军人，双手出汗量很大，像在水盆里浸过；有一位从内蒙古远道而来的民政工作者，在工作上有交际的需要，但因为双手出汗过多，他总是感到很尴尬；有一位女士也表示工作很受影响，但更重要的是她上高中的孩子手汗症也很严重，在为自己寻求治疗的同时，作为母亲的她也是在为孩子做治疗方法的"实验"。

在目前来说，手汗症治疗的唯一有效途径便是切断位于患者胸部的交感神经。这一治疗方法的发明最早是在1920年，当时由于技术限制，需要开胸手术。随着1992年以后胸腔镜技术的推广，手术可以做到微创，手术风险也大大降低。然而，在刘彦国看来，手汗症治疗在目前来说还谈不上尽善尽美。交感神经切除可以有效减轻患者的手汗症状，但美中不足的是，这一疗法有一定的"代偿性"，即患者在术后前胸和后背等部位出汗会增加。

来自内蒙古的患者就因此陷入了纠结。一般面对这种情况，刘彦国都会告诉患者：如果不是特别痛苦，手术能不做尽量不做。因为手汗症毕竟还只是一个影响生活质量的良性病。患者完全可以等考虑成熟了再决定。

但遗憾的是，在手汗症治疗领域，有个别医院为了营利，抓住患者的需求哗众取宠，制造各样的"创新"噱头吸引患者，让他们接受手术。作为外行的患者往往就被各种虚假概念套住，有患者问刘彦国："听说'神经点断术'是国际最新技术，你们为什么没采纳？"这让刘彦国哭笑不得。

"对于良性病，患者当然不希望手术带来任何后遗症，这对于我们这些手术医生提出了很高要求，我们需要细致细致再细致，改进改进再改进。"刘彦国把自己治疗的风格定义为真诚和朴实：不随意动手术，根据患者的实际情况实现最好的个性化、个体化治疗。"当前，研究还在路上，我们还在不断努力。"

胸外权威让患者慕名

因为手汗症的声名，一些人可能不知道刘彦国在肺癌、纵隔肿瘤、肺大疱、气胸等其他胸外科疾病治疗上的造诣。但对于那些寻求治疗的患者来说，好口碑是藏不住的，因为群众的眼睛是雪亮的，他们总会知道谁是好医生，找到他并且敲开他诊室的门。

"我是遇到刘大夫了，不然我就死定了！"跟诊中，来自新疆维吾尔自治区阿克苏的张患者向记者发出了自己的感慨。

张今年51岁，染红的头发有些稀疏，体型微胖，身上的皮肤看上去似乎带着一点淡淡的紫色和红色。不久前，张因为身上泛红、起皮疹到当地医院就诊，通过激素治疗后，症状有所减轻。但是回到家中，病情再次发作。见此状，丈夫认为还是到大医院更靠谱，于是带她来到北京大学人民医院，在风湿免疫科就诊，被诊断为皮肌炎。

在疾病筛查的过程中，同事发现张的纵隔有一个小结节，"很小，1.5cm左右"，检查结果传到刘彦国这儿，他原本也只认为会是一个普通的胸腺瘤，但同样意识到一种可能：张的皮肌炎可能是胸腺瘤引起的。但这样的概率很小。

皮肌炎本身的发病率只有0.5～8.4/10万，胸腺瘤引起的就更少了。但是为了彻底排除这一可能，刘彦国还是保持谨慎，对这个不起眼的小结节进行了切除。结果，术后病理检查发现这不是普通的胸腺瘤，而是一个恶性肿瘤，是引起张皮肌炎罪魁祸首。

"你看吧，就这么倒霉，让我给碰上了！"张言语里带着无奈，但透着成功治愈后的庆幸。

刘彦国笑着安慰她道："切掉就没事了，复发概率很小，而且做了放疗，不需要化疗。回去正常上班吧！"

和张的情况类似，肺部结节的患者有时候也需要通过手术切除肿瘤、结节，并对其进行病理诊断、对症治疗。

71岁的董是刘彦国的老病号，今天在儿子的陪同下前来复诊。他记得很清楚，自己是2017年5月31日做的胸腺癌手术，右胸处长长的刀口到现在正好有两年的历史。

"两年前，28床的患者，儿子是开出租车的，对吧？"刘彦国对相关情况也记忆犹新，因为这位患者当时前纵隔的肿瘤很大，手术难度不一般。"当时（家属）没人愿意担责任，怕做坏了。要是不做手术的话，现在人早没了。"

近期的检查结果显示，董"右肺结节，考虑转移瘤可能性大，前纵隔胸骨后软组织增厚，考虑术后改变。"

刘彦国用示指慢慢滑动鼠标滚轮，仔细地看着董的片子，陷入了思量中：如果是广泛的多发结节，那容易下结论，就可以确定是癌转移，采取化疗。但目前的情况是仅有几个可疑结节，全身其他都没事，是否复发没有确切的证据，有时候炎症或隐球菌感染也会形成类似结节，直接采取化疗可能不对症。

最后，他建议董手术，把可疑的结节切除，通过手术确定是否真的转移。董患者表示很信任："得，又可以多活几年！"

很多人往往以为外科医生会偏向于做手术解决问题，而在刘彦国这里，手术，或者不手术，一定是以对患者的负责任为标准。

63岁的牛女士在丈夫的陪同下前来。他们来自东北，因为女儿在北京，每一年他们都会在北京体检一次。三年前，牛被检查出左肺上叶有一个单发的磨玻璃影，目前直径0.5cm。此后每一年来北京，胸中这个"疙瘩"让她放心不下。这几年来，她在北京不少大医院看过，有的医院建议微创手术，有的说可做可不做。

"面对手术，最关键是要问能不能不做。做个手术对我们医生来讲容易，关键是对患者是否负责任，迫不得已、必须要做的手术才考虑做。"在刘彦国看来，患者现在的磨玻璃影特别淡，即使将来有可能发展成肿瘤，也需要很长一段时间。目前完全不需要手术，观察即可。

"我们就想知道刘主任是什么意见，这样我们心里就有谱了！"牛的丈夫向记者表示。这次就是奔着刘彦国的名声而来，现在听到他的话心里总算落了个踏实，可以安心踏上下午回东北老家的火车了。

心中有患者，行中有温度

"有时是治愈，常常是帮助，总是去安慰。"这是百年前美国结核病医生特鲁多留下的广传于医界的名言。作为同行的刘彦国对这句话体会颇深，而这句话也是对他日常工作的贴切写照。

71岁的李先生一个人来诊室看病。去年年初和年底，他在医院各照了一次CT，检查发现右肺上叶和下叶各有一个小结节。医生说并无大碍，可继续观察。然而，这一阵子，李感到自己"后背里头"有点痛，所以特意再来医院看看。

对比两次拍的片子，刘彦国发现患者两个结节都很小，直径都在5mm左右，去年一年内也没有变化。不过，右肺下叶的结节有密度增高的趋势，需要警惕。如今半年过去，他建议患者再做一次CT看病情发展如何，并且劝慰他"应该不会有事"。

但李还是对自己的状况感到担心："我现在就是感觉后背里头痛了，

之前没有感觉。你说是不是结节转移到骨头了？"

"不会的，绝对不会的。"为了让老人放心，刘彦国给了非常明确的回复。看老人一脸的担忧，他伸出右手搭握住老人搁在桌上的手腕："痛可能是因为肩周炎之类的问题。凡事都有规律的，它不会瞎长，放心吧！"

李这时才算松了口气，起身离开。

跟诊当天，像李这样因为被检查出肺部结节而过度忧虑的例子实在太多，并不只是因为年纪大。一位幼儿园的高级女教师，因为偶尔的咳嗽到医院检查发现肺里有一些几毫米大的磨玻璃影，请长假不上班："我现在不给谁看孩子，就给自己看病"；一位穿着运动服、看上去身强体健的小伙子，因为几天剧烈的咳嗽和之后轻微的干咳，怀疑自己三个月来的加班过多让自己得了大病，拿到 CT 结果发现自己肺部有几个小结节后寝食难安，坦言"这两个月都快吓死了"……

实际上，他们的身体都没有所谓的大毛病，往往是患者自己过于担心。面对这样的情况，刘彦国都会耐心地解释相关情况，并且安慰他们，让他们不要把自己当作患者，正常去工作生活。

"到医院你会发现，我们很多费口舌的话都是在安慰患者，有时候能提供的就是一些帮助、安慰，有时能减轻症状，真正能够根治的病很少。"很多医生觉得自己给患者治病就足够了，其他的没有必要做。在刘彦国看来这至少不全对，因为有的帮助可能不是医生的本职工作，但却非常重要。治愈只是医疗工作的一部分，有的疾病医生无法治愈，这时，医生的价值又体现在何处？

2006 年，刘彦国主刀一位 73 岁肺癌患者的手术。因为患者年龄大、肿瘤位置靠近血管，手术难度和风险非常大。尽管手术方案设计得非常严谨，但手术中还是出现意外：血管破裂。几种办法止血都不奏效，最后在导师王俊和多位同事的帮助下才闯过难关。患者最后累计出血量达到 5000ml，心脏一度停搏达一分多钟。不过，幸运的是，患者手术成功，如今 13 年过去了，患者依然健在。

这次手术让刘彦国永远难忘，不仅仅是因为导师在术后的一句"血的教训啊！"的训诫，最重要的是，他意识到医生责任之重大，意识到患者的脆弱。

"不管是身体上还是精神上，患者都很脆弱。"在刘彦国看来，患者需要的不仅仅只是治愈，或者根本就不是治愈，他们需要的帮助是多方面的。在手术之前，患者会有各种各样的问题，其实想除去心理上的"疙瘩"，医生应当多些耐心；长期的治疗过程中，患者可能会丧失信心，医生应该给患者打气，建立起患者抗病的信心；查房时，患者为了表达敬意，常常努力坐起来，但是伤口疼，医生自然该去帮他一把……

对于一个好医生来说，治愈是有时的，而安慰和帮助是无时不在的。在刘彦国的桌上，放着一小沓卡片。认为患者有需要时，他会发给他们。在上面有一个二维码，需要时患者可以用手机扫描，就能通过微信上医疗平台联系上他。"因为我每周就星期三半天门诊，有的患者做检查后，可能就为了找我看化验单就要等一个礼拜，有时候就是简单的几句话，有了这个对患者来讲就方便一些。"

专家简介

刘彦国，主任医师、副教授，北京大学人民医院胸外科病房医疗组组长、教学干事。兼任中国医师学会胸外科分会手汗症专家组副主任委员、中国医师协会住院医师规培胸心外科专委会秘书、国家医学考试中心专家委员会委员、吴阶平医学基金会交感神经外科专家委员会副主任委员、《医学与哲学》杂志编委。近年先后赴奥地利维也纳医院、瑞士苏黎世大学医院、美国梅奥医学中心及阿拉巴马大学伯明翰分校医院做访问学者。

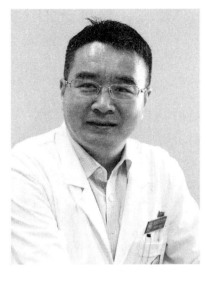

专长：擅长手汗症、肺癌、纵隔肿瘤、肺大疱及家族性气胸的研究及手术治疗。

出诊时间：周三下午。

有时是治愈，
常常是帮助，
总是去安慰。

刘彦国
2019年6月12日

鲁瑶："甲乳"患者的"医生挚友"

跟诊记者：张　红

摄影记者：李　丹

跟诊日期：2019 年 6 月 11 日

周二中午，走进中日友好医院普外科主任医师鲁瑶的诊室，诊室桌上类别各异的勾勒甲状腺形状的示意图、模型和印章等模具便映入记者眼帘。

"我看病都使用道具，这样可以让患者及家属对疾病更容易理解"。鲁瑶呷了一口咖啡道。刚结束上午门诊的他，准备继续下午的"战斗"。

这位活跃在众多权威健康节目上的名医回归诊室，总极具耐心地向普通患者讲解病情，尽显医术和医者仁心。

鲁瑶说："面对那些慕名远道而来的求医患者，看到患者渴望与信任的眼神，只有我们恪守心中的那份责任，才能去回馈那些焦急等待的患者眼神。所以，看病要看到患者满意为止。"

门诊患者多从外地慕名而来，风尘仆仆地在候诊区等待了长时间。承受如此厚重的期望，鲁瑶"不敢辜负"，耐心细致的解答和通俗易懂的比喻让患者如沐春风，道谢连连。

"不是亲人胜似亲人"

门诊中有一位年近七旬的瘦弱老人，自 2013 年起被查出甲状腺多发囊实性结节，2018 年甲状腺超声提示病变已达 4B 期，惊慌不已，特地从山西来找鲁瑶诊治。

浏览多份患者 B 超检查报告单后，鲁瑶拿起自备的红色印章，如往常般在纸上快速印出甲状腺形状，边向患者解释检查结果边用笔描出病变位置："这里说的腺体回声不均的意思是，整个腺体质地不太好，左叶中部这个位置有一个 1 厘米左右的结节，边界不清，形态不规则。"

数分钟的解释后，鲁瑶做出判断：患者甲状腺左侧结节恶性概率达70%，建议再行超声引导下的甲状腺结节穿刺检查，以获取更明确的诊断。

但受此病困扰已久的患者显然无法理解这一用意，他挥舞着左手激动地说："不管良性恶性，我想请你将甲状腺结节全部拿掉！"

鲁瑶沉默了一会儿，然后耐心地劝导他："你理解的'拿掉'看似很简单。但是，手术后因甲状腺组织缺失，你会出现甲状腺功能低下，也就是'甲减'，需要终身吃药，你想过没有？除非你这个结节是恶性，否则的话就没有必要手术！"

患者恍然大悟，但其家属仍有疑惑："如果穿刺是良性的话，那每年还得做B超？"

"看病是一辈子的事情。身体好像是一台运动的机器一样，也需要定期保养维修嘛。"鲁瑶解释着。

"穿刺结果为良性有两种可能，一是甲状腺结节的确为良性，二是没有穿到癌变的结节。"鲁瑶补充道。

"医学毕竟是一门不确定的科学，诊断有时只有概率，没有定数。面对复杂多变的病情，医生的决策永远不可能完美无缺。其中，既有客观因素，也有主观因素。就像国家电视台的天气预报一样，不能说百分之百准确。"鲁瑶继续解释。

充分交流后，患者终于认可既定检查方案，双手合十向鲁瑶道谢。

如此耐心详实的解释"可遇不可求"。从河北张家口慕名赶来的48岁张姓女患者深有体会。她双侧乳房均有乳腺增生及多发结节。仔细查体后，鲁瑶结合其检查结果，初步认定病变为乳腺囊性增生，无须手术，同时就后期治疗给出详细建议。一旁的家属感动不已："我们去别的医院，都是一两句话就打发了，有的医生直接跟我们说要做手术。"

许多并不熟悉的患者将"感动"看在眼里，记于心头。

鲁瑶的诊桌上，不时会出现患者送来的一杯午后咖啡，一份午饭，甚至从陕西延安连夜坐火车拎来的一箱红枣。

"这是患者对医生最真诚朴实的情感表达，有时候我真的很感动，忙碌并快乐着。"鲁瑶如是说。

一位20出头的艺术生患有甲亢，久治不愈，经鲁瑶行腔镜甲状腺手术后康复。

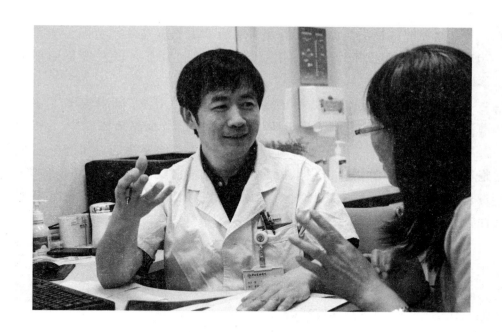

年轻的患者在他的详细介绍中深感甲状腺结构的复杂，决定要为鲁瑶"做点什么"，便查阅了许多资料，"捏"了一个精美完整的甲状腺模型，赠予鲁瑶做"科普"之用。

"我对这位患者送我的特殊礼物爱不释手，每次出门诊、外出讲课、术前跟患者谈话都要带上这个甲状腺模型。"鲁瑶开心道。

循据而治，疗效显著

曾远赴南极担任中国第十六次南极考察队中山站越冬队医的鲁瑶，不仅阅历丰富，而且在自己的专业领域颇有经验，已积累了逾万余例甲状腺、乳腺等手术临床经验。多年的实践让他坚信疾病诊治精准化和规范化的重要性，成功诊治的疑难案例口口相传，使众多外地患者不远千里赴京。

"一定要找鲁主任看才安心"。这是记者听到诊室外很多候诊患者这样说。

门诊中，一位43岁的张姓女患者忧愁地请鲁瑶做个判断。张女士于7个月前查出甲状腺结节，上月复查发现"情况不太好"。鲁瑶依照B超检查提示结节边界不清、形态不规则等特点，认为恶性可能性较大。但出于谨慎，他仍为患者推荐一位非常有经验的B超专家复查。

"是否真的是恶性，要拿捏得很准确，否则做出来是良性的话，患者得终生吃药。"鲁瑶认真地对记者说。如若甲状腺结节的恶性证据充分，那"该手术就要手术"。

31岁的姜姓女患者患有甲状腺结节，近日于内科做相应检查后，被推荐至鲁瑶处询问手术意见。查体时，患者突感疼痛。"这右边结节特别明显，我只点了一下就痛了。"他向患者解释道。结合甲穿细胞学病理结果，且BRAF基因检测到V600E突变，鲁瑶认定甲状腺结节恶性概率达98%，建议手术治疗。

"一定要手术吗？"患者托着腮帮认真地问道。由于甲状腺功能并无异常，血液检查也显阴性，加之自觉身体并无异常，她对手术的必要性有所怀疑。

已对病情有充分了解的鲁瑶缓缓说道："站在医生的角度来说，我建议手术。否则恶性肿瘤容易发生转移，侵及气管和神经。甲状腺癌发生比较隐蔽，我们千万不要以有否症状来判断疾病的严重程度。它也可能不表现在甲功等指标上。"

明白病变严重性后，患者终于下定决心预约手术。

门诊另有一位48岁的肖姓患者，她曾于2018年行甲状腺左叶切除术。良好的手术疗效使她复查时对鲁瑶赞不绝口："我最信任您了，您说怎么治疗就怎么治疗。"这次，她带上长期患甲状腺结节的好友一同来就诊。

"她在鲁主任这里手术后效果特别好，所以我就来了，心里很踏实放心。"其好友跟记者如是介绍。

对于甲状腺病人而言，一旦做完手术，往往就跟左甲状腺素钠（优甲乐）结下不解之缘，有的甚至要"终生厮守"。手术后调整口服剂量是个技术活儿。通常而言，用药方案调整7~8次可达理想状态。然而，鲁瑶通常只需3~4次的调整便能获得相同效果。

一位37岁的刘姓女患者曾因恶性结节行甲状腺全切除，术后定期复查开药。

"恶性的结节吃药有两个目的，一是补充因手术后甲状腺组织缺失而引起的甲状腺激素不足，二是抑制甲状腺癌复发。我们要将TSH（促甲状腺激素）值控制在0.1~0.27之间。"鲁瑶向患者解释道。如今，她遵医嘱服药，指标稳定，一切安好。

"不仅要治好病，还要保证生活质量，这是医生治病的最高境界。"鲁瑶如是说。

鲁瑶于2006年在中日友好医院率先开展颈部无瘢痕腔镜甲状腺手术，擅长颈前低领小弧形切口甲状腺手术和乳腺癌保乳等手术，不仅致力于"治好病"，也尽可能满足患者保持美观的愿望。

门诊中，一位脖子隆起明显的女患者走进诊室。8年前，她被查出甲状腺结节，但病变并不明显，外院医生建议观察。如今，"瘤子"已达5.5cm，不仅影响外观，而且出现压迫症状。听闻一位病友在鲁瑶处治愈后，她从河北保定赶来就诊。了解病情后，鲁瑶给出了不同意见："吃药不可能让瘤子变小。你这么大的瘤子不仅影响外观，而且还有10%~15%的癌变可能。"

知晓手术必要性后，诊桌前的患者陷入沉默。

鲁瑶仿佛看出了她的心思："做微创手术的话，肿瘤拿掉了，脖子还可以不留伤口。"

"我这么大的瘤子，没有伤口怎么拿得出来？"患者既开心又疑惑。

鲁瑶笑答："当地医生不能做微创，并非别的医生不能做啊。我们有这个技术和能力。"

肿瘤大小及性质是鲁瑶判断是否能开展腔镜手术的重要依据。即使不得不在脖子上"留下伤口"，鲁瑶也力求将伤口"隐蔽"起来。记者留心观察甲状腺切除术后复查患者的颈部，或未发现手术瘢痕，或瘢痕较浅。

"我们设计的手术切口比较低，有时候穿衣服都能遮挡起来，不必担心会露出伤痕。"鲁瑶笑着说。

将治病带来的损伤降至最低，兼顾美观等需求，减轻患者术后的心理负担是鲁瑶坚守的治病理念，这在乳腺类疾病的诊治上体现得尤为明显。

24岁的刘姓患者右乳多发结节，自2年前起一直定期复查。近日于台湾体检，发现病情有所变化。虽鲁瑶在查体后认为结节良性可能较大，但其形态欠规则，且较前稍有增大，因此后续可考虑行乳腺钼靶X线摄影检查或切除术治疗。

"手术会不会留下一个坑？"面容姣好的患者无不担忧地问。

鲁瑶安慰她说："刚开始多多少少会有点变化，但会慢慢恢复的。"

患者听完露出了微笑。

"过去的乳腺癌根治术是把乳房全部切掉，病好了，但病人心里接受不了。现在我们可以考虑保乳手术了。"患者向记者解释着。

为患者"美观"的愿望尽力，本只是医生的"可选项"。然而，鲁瑶所信奉的"做一名有能力，有情怀的好医生"信念一直激励着他，为尽可能满足患者需求而不断努力。

医生出门诊也是一场"战斗"

记者跟随鲁瑶出完门诊，已是夜幕降临。但是记者见到，已经坐了一整天门诊的鲁瑶，依然精神饱满，似乎没有一丝倦意。

"当你找到你热爱的事情的时候，并全身心投入时，你的精力就会莫名其妙地旺盛起来。"鲁瑶一语中的。

鲁瑶记起，有一次出专家门诊，中午12：00左右，看完最后一个病人站起来伸了一下懒腰，正准备收拾东西离开诊室。这时，两位约70岁左右的老人急匆匆地"闯"进了诊室急切地说："鲁大夫，我今天早上坐飞机从满洲里赶来的，我在电视上看过你的讲座，觉得讲得很好，就慕名来找你，你帮我看看吧。"

金杯银杯，不如老百姓的口碑。但是，即便面对这样的患者，也让鲁瑶心里很发愁。因为这样的患者慕名求医，心里期望值很高，不仅仅体现在诊治的结果上，而且还体现在就诊检查过程中，他们希望一路绿灯，但医生不是万能的。

鲁瑶说：作为一名医生，一方面为患者对自己的信赖而感到高兴，另一方面也希望医疗资源分配不均能尽快得到缓解，让老百姓真正能看得起病，看上放心病。同时，他向记者意味深长地说起，有位患者临终前曾感慨，"没生病没得癌症之前，觉得这个世界很大很大，生病以后才发现这个世界好小好小，小到自己的眼里只有家人。"

因此，"尽全力拯救每一个患者就是拯救一个家庭"，让鲁瑶从不敢忘了从医的初心。

专家简介

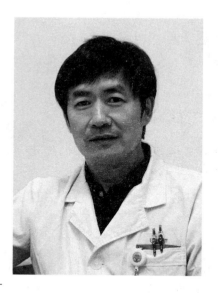

鲁瑶，中日友好医院普外科主任医师，教授。北京医科大学优秀青年教师中国第十六次南极考察队中山站越冬队医。任中国医师协会外科医师分会甲状腺外科专业委员会委员，中国医疗保健国际交流促进会甲状腺疾病防治分会甲状腺腔镜手术学组委员，中国研究型医院学会甲状腺疾病专业委员会委员，中国研究型医院学会甲状腺疾病专业委员会围术期学组常务委员，中国医疗保健国际交流促进会甲状腺疾病分会常委等职。

专长：颈部无瘢痕腔镜甲状腺手术、甲状腺癌根治术、甲状腺肿瘤切除术、甲亢手术、原发性（继发性）甲状旁腺亢进手术，乳腺癌保乳手术、乳腺癌根治术、乳腺及甲状腺疾病良恶性肿瘤的早期诊断和治疗。

出诊时间：周二全天（国际医疗部特需门诊）；周五上午（专家门诊）。

做一个有能力
有情怀的好医生。

鲁瑶

2019. 6. 11

刘军：为治病患"尽肝胆"

跟诊记者：罗　辉　吴海侠

摄影记者：李　丹

跟诊时间：2019 年 4 月 24 日

"好，能安排出手术室那就抓紧！"周三早上 8：00，山东省立医院新大楼 15 层的会议室里，肝胆外二科的大夫们正进行早上的交班，科主任刘军在和同事们协调明天的一台手术。就在交班前，他刚得到消息，有一位需肝移植患者已经匹配到了合适的肝源，具备手术的条件。宜早不宜迟，刘军把手术安排在有空档的明天，当天下午，有三台手术在等着他。

在临床一线踏地实干，是刘军打心底里热爱的。正是这种热爱，造就了丰硕的成果：山东省首例一期肝肾联合移植；山东省首例独立开展的活体肝移植；山东省最高龄（76 岁）和最低龄活体肝脏移植(4 个半月）；山东省首例肝肺综合征肝脏移植；先后创建山东省最大的两家综合性医院的器官移植中心……这些成果仅仅是起点，刘军仍然在不断开拓，不断提升，为解决患者痛苦在肝胆外科的医疗路上不断前进。

奋战在急危重症一线

刘军的行程安排总是挤得满满当当。就在跟诊的前一天，他从凌晨 1 点的济南出发，到达了早上七八点的济宁，完成了一台腹腔镜肝肿瘤切除；紧接着，他便又从济宁驱车赶往郓城，进行一台完全腹腔镜胰十二指肠切除术；手术完成后已是下午两点，未进午饭的他接过了司机给买的三个包子，就着保温杯的茶水，在去往日照的路上吃了起来……

一天下来，他总计奔波近一千公里，在这三个地方医院进行会诊和手术指导。回到济南时，已经是凌晨四点，休息了三个小时后便赶到医院，开始新一天的交班。在记者看来，这种紧锣密鼓已经有些夸张，而刘军笑着说自己已经习惯了，因为经常是这个节奏。

"好些了吗？现在肚子还胀不胀？"交班完成后，刘军来到了病房，问起46号病床患者的情况，她就是即将在明天进行肝移植手术的患者。

上个月底，这位患者因为消化道出血被家人送往当地医院，在消化内科接受治疗，但止血不成功，遂转入山东省立医院。入院后，患者出现急性肝衰竭，于3月28日进重症监护室治疗。就在前两天，患者刚刚脱离危险，转入现在的普通病房。

记者看到，患者的脸部和露出的小腿部分都已经呈黄色，很明显是黄疸的表现。据刘军介绍，患者的肝已经没有保住的可能，必须进行肝移植手术，不然会有生命危险。

作为需要肝移植的O型血患者，才刚等待两天，就碰上有合适的移植肝源，可以说是非常幸运了。众所周知，肝移植手术需要供受体血型符合输血原则。而由于尸体供肝数量有限，O型血肝脏供体本就稀缺，加之其既可以给O型血的患者，也可以供给所有其他血型的患者，需求更为紧张。所以，O型血患者在短期内往往很难得到匹配的肝脏供体，不少等待肝移植的终末期肝病患者在等待过程中死亡。

得知患者各方面情况都处良好状态，刘军与患者达成"约定"："那就明天做！"

一碰上有合适肝脏供体就需要立马安排手术，这样的情况在科室几乎是家常便饭，因为这就是肝脏移植工作的特点。刘军给科室医护人员的规定是：24小时随时待命，对肝移植患者24小时都有主治医生值班，医护人员时刻准备上手术室。对于肝脏移植科的医生们来说，没有白天黑夜，没有节假日。如果有患者出现出血等情况，主治医师必须随时到位。工作量的增大带来的是医生们时间上的付出和牺牲：在科室里，中青年医生每天的工作量都不下于12个小时。

除了"急"，科室所收治患者的病情还有一个突出的特点——"危重"。这同样需要科室医护人员的时间付出。刘军在手术台旁待得最久的一次，是在某巨大肿瘤患者的肝移植术中。由于患者非常肥胖，又伴有广泛渗血，病肝切除过程中，会一边出血、一边输血，患者身体里的血不知道换了多少遍。刘军只记得那次手术足足用了23个小时。手术结束时，他已经累瘫，但任务还没有结束，因为还需要和同事一起对患者进行轮流监护。

有的人说，对于病情太重的患者，保证安全甚至说保住医院口碑更为重要。而在长期的临床治疗中，刘军形成了自己的看法：医生不能为了自己的声誉而放弃救治命悬一线的患者。在他看来，只要有希望，哪怕是一线希望，医生都应该尽最大努力抢救患者。

在肝胆外科，肝移植往往是肝衰竭患者的最后"一线希望"。需要肝移植的患者中，大部分都是穷尽消化科治疗、肝病治疗、抗病毒治疗和其他保守治疗措施等各种手段后，走到了肝衰竭的终末期。而人的肝脏一旦衰竭，便不可再生，所以，肝衰竭终末期的患者，如果不进行肝移植手术，摆在他们面前的就是死路一条。

"手术风险虽然很大，却可能挽回生命！"刘军这样看待肝移植手术，所以他也不遗余力地坚持着，在他看来，放弃这"一线希望"，对于患者是一种不公平；而不放弃，虽然有时仍然无法挽救，深感沮丧，但我们对得起患者及其家属。

心有患者，行为患者

"作为一个医生，你就应该踏踏实实为患者看病。"即使诊治过不少疑难重症，挽救过不少危急患者的生命，刘军并不把这些看作可以吹嘘的资本，而是当作自己本职工作分内的事情。他从不敢说自己是白求恩式的大夫，只是从一个称职医生的标准出发，在心里装着患者，在行动上为了患者。

在另一个病房里，记者看到了做完肝移植手术后的吴患者。他看上去也很瘦，但气色很好，脸上已经看不出发黄的迹象。在旁边照料他的妻子高兴地对查房的刘军和医护人员说道："好了，好了！"

患者妻子话中的"好了"并不仅仅指吴患者身体"好了"。在刘军与患者及家属的聊天中，记者了解到，在吴患者的治疗过程中，还发生了一段"小插曲"。

起初，吴患者因为黄疸住院，被诊断为肝衰竭。不巧的是，他的血型也是O型，这意味着他等待肝源供体的时间会比较长。而实际上，他等待的时间确实很长，算起来有足足的35天。在这35天里，吴患者眼见着比自己先住院的患者做了肝移植，比自己晚入院的也先做了。其中，有的供体还是O型血供体。

"有的患者已经昏迷四五天了，如果不做很有可能就会死亡，碰上有 O 型血的供体得先给这样的患者做。"刘军解释供体先给其他患者的原因。他征求了吴患者的意见，吴患者说没有意见，但刘军心里很清楚，哪位患者都希望自己的问题能够被尽快解决，这是人之常情，但刘军必须二害取其轻，二急先放缓。

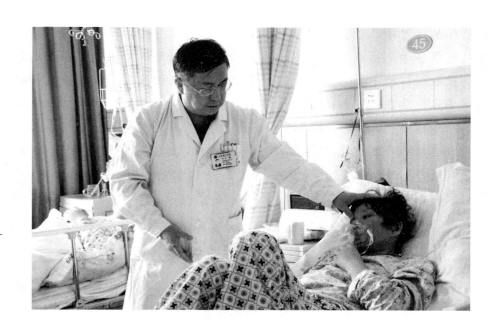

漫长的等待之后，吴患者终于做了肝移植手术，手术也非常顺利。但令人想不到的是，手术后，吴患者忽然变得脾气暴躁，不配合治疗，甚至还与朝夕相处的医护人员吵了一架。

这样的情况让刘军也一时摸不着头脑，以为患者因为术后对病房有了意见。经过仔细检查后，他找到了原因：在手术后的几天，因为服用的抗排异药物有副作用，所以患者有些精神错乱。

目前，通过术后调理，吴患者已经逐渐恢复。而刘军还是感觉有些对不住这位患者，认为等待时间长是让其出现这种失常情况的原因之一，虽然他的选择并没有错。

回忆起这事，吴患者轻轻地摇了摇头，他感觉自己更对不住刘军和科室的其他医护人员："我在这住的时间比较长，大夫护士都非常熟悉了。当时出现这个状况后，我自己都很吃惊。平常对我都非常好，大夫每天来问诊，护士护理也很细心，我们关系都非常非常好。所以，出这事以后我可不好意思了……"

这种医生与患者间的相互体谅、关爱、暖人心窝，也往往会深深印在人的心里。刘军至今还清楚地记得自己的一次会诊经历。那次，在邀请下，他去地方医院参与会诊，做的是胰十二指肠切除术。在手术台上，他了解到患者的情况：患者男性，37岁，患胰腺恶性肿瘤，妻子在前一年因为妇科肿瘤去世，还有两个孩子。

会诊手术结束后，患者家属（其妹妹和妹夫）以及两个孩子送别刘军，并且给了刘军3000元会诊费。短聊中，刘军注意到了患者的两个孩子：一个女孩，大概七八岁，还有一个三四岁的男孩。年龄大些女孩子可能更懂事，了解自己的家，那眼神里充斥的无助，让刘军心里满是心疼。开车回去的路上，孩子的眼神始终在他脑海里挥之不去，同样挥之不去的还有这位患者的不幸，这位患者家庭的不幸。他拿起手机，打电话给邀请会诊的医生，说要退会诊费，对方坚决不同意，说："这怎么能行呢？"

但刘军心意已决，他开车返回到医院，在门口再次见到了患者家属，把会诊费塞回他们手里，直言："看着孩子，心里难受……"

半年后的一天，两个访客敲开了刘军办公室的门，其中有一个就是患者的妹夫，他的手里提着装满绿豆、花生米等一些农产品的塑料袋，带来患者恢复的消息，也带来了一句句质朴的感恩之语："谢谢您！我们不会忘了您……"

勇拓新技术，减患者痛苦

靠窗台的病床床尾旁，56岁的秦患者穿着红色拖鞋站着，她低头看了看自己的衣边，然后目视着前方，做好了"前行"的准备。

"来，走吧！"随着刘军的一声提示，秦患者迈起了步子，70来斤的瘦弱身体开始向前移动，一步，两步，三步……步子虽慢，但完全没有吃力的感觉，最终，她用十来步走出了房门。

术后第三天，就可以下床走路。患者的恢复状况比刘军的预期还要好。秦患者走路的场景被刘军录了下来，并发到一个微信观摩群里——患者接受刘军的手术时，有多家医院的专家前来观摩学习，而他们一直对腹腔镜胰十二指肠切除术的效果存疑。刘军发这个视频，就是为了让他们亲眼见证手术的效果。

"营养不好，很瘦。"刘军回忆起患者入院时的情形。刚入院时，秦患者的身体状况比此时要差很多，因为十二指肠恶性肿瘤，她根本无法保证自己的营养摄入，一进食便呕吐，住院时体重仅有66斤左右。

就在两天前，秦患者在刘军的主刀下完成了腹腔镜胰十二指肠切除术。在肝胆外科，胰十二指肠切除术是除肝移植以外最复杂、风险性最高的手术，其切除脏器多，操作复杂，更主要的是其切除后有包括胰肠、胆肠和胃肠吻合的三重重建。一旦形成胰漏，严重者可能造成难以控制的腹腔感染，甚至死亡。

腹腔镜技术为胰十二指肠切除术提供了新的"武器"。相比传统开腹手术，腹腔镜下胰十二指肠切除手术则具有微创、精准、痛苦轻、术后恢复快等优点，具有较大的优越性。但是，由于腹腔镜操作固有的"长筷效应"缺陷和胰腺解剖内在的特点，其操作技术要求高、难度大，国内仅极少数大的医学中心能够开展。

秦患者的丈夫在手术之前还有一些顾虑。此前，他们的一位亲戚便在邢台老家做了胰十二指肠切除术，术后出现了很多并发症，差点没能救治过来。不过，在李军的耐心解释和建议下，他选择听从建议，进行腹腔镜胰十二指肠切除术。如今，看到妻子的恢复状况，他心里的石头总算放下，脸上写着轻松和感激。

刘军向来是新技术的开拓者和应用者。在国内，完全腹腔镜胰十二指肠切除术还没有推广开来。刘军坚定地认为，这是有利于患者的新技术，完全可以在稳妥的情况下积极使用。目前，科室的此类手术总量排全国前列。

在肝移植，尤其是活体肝移植的实践应用上，刘军也走在全国前列。活体（亲体）肝移植技术是肝移植领域内对技术要求最高的术式。目前，整个中国大陆上，能够独立开展活体肝移植的就十几家医院。

2017年4月9日，刘军成功地为4个半月大的患儿进行了母子活体肝移植手术，这是目前山东省内肝移植成功年龄最小的患者，也是国内肝移植成功年龄最小的患者之一。

患儿来自山东枣庄，生下来不久被发现皮肤发黄，而且逐渐加重，出生后四个月出现腹部明显膨隆，在当地医院检查，考虑为先天性胆道闭锁。患儿父母经过多方咨询，来到了山东省立医院。经一系列检查，患儿被确诊为先天性胆道闭锁并胆汁淤积性肝硬化，唯一的治疗方法就是肝移植，如不及时，孩子将很快因肝衰竭而夭折。但如此小的患儿，很少能找到合适的供体。多一分等待就多流失一分救治的希望。了解各方面情况后，刘军决定为孩子行亲人供肝活体肝移植手术——患儿的母亲正好与孩子配型成功。

在肝移植领域，1岁内患者对技术要求是最高的，4个多月的小患者更是如此。他体重当时仅有8斤，血管和胆管比成人的细而密，手术操作空间非常小，需要非常精湛的技术。经过长达7个小时的手术，刘军带领团队将母亲罗永洪的左肝顺利移植到患儿体内，母子活体肝移植手术成功！

术后，患儿还出现反复肺部感染和呼吸心跳骤停，但经过长达30多天术后的日夜守护和精心治疗，患儿挺过了一关又一关，最终战胜了病魔，顺利出院。

"新工作的开展非常困难，没有轻轻松松成功的。"回顾自己应用医疗新技术的历程，刘军说："你要真正想推动这个技术的开展，解除患者痛苦，必须要有开拓精神，不怕吃苦、不怕失败、善于总结、不断提高。"

就在记者跟诊的当天下午，刘军科室团队完成了总第310例腹腔镜胰十二指肠切除（LPD）手术。而隔天，刘军带领其团队再次成功实施了一例活体肝移植术。来自他的微信记录："丈夫切下了454g肝脏救妻子，接近他一半的肝脏。男人都是自我加自私，能切下自己肝脏的男人，我估计很少、很少。有担当的男人，夫妻感情确实感人。衷心地祝愿他们都平平安安！"

打开刘军的微信，满满都是一线手术的记录和分析。有对生命的敬畏，更有对生活的热爱。

专家简介

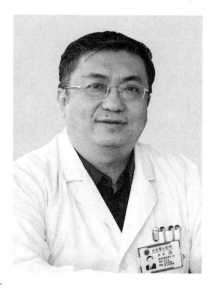

刘军，主任医师，教授，博士后，博士生导师，山东省立医院普外科副主任，肝胆外科主任。任中国抗癌协会肝癌专业委员会全国委员，中华医学会器官移植分会全国委员，山东省普通外科医师分会副主任委员，山东省器官移植专业委员会副主任委员，山东省卫生系统重点科技人才（1020工程），《中国普外基础与临床杂志》编委、《山东医药》常务编委、《中华肝胆外科杂志》编委。先后获得山东省十大科技成果奖、山东省科技进步二等奖2项、山东省教育厅优秀成果一等奖1项。著书5部，发表SCI论文20余篇，核心期刊论文近70篇。获多项国家自然基金省部级课题。

专长：肝胆胰疾病的外科治疗，特别对肝癌、肝血管瘤、门静脉高压症、胆囊疾病、胆内外胆管结石、肝门部胆管癌、胰腺癌等疾病的手术及综合治疗及肝脏移植，积累了丰富的经验。

出诊时间：周一全天，周四上午。

严于术前
精于术中
勤于术后

刘军
2019-4-24.

6. 首都医科大学附属北京朝阳医院

魏伯俊：甲状旁腺瘤患者的生命保卫者

跟诊记者：张　红

摄影记者：李　丹

跟诊日期：2019 年 5 月 8 日

周三13：00，首都医科大学附属北京朝阳医院甲状腺颈部外科主任魏伯俊下午的门诊开始了。他快步穿过被候诊患者挤得水泄不通的候诊区，进入诊室坐下，抬眼时发现尾随他进来的男女患者竟达十余人，堵住了诊室门口，神情恳切地请求他加号，"您的号都排到了7月以后，太难挂了。"

作为我国头颈肿瘤外科主要奠基人之一屠规益教授和著名头颈肿瘤外科专家唐平章教授的得意门生，北京地区首家甲状腺颈部外科的创立者，魏伯俊被不少全国各地甲状旁腺和甲状腺肿瘤疑难患者视为"最后一根救命稻草"，给予了许多患者重生的希望。

为患者考虑周全

尽管业务繁忙，门诊却未被魏伯俊当成一项机械型任务。他时常对患者面露笑容，如邻居般与他们自然地攀谈，详解病情，同时不吝给予医者的关怀和体贴。

魏伯俊的门诊常见外院推荐而来的疑难患者，他们的病情多凶险，心理压力较大。许多患者在魏伯俊分析病情时就红了眼眶。感受到其中一位患者的担忧后，他轻声安慰："很可能是癌，但即便如此仍有根治希望。不要太担心。"而处理随时有生命危险的病例时，他会尽可能将手术日程提前，"不然心里也不踏实"。

一位年轻男孩在母亲的陪同下，从河南郑州来复查。魏伯俊曾在不久前为其行甲状旁腺癌切除术，术中，他用了七八个小时，不仅彻底切除侵犯气管和食管上的肿瘤，还在放大镜的帮助下，艰难地剥离了患者长在喉神经的肿瘤，保护了发声功能，术后患者说话流畅如初，家长为此感激不已。"他妈妈老年得子，就这一个宝贝儿子，要是他讲不出来话，他妈妈还咋活呀。"魏伯俊认为苦点没事，只要于患者有利，自己就有价值。

"他待病人就像待自己孩子一样，我非常感动。"谈起清明假期间到病房探望自己儿子和另几个重病号的魏伯俊，患者母亲激动不已。为表谢意，她还给魏伯俊团队手写了感谢信，"我回老家经常和别人说遇到了好大夫。"

"人，首先是社会人，不能不考虑背后的家庭"。这是魏伯俊的诊疗理念。

一位正值壮年的李姓患者在姐夫陪同下前来就诊。早前查体在甲状腺峡部右叶中下发现实质性肿物，肿瘤已经侵犯气管，他十分忧愁，希望尽快住院手术。如按正常排期，入院需待半年之久，魏伯俊却允诺争取一个月后手术："你的病情比较重，人又是家里的希望所在，我们都会照顾。你早一点治好，家庭负担就减小很多。"

门诊里还有一位帅气的小伙子，术后前来复查。但查体时，记者几乎观察不到其颈部瘢痕。为方便操作，颈部手术一般采用纵向切口，而魏伯俊贴心地设计了横向切口，使术后瘢痕与颈纹别无二致，不易察觉，以尽可能减少对患者社交的影响。

魏伯俊对待患者及其家庭就是如此的处处关怀、感同身受，这也无形中增添了他的门诊负担——面对一位专程从外地赶来，为家人请求加号的老人，魏伯俊不忍心拒绝。不曾想，这"不忍拒绝"竟发生了27次，使下午就诊人数从既定的15人增至19点门诊结束时的42人。

给予患者"最佳治疗"

甲状腺病变的定性十分重要，轻易行手术会使良性病变患者付出功能损害的"无谓代价"。对此，魏伯俊认为每一例病情都是独特的，应分别分析，做出"性价比"最高的治疗选择。

若甲状腺结节良性可能性大，且未影响功能，魏伯俊倾向于建议患者定期观察。在接诊一位被初步诊断为甲状腺结节的安姓患者便是如此，在确认他的血钙指标正常后，魏伯俊说："你这个很像良性，位置也好，今后随诊就可以了。"

然而，一旦肿瘤有恶性证据，威胁到患者健康，手术便成为首选。38岁的芦姓患者于内蒙古当地行甲状腺部分切除术，但患者却拿不出术后病理结果。仔细查看影像检查结果后，魏伯俊发现病变已侵出甲状腺被膜，且有种植现象。"如果甲状腺肿瘤切除术发生了种植，那肿瘤往往为恶性，因为良性很少种植，而且侵透被膜的几乎没有一个是良性的。"魏伯俊解释说。

　　但患者对后续治疗依旧"云里雾里"："我需要先做穿刺确认一下吗？""你的病情没有必要做穿刺，在这种情况下，做穿刺就是浪费医院的资源，浪费自己的钱。"为让患者意识到手术是目前最好的选择，魏伯俊接着说："如果不直接做手术，很容易出现严重后果。"患者一听，随即接受了手术建议。"手术是有代价的，可能会影响部分功能，但如果病情重，无论如何命都是第一位的，然后才是功能的问题。"魏伯俊清楚地知道这类手术的意义所在。

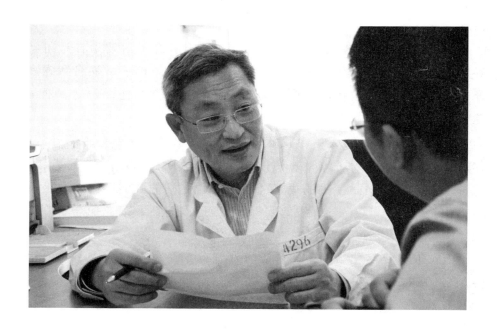

　　北京朝阳医院甲状腺颈部外科的手术安排十分紧张，而且会优先考虑危重患者，魏伯俊因此常建议病情较轻，手术难度较低的患者选择外院行手术治疗。面对其中一位患者的疑虑，魏伯俊解释说："这个病很多医院都能够胜任。如果你在这里手术，估计很久才能排上。我的目的是想让你既安全又快捷地解决问题。"即使如此，患者依旧坚定："我就认准您了，哪儿也不去。"

贡献"最独特的价值"

魏伯俊是北京协和医院头颈肿瘤外科专业的开创者和首任首席专家，曾成功实施北京协和医院首例侵犯气管的晚期甲状腺癌根治术和侵犯咽喉的复杂甲状旁腺癌根治术。又经多年精耕，他在甲状旁腺肿瘤领域的手术数量和质量远居领先地位，奔着"魏伯俊"名号而来的患者数不胜数。

门诊当天，一位山东老人轮到就诊后，陪同的女儿向我们解说，她父亲6年前因甲状腺癌晚期被当地著名医院诊断"这个老人也就三个月的时间了，让他好吃好喝就行了"。经同行医生推荐，患者女儿"抱着一线希望"找到魏伯俊进行手术治疗。"当时肿瘤很晚了，呼吸都成问题，为控制肿瘤不得不切了一部分喉，一部分气管。"魏伯俊对此印象深刻。

"我爸这几年生活质量特别好，家人特别满意手术效果，觉得特别难得，非常感恩能遇到魏主任。他不但治好了我爸的病，而且我爸术后还能说话，对我们也像亲人一样。我爸一直念叨魏主任让他又多活了这几年。"患者女儿说。

"最迟下周一，明天后天我就争取给你调手术。这是一种特殊的病，你放心，我不会不管的。"魏伯俊对诊桌前另一位红了眼眶的患者说。这种"特殊"的病是罕见的甲状旁腺肿瘤，和别的肿瘤不同。这个病本身来讲是良性，但血钙水平高到一定程度可以要命，因此他会特别"照顾"这类患者。

相较于甲状腺肿瘤，甲状旁腺肿瘤切除术难度要高很多。小的甲状旁腺肿瘤很容易漏网，大的甲状旁腺肿瘤容易破碎，进而导致种植，"切不干净"会导致后果更严重的复发。但曾成功完成长达12厘米，从脖子一直长入胸腔的甲状旁腺肿瘤切除术的魏伯俊，已深谙此类手术的"诀窍"。

"怎么样啊，老范？""比原先好多了，骨头啥的也不痛了！"这位魏伯俊口中的老范刚接受甲状旁腺肿瘤切除术后不久，看起来精神劲儿挺足，但未料想他曾在术前因"骨头实在难受"而尝试自杀。甲状旁腺肿瘤患者的生活质量从发病起便较低，但经魏伯俊手术后，绝大部分会有明显提升。"刚刚我和一些手术后的甲状旁腺病友一聊，发现他们精神状态也挺好的。"老范赞叹道。

还有一位来自山西太原的白姓患者，曾在当地某知名医院行甲状旁腺肿瘤切除术，如今病情复发，且新增种植现象，更要命的是她的血钙已经达到了可以随时夺命的地步。由于病情紧急，魏伯俊建议患者马上再行手术治疗。魏伯俊介绍说，这类二次手术有几个难点：彻底切除复发肿瘤难度很大，手术瘢痕导致正常肌肤结构难以分辨，前次手术产生的潜在风险及因误解而易导致医患纠纷。

此类病例中的补救性治疗属魏伯俊的专长之一："根据我们过去的经验，（不规范手术）做完后马上补救的，成功率很高。"话中的"我们"即为他创立的北京朝阳医院甲状腺颈部外科团队。作为北京地区第一个甲状腺颈部外科，它的创建为无数求医无门、被误诊误治的患者，特别是复杂的甲状旁腺肿瘤患者提供了"生的希望"。

在短短的随诊时间里，记者第一次听说甲状旁腺肿瘤这个病名，这种被视为罕见的疾病在朝阳医院甲状腺颈部外科门诊中屡屡出现，而且不少是从国内知名医院转诊而来。"病看得好不好不仅仅是医院名声大小的问题，高水平专科更重要。"魏伯俊感慨道。甲状腺颈部外科成立后，科内的病例全交付于一个固定团队，同一类病例接触多了，"经验自然就出来了"。如今，魏伯俊团队的甲状旁腺肿瘤手术规范程度已遥遥领先国内同行。

"我科的目标，也是医院对我们的要求，就是要重点治疗复杂疑难病例，尤其是在甲状旁腺肿瘤方面更是如此。"魏伯俊认为甲状腺颈部专科的开创意义重大，"甲状旁腺肿瘤的手术不同于常见的甲状腺手术，常常充满变数，但只要方法得当，不仅成功率高，恢复快，患者花费也少。"今后，他也将继续以此为主攻方向，推进科室的发展。这对魏伯俊个人而言，也意义重大，"我喜欢做一些有挑战的、不一样的东西，甲状旁腺肿瘤诊治最能突显我的价值。"

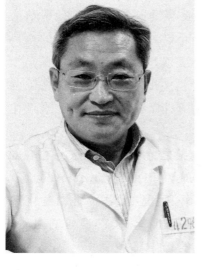

专家简介

魏伯俊，首都医科大学附属北京朝阳医院甲状腺颈部外科主任、创始人，主任医师，教授。北京协和医院头颈肿瘤外科专业创始人和首任首席专家，北京医师协会甲状腺疾病专家委员会副主任委员，北京抗癌协会甲状腺癌专业委员会常委，中国医促会甲状腺疾病专业委员会常委，中国非公立医疗机构甲状腺疾病专业委员会常委，中国抗癌协会头颈肿瘤专业委员会委员。

专长：甲状旁腺和甲状腺肿瘤的外科治疗。

出诊时间：周三上午（特需医疗部）；周三下午（甲状腺颈部外科）。

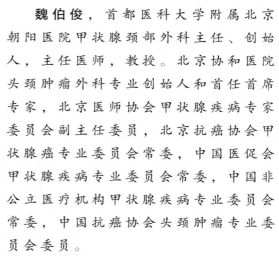

站在名医身边

医生』跟诊记

『2019人民好

胡小鹏：肾移植领域的"全科医生"

跟诊记者：张　红　庞书丽

摄影记者：李　丹

跟诊日期：2019 年 3 月 28 日

中午 13 点 30 分，首都医科大学附属北京朝阳医院泌尿外科门诊区的等候椅已坐得满满当当。在科室副主任胡小鹏的诊室外，许多患者正手拿检查单，不安地站着，焦急地等待着叫号。

作为泌尿外科领域的知名专家，胡小鹏在泌尿系肿瘤和肾移植，尤其是高致敏患者、移植后肿瘤及 ABO 血型不合的肾移植方面具有十分丰富的临床经验，接诊的也多是肾移植术后的患者。胡小鹏会定期监测他们的药物浓度，对他们进行长期随访，控制多种术后并发症，以尽可能延长移植肾的存活时间。这使他变成了许多肾移植患者相伴一生的"全科医生"。

干净利落，严谨细致

"哒哒哒……"明亮的诊室里，药方和化验单整齐地被打印出来，胡小鹏接过单子，快速在空白处写下药物浓度目标值："早上还是××，晚上调成××。"接着递给跟前的患者。

上面情景在胡小鹏的门诊中不时出现。查看检查单、询问近期病情、调整用药方案，是胡小鹏接诊肾移植术后患者的常规流程，处理起来也十分干净利落。

因此 13 点就开始出诊的胡小鹏不到一个小时已经看了 18 位患者。由于医患双方较为熟悉，繁忙中，胡小鹏对患者的叮嘱较为简洁，但在诊治病情和重要事项上，却始终谨慎不已，生怕对紧要情况考虑不周。譬如有些家属代患者前来开药却对相关情况不了解，胡小鹏都会细致地询问清楚再开具药单，面对患者的疑问也认真地一一解答。

"胡主任人特好，特认真！"在记者面前，一位替儿子拿药的母亲对胡小鹏啧啧称赞。

13：40，一位老年患者的就诊也让记者看到了胡小鹏的"好"和"认真"。

这位老人是在儿子的陪同下过来的。上周六，他总觉得膀胱发胀、憋，排尿困难，便去做了彩超检查，结果显示为前列腺增生、尿潴留。

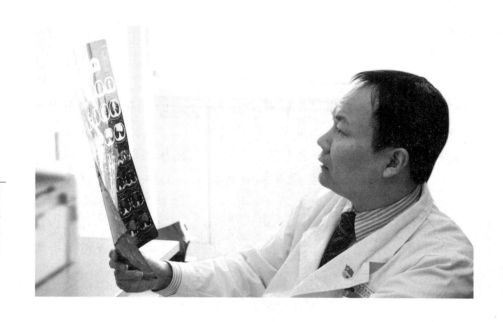

胡小鹏开始了解患者情况：是否有药物过敏，医生上次开的药是否有效，晚上起夜次数多不多等。全面掌握患者病情后，胡小鹏解释是前列腺增生导致尿潴留，需要进行手术治疗。看到检查单上显示患者的残余尿多达 730ml（正常不应超过 50ml），胡小鹏说："您这得下导尿管呀。"患者和家属听了，了解到病情的严重性，同意手术前先插导尿管。按照常规，行导尿术前要缴纳费用，但为了让患者尽快摆脱憋尿的痛苦，胡小鹏把单子交给家属后，便立即让助手取来导尿包示意患者在接诊桌旁的检查床躺下，拉过窗帘，利索地完成导尿术。

"现在肚子好多了，把我憋死了。"得到解脱的患者舒了口气。但引流出来的尿液几乎装满了引流袋，他手持着不知如何是好。"您可以把尿倒在厕所，或者后边的黄色袋子里……把袋子下面的开关往下拉就行。"胡小鹏耐心地教患者处理尿液。待患者处理完，看到他不知如何安置引流袋，胡小鹏走到他身旁："袋子别在腰边就可以，然后藏在外套底下。"协助完患者，家属已经回来，胡小鹏继续在电脑前安排起住院事宜，并在白纸上画图分析前列腺的增生如何阻挡了尿液的排泄，让患者和家属彻底地了解病情并认识到手术的必要性。

干净利落、严谨细致的接诊和细致的关怀使得胡小鹏获得许多患者的认同。其中一位肾移植患者在术后这样评价他：对患者细致入微，服务周到，真是人民的好医生。

长期随访，综合治疗

"血压好点了吗？"胡小鹏接过一位患者的检查单，面带忧虑地问道，"这回尿蛋白值有点高，给您开点雷公藤吧。肌酐值也有点高，要降下来才行。"患者连连点头，问："雷公藤怎么吃？"得到答复后，他接过刚打印好的药单，便转身离去。

这场本应发生在内科诊室的对话让记者有些疑惑。胡小鹏解释道，门诊患者多为肾移植手术后长期随访的对象。一般而言，肾移植后患者会出现高血压、高血糖、高血脂以及高尿酸血症等诸多内科伴随症。因此，他需要对这些患者的各项指标进行密切监测，根据病情变化来适时调整免疫抑制方案，以尽可能提高肾移植存活率，延长移植肾的存活时间。

"这本来应该是内科医生负责的，我们也管了起来，所以我们的肾移植医生就像全科医生。"胡小鹏笑着对记者说。

患者通常按月复查拿药，胡小鹏因此十分熟悉每人的病情。一位女性老患者进门便向他说起本次的检查结果："这回（血药浓度）是1.5，上回1.3，再上回1.6，但那回是因为加药了"。在了解完她的尿素氮等指标情况后，胡小鹏说："尿没事儿，血里边有事儿。您的BK病毒载量一直高是吧？把它调一调，我现在把药给您加进去。"末了，他问患者："您下次约周几……行，给您约在4月25日了。"短短几分钟，患者便拿着单子满意地离开了诊室。

随后，一位精神矍铄、体格健朗的男子走进来，向胡小鹏打招呼。给他开药的间隙，胡小鹏问跟诊记者："你们猜猜，他做肾移植手术多少年了？"没等记者回答，患者爽朗地说："手术有26年了。我16岁就查出了肾炎，27岁结婚，29岁有的孩子。"移植肾的平均存活时间为10年，但直至如今，这名患者移植肾的状态依然理想，这让胡小鹏十分欣慰："他也有高血压等术后远期并发症，但控制得好。""药是次要的，主要是大夫好。"患者认真地朝记者说，"有了胡大夫，我感觉还能再活60年！"

患者对胡小鹏如此信赖，不止于他手术做得好，还因为他像"全科医生"般对他们进行术后的综合治疗。肌酐值降下来了吗？FK506血药浓度测定多少？钾是否低了……这些都是胡小鹏接诊的关注重点。"根据血压调整降压药物，根据血糖调整降糖药的使用，这是一个综合性的治疗"。许多肾移植患者也正因为胡小鹏的长时间综合治疗，得以维持移植肾的正常功能，保障生命质量。

发挥优势，攻坚难点

北京朝阳医院泌尿外科自1991年开展第1例肾移植手术以来，到如今已积累5000余肾移植病例，以丰富的经验和较高的存活率立足于国内肾移植领域。胡小鹏作为科室重点专家，不断开拓创新，攻坚肾移植难点，顺利完成了许多更为特殊的肾移植手术。

门诊当天，气温较低。一对父母为不让儿子着凉，前来代诊。虽然儿子接受肾移植手术已经两年，但谈起儿子病史，母亲仍然眼噙泪花："儿子是熊猫血，当时胡主任想尽办法找匹配肾源，特别负责任，能让胡主任看太幸运了。"

所谓"熊猫血"，是汉族人中少见的RH阴性血型。肾源之所以难找，在于匹配肾源不仅需要HLA配型一致，血型也得一致。"其实从免疫学的角度而言，Rh阳性也可给Rh阴性，但肾衰的患者都会贫血，因而他只能接受同种血型，而不能输Rh阳性血。"胡小鹏向记者介绍，"当时，我们一是要找匹配肾源，二是得储备Rh阴性血以供手术的不时之需。"

由于RH阴性血十分宝贵，胡小鹏在给这位患者行肾移植手术时十分谨慎，以免出现大量用血的需求。凭着丰富的经验，胡小鹏为这场特殊手术保驾护航，最终手术顺利，患者得以摆脱两三年来的血液透析，再也不用在一周内多次往返于家和医院。

高致敏患者的肾移植也是胡小鹏已攻坚的难点。这些患者由于输血、妊娠或接受过肾移植而导致体内群体反应性抗体高于常人，在移植后容易发生排斥反应。在国内外均未对此有很好解决办法的情况下，北京朝阳医院较早地开展了相应工作，通过降低抗体的方法，掌握了致敏患者的肾移植技术。

"我们还做过 ABO 血型不合的移植手术，这在以前是无法实现的。"胡小鹏向记者介绍道。按照输血原则，当肾移植受体血型为 O，而父母分别为 A 和 B 时，为避免高免疫风险，不能将父母任何一方当作肾源供体。如今，个体化的预处理给 ABO 血型不合肾移植手术带来了希望。胡小鹏采用双重血浆置换的方法以降低血型抗体滴度，再通过药物抑制 B 细胞，使用免疫抑制剂来减少肾移植的排斥反应。"各个医院用药的种类、剂量和时间长度各不相同。"胡小鹏说。但经过长时间的经验积累，胡小鹏对此已有成熟的方案，能确保手术效果，尽最大可能不让亲属"白白丢失一个肾"。

"我首先是一个泌尿科大夫，其次才是一个肾移植大夫。"胡小鹏道。作为北京朝阳医院泌尿外科的主任医师，他精通各种微创手术，正是这种技术积累优势，让他很早就在国内开展了腹腔镜活体供肾的摘取手术，减少了手术对健康供体所造成的损伤。

对胡小鹏而言，肾移植是提高患者生命质量的手术。如今，由他完成的一台台特殊肾移植手术，正让更多的肾衰患者重拾对正常生活的期盼。

专家简介

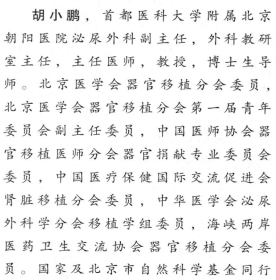

胡小鹏，首都医科大学附属北京朝阳医院泌尿外科副主任，外科教研室主任，主任医师，教授，博士生导师。北京医学会器官移植分会委员，北京医学会器官移植分会第一届青年委员会副主任委员，中国医师协会器官移植医师分会器官捐献专业委员会委员，中国医疗保健国际交流促进会肾脏移植分会委员，中华医学会泌尿外科学分会移植学组委员，海峡两岸医药卫生交流协会器官移植分会委员。国家及北京市自然科学基金同行评审专家，北京市高级专业技术人才专家库专家，教育部科技奖励评审专家，北京市卫生系统高层次卫生技术人才骨干。2016年被医院评为"朝阳名医"。

专长：泌尿系肿瘤的微创治疗、高致敏患者的肾移植、移植后肿瘤以及ABO血型不合的肾移植。

出诊时间：周一下午，周三下午，周四下午。

医者仁心

2019. 3. 28

崔瑗："稳住"肺病患者的呼吸

跟诊记者：张　红

摄影记者：李　丹

跟诊日期：2019 年 4 月 11 日

"你好呀，快坐快坐，最近怎么样？"在崔瑗的门诊里，记者时常听到这样的问候。作为首都医科大学附属北京朝阳医院呼吸与危重症医学科主任医师，她的门诊多见以间质性肺疾病为主的呼吸系统疑难疾病患者。这类患者一旦患病，对生理功能和心理打击很大，生活质量会受到极大影响。更遗憾的是，此类疾病往往不易早期发现、及时治疗，多数患者也无法根治，长期治疗导致药物副作用明显，尤其是"晚期"患者，甚至连"治标不治本"的难度也较高。

临床经验丰富的崔瑗通过对每一个诊治环节的严谨把握，已令众多患者的病情得以控制和好转。而且她与定期随访的老患者热络亲近，对待初诊患者无微不至，使得患者常感到轻松和宽慰。

体谅患者，关怀常在

间质性肺疾病分类众多，病情进展速度可快可慢。许多患者在治疗过程中常出现悲观消极的心态，对此，崔瑗总会及时给予安慰与开解。

一位 46 岁的女性患者，虽然在崔瑗的治疗下，她的肺功能更胜从前，达到减药标准，但听闻复查结果后，患者仍闷闷不乐，少言寡语。"您得乐观向上啊，老这样会得抑郁症。"崔瑗试图让满面愁容的患者开心起来。

感受到崔瑗的关心，患者红了眼眶，继而泪流不止，道出了忧虑。早前，她在外院接受治疗，因药物对肝脏造成损害而罹患肝硬化，每月又增添了 2000 余元的治疗费用。然而，患者家中已无经济来源，大孩子未婚，小孩子只 17 岁。"我自己都不相信自己了。"她低声倾诉。看着满脸泪痕的患者，崔瑷温柔地劝导她："您再这么心情低落下去，可真是要得抑郁症了，然后得再吃药，这病的药可贵了，两三个月才见效呢。家里没经济来源的话，可以再好好找找力所能及的事情。孩子大了，您病情也挺稳定的，就好好治病吧。"

"我碰到您，我觉得很幸运，没有一个医生像您一样安慰我的。"从第一次到崔瑷处就诊，患者便有这种"幸运"的感觉："您这么累，照顾病患还这么用心，我去过好多医院，没有一个像你这样和患者交流这么多的。"

尽管已耗费多时宽慰患者，但对方安心地走后，崔瑷自己却没能"往开了想"："看到患者这样，我觉得挺难受，不知如何帮助他们。"

不止于劝慰，崔瑷对"说服患者"同样驾轻就熟。患间质性肺炎的栗先生前来复诊，此前他虽已按崔瑷的治疗方案服药，却对病情满不在乎，作息紊乱。复查结果显示，虽肺功能见好，但肺部 CT 显示病情仍有进展征象。

陪同就诊的女儿听闻结果，开始无奈地"数落"起父亲来：熬夜玩手机、白天饥一餐饱一顿、寒风天里去钓鱼、一意孤行不听劝……说着说着，患者女儿开始泣不成声。崔瑷见状，赶紧当起了"家庭纠纷协调员"，一边安慰她，一边劝抗拒治疗的栗先生："您如果不用药物治疗、不好好保养，以后病情进展，那躺着也喘呢，这不是开玩笑的。"在患者意识到严重性后，崔瑷又耐心地建议他日夜活动倒过来安排，尽量选择温暖的室内钓鱼……"您别把闺女气坏了，姑娘你也稍微淡定点。"

在诊疗中，崔瑷早已将体谅和关怀患者当成了自己的习惯。听一位患者说来自黑龙江鹤岗后，她立即反应道："鹤岗啊，坐火车得一天一夜呢。"崔瑷深感远道而来得不易，便常提醒需行肺功能和肺部 CT 检查的患者将检查日期约在她出门诊的同一天。"这样也省得多跑一趟"；给情况较特殊的外地患者预约特需门诊时，崔瑷会建议他们就诊前打电话确认她的出诊时间，免得白跑一趟；每当外地患者请求"加号"，她也从不拒绝。"有时候觉得他们挺不容易的。"面对无法在家乡获得较好治疗的外地患者，崔瑷如是感慨。

崔瑷对患者的体谅关怀让一位 80 高龄的患者在就诊离开时，动情地说："您退休了我也找您家去。"

诊疗谨慎，全程护航

间质性肺疾病的病种多达 200 余类，病因多样、发病机制复杂，病情和对治疗的反应个体差异大，且近年来发病率攀高，这都是诊疗所面临的难题。为使患者获得最好疗效，崔瑷从诊断、制订治疗方案到确保患者正确服药都极尽细致与谨慎。

"做病因筛查，如果查到了，就按病因治疗。"崔瑷在详细了解一位 65 岁间质性肺炎患者的身体状况后，如是建议道。患者此前曾有心悸、糖尿病和高血压的病症，因此与之对应的指标也在筛查范围之内。此外，为明确咳嗽的诱因，肺功能检查也在计划之中。"找到病因那就更好了。"患者十分认可这一安排。

在门诊中，肺部 CT 常被当作初步判断病因的重要依据，但如要确诊，崔瑷往往会更为谨慎。44 岁的工程管理员王姓患者因咳嗽就医，肺部 CT 检查显示疑似硅肺，于是赴崔瑷处就诊。下判断前，崔瑷对他的工作性质、工作环境和生活环境进行了充分了解。确认患者在做气道激发实验时并未服药后，她说："咳嗽患者要首先除外常见病、多发病，春季是支气管哮喘好发季节，做气道激发试验是为了除外气道高反应导致的咳嗽。这个患者肺实质肯定是有问题的，而且病变沿气道分布，有可能是职业、环境因素导致，但要注意除外其他继发因素和泛细支气管炎、呼吸性细支气管炎合并间质性肺炎等。"不同类型的疾病治疗药物、疗程和预后不同，还要考虑药物不良反应问题，所以在诊断时考虑问题要全面，用药需加倍小心。

间质性肺疾病的病情复杂，其用药所涉及的注意事项和不良反应也自然较多。由于无法在时间有限的门诊中，为每一位患者详细介绍药物使用方法，崔瑷便让自己的学生或现场，或以电话方式为患者充当"药物讲解员"。尽管如此，他们还是忙不过来，崔瑷就自费制作带有药物不良反应和注意事项说明的小胶条，贴在患者初诊的病历本上，为自己"省点嗓子"。

不过，即便对如何服药清楚得很，患者也可能擅自停药。一位患间质性肺疾病和支气管哮喘的 60 岁女患者正属于这种情况。患者带着女儿和外孙女从山东赶来复查，未待开诊，她就急忙进入诊室，抱怨来回奔波的艰辛和近期加重的病情。仔细询问下，崔瑷发现她并未按时按量服药，而剂量不足会影响药效，使自己无法判断该药对患者的适用性。

对遵医嘱服药的重要性进行解释时，崔瑗"批评"患者道："虽然您大老远来了，但我和朝阳医院这张脸不是治病的，治病还得靠药。"她深知，由于间质性肺疾病是不易治疗的一种慢性病，用药周期长，部分患者会擅自停药。但过段时间，病情便会恶化。"怎么要吃亏才能长记性呢。"崔瑗十分无奈。最后，她叫来了在门口等候的患者家属，再三强调定时定量用药的重要性，才让他们离开。

经验丰富，疗效显著

北京朝阳医院在呼吸医学领域耕耘已久，其呼吸与危重症医学科是教育部呼吸系病国家重点学科。其中，间质性肺疾病专业组已经达到国内该领域的领先水平。作为这一专业组的负责人，崔瑗在间质性肺疾病和呼吸疑难疾病的诊治方面积累了丰富的临床经验。在她的门诊中，除患者不依从和特发性肺疾病的情况外，大部分病情都可得到很好的控制。

"关键是早发现，准确诊断，有恰当的治疗方案，长期随访，患者有病情变化的要及时处理。"对于间质性肺疾病的患者，崔瑗已有一套成熟的诊疗方案。68岁的陈姓女患者就从中受益颇深。

"吃了您上次开的药物，我感觉特别好，咳嗽好多了。"陈患者一进门就迫不及待地向崔瑗"汇报"。虽然现在病情已稳定，但她仍对早前的"凶险"印象深刻。就诊前期，崔瑗凭借多年经验，怀疑她有血管炎可能，于是积极用药。这期间，患者因小便问题赴外院就诊，被告知："幸好那大夫给您吃了那药，不然您人都不在了。"一旁的家属回忆起这事，仍后怕不已，连连称赞崔瑗："我应该和您说声谢谢，您是救命恩人呐！"

因"早发现"和"恰当治疗方案"而挽救患者性命的病例不止一个。56岁的郭姓患者因间质性肺疾病病发，在当地医院的重症监护室住了两周半，最后被告知"治不了，你到朝阳医院找崔大夫吧"。

刚来崔瑗这治疗时，患者的肺部CT有多发斑片状渗出，提示肺炎存在。而本月复查渗出影子已消失，病情显著好转。"现在除了残存的瘢痕，（肺部）都干干净净的。肺里的啰音也不明显了。"崔瑗向记者介绍道。患者对显著的疗效有更直接的感受："刚开始我上2楼就喘，但现在不喘了。"

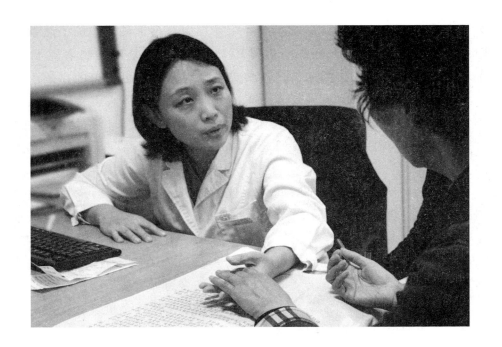

　　更值一提的是，崔瑷曾发现患者患口腔溃疡，舌头有一小块白斑。丰富的临床经验使她意识到这有癌变的可能性，便提醒患者多加注意。幸运的是，对此留心的患者赴口腔医院检查，被确诊为舌癌。由于发现时间较早，病变并未发生转移，在行舌癌切除术和淋巴结清扫术后，患者已无大碍。

　　"崔主任把我救回来了，太开心了。我要是没有崔主任，我早就……"看似阳刚的患者回忆起病情，不禁哽咽。记者向崔瑷了解到，由于间质性肺疾病合并肿瘤的可能性较大，在为患者治疗时，她不仅专注于肺部疗效，还会对肿瘤存在的可能性进行筛查。

　　正是由于许多系统的疾病都可能与间质性肺疾病相关，崔瑷带领专业组与本院其他科室、市里及外地医院开展了多学科合作。"只有这样才行，因为谁也不可能包打天下。"她清楚地意识到，纵使自己精于间质性肺疾病，但为让患者受益最大化，合作势在必行。例如，肿瘤患者在接受放射性治疗后易感染放射性肺炎，合作医生一旦发现病情可疑，便会推荐患者赴崔瑷处就诊。与之对应，崔瑷若发现肿瘤患者，也会做相关推荐。

　　此外，间质性肺疾病专业组会与其他学科的医生在大大小小的研讨会上合作探讨相关病例，交流心得。一来二去，多学科合作成了北京朝阳医院临床工作和科研科普的重要环节。"这些都是因为患者需要。"崔瑷道出了多学科合作的初衷，许多患者也因此获得更显著的疗效。

为让更多的患者受益，崔瑷还通过"带学生"的形式将多年积累尽数传授。忙碌的门诊期间，一名研究生送来毕业论文，请她抽空审阅。"学生不带是不行的，不然我们老了以后，病谁来看。"崔瑷深感肩上的责任。

门诊进行到医院的下班时间，一位护士进来对崔瑷说："我把钥匙搁桌上，我下班了，不等你了。"但崔瑷的门诊候诊区内还有不少患者在等待。"护士都特别'讨厌'我，因为我耽误她们下班，久而久之，她们就留下钥匙给我，自己走了。"崔瑷打趣道，她也早已习惯这样的加班常态，有时到夜里20点多，门外还有许多患者在候诊。

19：02，忙碌的门诊终于结束，早已错过一项会议和会后联谊活动的崔瑷，又开始为已安排的会诊做准备。

专家简介

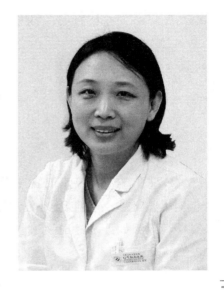

崔瑷，首都医科大学附属北京朝阳医院呼吸与危重症医学科主任医师，副教授，硕士研究生导师。中国医师协会变态反应分会理事，中国救援协会青年科学家委员会常委，中国成人教育协会医学教育专业委员会理事。重大疑难疾病中西医临床协作试点项目肺纤维化（肺痿）学科带头人。参与北京市和国家自然科学基金支持研究3项。主持北京市卫生局、北京市医管局、北京市中医药管理局、首医本科科研创新及横向科研课题各1项。著有专业书籍2本，发表学术文章共计30余篇。完成本专业外籍教授讲座直译和同声传译工作共30余场。多次参与电视科普节目录制，发表多篇科普文章，多次参加义诊活动。

专长：间质性肺疾病和呼吸疑难疾病的诊治、肿瘤相关肺脏损伤的处理。

出诊时间：周二下午（呼吸科），周三上午（特需医疗部），周四下午（呼吸科）。

博学慎思，明辨笃行

崔瑷

2019.4.11

站在名医身边

医生』跟诊记

『2019人民好

王洋："胸怀"无界的大爱医者

跟诊记者：吴海侠

摄影记者：李　丹

跟诊时间：2019 年 4 月 4 日

周四下午 1：30，记者来到了首都医科大学附属朝阳医院 4 楼的胸外科专家门诊。可能因为是清明假期的缘故，候诊的患者不似平日里那么多。尽管如此，主任医师王洋教授已然准备妥当，在诊室里耐心等候患者的就诊。

三个月前，王洋刚刚结束了为期 18 个月的医疗援非任务，从几内亚回到北京。援非期间，他不幸三次染上疟疾，身心遭受前所未有的痛苦与折磨，但是他坚持带病坚守在救死扶伤的一线上，出色地完成了国家赋予的使命。于他而言，无论面对何种情况，坚守岗位可能是一名医生最基本的要求。

谨慎诊断，以患者为中心

虽然王洋教授刚从非洲回来不久，但慕名而来就诊或问询的患者也不在少数。在朋友的介绍下，小梅代她的妈妈过来看检查结果，她笑着对王洋教授说道："我们就是慕您名而来的，不然我就挂呼吸科了。"

说完，她拿出装在袋子里的几份影像检查片子。据她介绍，母亲在之前并没有表现出任何症状，两年前体检是第一次做肺部 CT 检查，结果发现存在肺部小结节。去年第二次 CT 检查，仍然存在。

"是多发小结节，有 3～4mm，很小很圆。不像是原发的，有点像是其他部位转移过来。"王洋举着患者的片子，一边仔细地扫视，一边向小梅解释患者的情况。

"在另一家医院，医生说从目前的片子看是癌变了。"小梅介绍母亲的病情，对于王洋提到的肿瘤转移，她说母亲六七年前发现有子宫肌瘤，进行了子宫切除，而这两年做的肝部、妇科 B 超等检查，显示没问题。

看完片子后，王洋教授认为目前患者的情况还不特别明朗，因为目前的影像检查仅仅照了肺部横断面，如果要确诊，还需要看矢状位片的检查结果，建议患者做一个肺部的三维成像。

"您觉得有手术切除的必要吗？"小梅比较关心母亲需不需要手术，因为在另一家医院，医生看到患者右侧肺部结节存在磨玻璃样化，认为需要进行手术。王洋表示，从目前检查的情况看结节为良性的可能性比较大，暂不需要手术，但如果进一步检查发现结节有恶性征象：边缘毛刺、分叶、支气管穿过引流、血管征和空洞，确实要考虑手术治疗。

"毕竟要开刀，不能随便。"王洋还是建议患者先做 CT 三维成像检查，待结果明晰再考虑治疗方案。

明确诊断后再确定治疗方案，估计绝大部分患者都会欣然接受。但对医生而言，还有一个问题，那就是患者是否接受自己的治疗方案。在患者中，有着自己想法的也有很多，如何处理也需要医生做出选择。

"来复查对吧？"门诊开始后不久，进来了一位瘦高个的男孩，王洋一抬头便认出了他，并招呼他坐下。

这位患者姓王，今年 18 岁，刚上大学一年级，两周前因为胸痛住院，CT 检查结果显示患者存在"右侧气胸"。气胸是一种急症，如果不及时处理，往往影响工作和日常生活，尤其是持续性或复发性气胸患者如果诊疗不及时或不恰当，常损害肺功能，甚至危及生命。为此，患者的妈妈专程坐飞机从老家重庆赶来北京，照顾住院的儿子。

当时从检查结果看，患者的肺大疱并不是特别明显，症状不是特别重。王洋建议患者进行手术治疗，但是他不愿意，觉得没有手术的必要。王洋只能尊重他的意愿，进行药物保守治疗，并进行持续观察。这是患者过来复查的第一个星期。

"现在感觉还可以，恢复正常了，也不痛了。"小王向王洋报告自己这一周来的状况。

小王的病情经过药物治疗后暂没有特殊情况，所以王洋认为没有再拍 CT 复查的必要。但为谨慎起见，他让患者做了一个胸部 DR 正位胸片，发现气胸基本被吸收了，这才告诉患者，目前没有大碍，可以放心。除此之外，他还问了患者在校学习和体育课的情况，叮嘱平时还是要避免剧烈运动和乘坐飞机，做好预防。

"目前是没有问题，但是如果下次复发，务必得手术。"患者走后，王洋如此说。

在王洋看来，医疗工作需要因地制宜、因人而异，但二十多年的从医经验告诉他，有一个原则是不变的，那就是以医者仁心。

胸外科的特点之一是80%的患者都可能需要手术治疗，住院的患者有90%以上都是胸部恶性肿瘤。一旦进行胸部手术，涉及的一些病理生理、疾病演变、术后康复等都比较复杂，具有很高的风险性。对于医生来说，想让患者们获得百分百的满意很难。

所以，在王洋看来，做一名医者仁心的外科医生，肯定会有三种情感，其中一种是"忧"：很多疾病比较复杂，疾病谱也越来越复杂，医生有时候在疑难重病面前也会感到无能为力；患者在术后出现并发症及其他风险，他也会感到忧患、担忧。但是在"忧"之外，还有另外两种情感：那就是对患者的关爱以及疾病诊疗成功的欣喜宽慰。

除胸部疾病，解心中"疙瘩"

门诊中，许多患者是因为检查到肺部小结节前来就诊。面对这些患者，王洋教授除了给出明确诊断和治疗建议，往往还会关照他们面对疾病的恐惧心理，进行心理疏导。

一位黑龙江的男士带着CT片子替他的爱人前来咨询。2013年，患者体检发现右肺下叶有结节。对于是否手术治疗，有的医生建议做，有的建议不做，这让患者和家属陷入了纠结。于是患者和家属选择"静观其变"，不定期地到医院复查。就这样一拖再拖，五六年过去了，患者家属这次带来的最新片子还是五个多月前照的，想让王洋看看结果。

看了患者的片子后，王洋问家属为什么患者不做手术："右肺结节挺大的，我建议做手术。"

"我也想让她做，这都6年了。"患者的爱人说道，同时也指出了患者不愿做手术的原因，一是害怕，二是一直都没有确诊。

据患者家属介绍，患者平时也没有表现出症状。然而王洋发现，患者结节虽然一直没有多大变化，但体积大，直径有2cm，并且呈实性，有做手术的必要性，可以通过穿刺确定病理再进一步定夺。王洋让这位家属把自己的建议带给患者，让患者不太担心，可以选择微创手术。

据王洋介绍，现在像这样不抽烟，到医院检查却发现是早期肺癌的女患者特别多。为此，北京朝阳医院还为此成立了一个肺专科专病团队诊疗门诊。

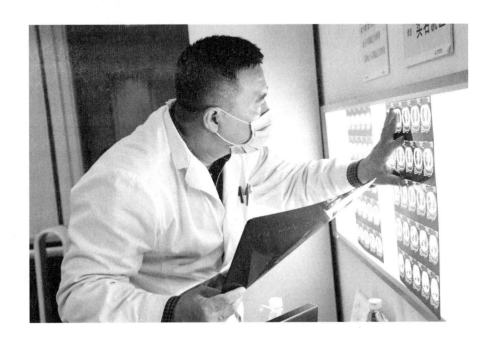

也有很多患者，病情其实并不严重，却过分忧虑。63岁的谭姓患者便是如此。谭患者近来三个礼拜一直咳嗽得厉害，在其他医院开了化痰药，治疗之后没有明显好转。于是，她拿着之前做的肺部CT来找王洋教授，想看看自己的肺部是不是出了什么问题。

王洋从电脑上调出患者的片子，一看，确实有一个小结节，但是拿刻度一量，结节直径仅有3～4mm，虽然有炎症的可能，但很难和患者的咳嗽联系起来。他不禁问起谭患者的这些片子是何时照的，又为何而照。

"照片子的时候还没咳嗽，照完后倒咳嗽了。"谭患者有些无奈。原来她做这个片子单纯是为了检查，但最近的咳嗽让她感觉自己肺部有问题。

"3～4mm的结节能有什么？"患者显然是过度担心了，王洋试图打消她心中的疑虑，"早期肺癌……说不定，但您这个也不像，建议三个月后再照片子复查。"

听到王洋的解释后，谭患者似乎更加紧张了，刚才提到的"肺癌"两个字眼让她身体前倾，瞪大了眼睛："您怀疑是肺癌啊？"

"不是，我是想，您最担心的不就是肺癌嘛。"王洋有些哭笑不得，他再次和患者解释，咳嗽与肺部的这个小"疙瘩"关系不大，建议她看看呼吸科。

听到王洋的一阵宽慰，知道自己的咳嗽并没有想象中那么可怕，更不需要所谓手术，谭患者一下子放松多了，满身放松地离开了诊室。在门诊中，像她这样因为肺部有结节而过分忧虑的患者不在少数，即便是三四十岁的青年男性也不例外。

而实际上，肺部有类似小结节的患者中，只有30%是早期肺癌，70%都只是良性结节。可以说，患者的忧虑往往是不必要的，但很多患者心里就过不去那道坎，总感觉自己身体里藏着一个不定时炸弹。过度担忧的患者往往可能面临良性结节恶化为癌变，王洋因此很重视患者的心理疏导和宽慰。

医疗援非，诠释医道无界

2017年7月12日，中国第26批援几内亚医疗队抵达几内亚首都科纳克里，作为副队长的王洋告别了76岁的母亲和6岁的儿子，踏上了援非道路，入驻中国-几内亚友好医院（简称"中几友好医院"），和同事们开始了在西非几内亚的医疗援助任务。18个月，500多个日日夜夜，王洋在甘于奉献大爱无疆中为不少非洲患者解除了疾病痛苦，在西非那片土地上写下了一个个感人的故事。其中，患者凯塔可能是这些故事当中最广为人知的。

那是2017年10月15日，当时42岁的凯塔敲开了王洋所在诊室的门。一番询问后，王洋了解到，患者胸痛已经有两三年的时间，并且年轻时就有活动以后胸闷、憋气的症状，连爬三层楼都感到特别费劲和吃力。

凯塔家住几内亚最偏远的东部芒加纳地区，离首都科纳克里有900多公里之遥，但为了看病，他不得不穿越如此遥远的距离。他先后在科纳克里多家医院被诊断为"右肺巨大囊肿"。由于科纳克里乃至整个几内亚都没有医院做过类似手术，因此他一直没有得到治疗。听说中几友好医院有中国来的胸外科专家，凯塔抱着最后的一线希望来到医院，找到王洋教授。

在中国，手术治疗"巨大肺囊肿"并不算困难，但中几友好医院的医疗条件仅相当于中国20世纪70年代的乡镇医院，设施条件非常落后：没有生理盐水，也没有血气分析化验，胸外科没有支气管镜，胸外科病房没有氧气……可以说，摆在手术前的问题非常大。首先，麻醉就是一个绕不开的难题，因为巨大囊肿对肺及心脏都造成了压迫，麻醉时容易因血流动力学变化而有生命危险。再者，医院也缺少相应的手术器械。然而，如不积极治疗，患者将可能丧失这唯一的救命机会。

在与患者家属进行沟通后，王洋决心迎接这个挑战。医疗队李晓北队长和CAMARA院长给了他莫大的鼓励和支持。他与医疗队内相关专家及中几友好医院多个科室的专家专门召开病例讨论会，商讨术中可能遇到的问题以及解决方案；针对手术室器械不全的问题，他就从其他科室的器械中挑选出可以替代的手术器械；重症医学科专家针对患者术后可能出现的病情变化制订出详细的应对方案；同时，医疗队也积极配合提供所需器械和药品。

入院后第10天，2017年10月25日，凯塔被送进了手术室。手术期间，因为两次长达5分30秒的停电，手术室照明设备全都熄灭，但很快，手术台旁的医护人员们用手机和应急灯让手术室"恢复"了照明，王洋就在这微弱的光亮下继续着手术。

所幸，在同事们的共同努力下，这场一波三折的手术进行得非常顺利。历时5个小时的手术后，凯塔被转入监护室ICU，第四天便转入普通胸科病房。术后第8后，凯塔痊愈出院，安全、健康地回到了自己的家乡。

这一开胸手术引起了不小的轰动，因为它开创了中几友好医院乃至几内亚开胸手术的先河，对提升中几友好医院胸外科专业诊疗水平具有重要作用，中几医院院长CAMARA以及在场的医生纷纷对中国专家们的精湛医术和敬业精神表示由衷钦佩，几内亚国家电视台的记者闻讯赶来，对手术团队进行了现场采访。

"据说他的夫人又怀孕了，有时候凯塔也给我发短信，称赞中国医疗队了不起。"回国后，王洋还能收到几内亚患者的感谢，这让他感到非常的开心和欣慰。

但实际上，这开心和欣慰背后也有着不少的苦涩。在几内亚，遭遇停电停水、洗不了澡是常有的事；因为当地局势，外出参加急救任务时还需要军警陪护，晚上也会听到枪声；最麻烦的是进行医疗救助却缺少手术器械、麻醉药品和呼吸机等。因为当地环境恶劣，再加上工作辛苦、精神压力大，王洋在援非期间不幸染上了三次疟疾，"很痛苦，身心备受折磨和煎熬"，但还是一边注射青蒿素积极治疗疟疾，一边坚持工作，没有向组织请过一次假。

在那些艰难的关头，王洋会想到占几内亚人口一半的贫困人们，想到那些因为得不到有效救治而放弃治疗的患者，也会想起一代一代的医疗援非老前辈，想起自己应当传承和践行他们救死扶伤的精神。正是凭着这样高度的责任感和使命感，王洋咬着牙坚持了下来，完成了自己的神圣使命。在他看来，作为一名医务工作者，能够用自己的专业特长为非洲人民做一些贡献，为中非关系出自己的一份力，是一种荣幸，而其间所经历的一切磨难，都会是自己职业生涯乃至人生中一笔不可复制的财富。

专家简介

王洋，首都医科大学附属北京朝阳医院胸外科主任医师，博士、博士后、教授。精通英语、法语、韩国语。任美国加州大学旧金山分校访问学者，欧洲肿瘤学会会员（ESMO），*Thoracic Cancer* 审稿人，中国第 26 批援几内亚医疗队副队长。科研方向：肺腺癌发生发展和侵袭机制的表观遗传学研究；肺移植免疫耐受机制。

专长：胸部肿瘤的胸腔镜微创手术、肺减容和肺移植。

出诊时间：周四下午（专家门诊）。

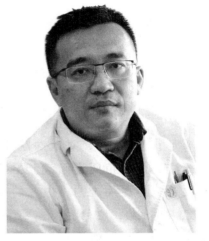

站在名医身边

医生』跟诊记

『2019人民好

敬佑生命，匠造无界！

王洋

2019-08-08,

支修益：防治肺癌的医界"元老"

跟诊记者：罗　辉　吴海侠

摄影记者：李　丹

跟诊时间：2019 年 7 月 22 日

　　早上 7：30，宣武医院新楼二楼特需门诊的门口已经有不少患者在等候，此时距离支修益上午的门诊还有整一个小时。因为正值北京挂号改革，号更加难挂，患者们通过其他渠道预约挂的号无效，也就更加焦急。8：20，支修益穿过患者们的"围堵"进到诊室后，当即和助理商量对策，尽可能让更多的外地患者今天都能看上病。

　　作为我国知名的胸外科和肺癌专家，支修益专研肺癌外科治疗工作 37 年，在肺癌防控和早期诊断、微创手术、多学科综合治疗和个体化治疗方面造诣颇深，让全国各地患者慕名而来。"支修益"这个名字已经是北京宣武医院一个响当当的"金字招牌"，虽然他现在只出特需门诊，但他的号仍然是北京宣武医院最难挂的号之一。

一腔肺腑控烟防癌

　　吸烟是导致肺癌的高危因素，这已经是医学界公认的事实。在支修益的门诊中，"控烟"和"戒烟"毫无疑问是两大关键词。来诊的肺癌患者中，只要是抽烟的患者，支修益都会不厌其烦地提醒他们尽早戒烟。

　　孙患者今年 60 岁，抽烟史已经有四十年之久，目前生命中三分之二的时光都伴随着香烟度过。2017 年 5 月，在老家黑龙江的医院，孙患者的胸部 CT 检查出其左肺有阴影，6 个月后复查，显示右肺上叶尖后段磨玻璃影（GGO），双肺散在微小结节。今年 7 月份，孙患者开始痰多、咳嗽，感觉肺部有异物感，这让他感觉有些不妙，于是来到了北京。

"我听说支教授水平高，特地来宣武医院看他的特需门诊。"孙患者一边说，一边把袋子里积攒了三年的胸部CT片子拿了出来。为了找权威的医生看肺部的病，孙患者问了身边不少的朋友，还主动到网上查各种专家资料，最后还是"锁定"了北京宣武医院的支修益。

支修益接过CT片，走到阅片灯旁，对比了三年来拍的胸部CT片子。他发现，孙患者的肺磨玻璃影没有实性改变，而且前述的咳嗽、痰多等症状与其肺部结节并没有直接关系。

"你的肺结节不需要外科手术。你既然关注你的肺健康，来北京看我的特需门诊，你的烟就得戒了。"支修益以叮嘱患者戒烟开启了接下来的谈话。在支修益看来，孙患者这种过度关注肺健康的行为实在是有些自相矛盾：一边关注肺部健康来北京看病，一边又罔顾自己几十年的吸烟行为。

"行，我回去肯定戒烟！"孙患者笑着答应道。

"以后饭局上再有人让你抽烟，你就告诉他们北京的医生说了我肺部有结节，不能再吸烟了。"接触抽烟的肺癌患者几十年了，支修益对烟民的境况和烟民文化可谓了如指掌。他告诉孙患者，真想戒烟就不能偷偷摸摸的，见到不抽烟的不抽，见到抽烟的又抽。而是在开始戒烟时一定要广而告之，告诉身边的所有亲人朋友和同事你戒烟了！而且要把

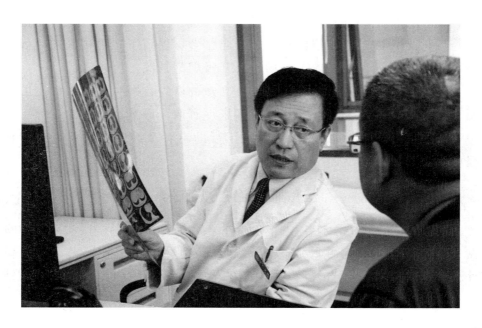

家里办公室里的烟灰缸、打火机和烟都从视野中拿走；如果知道聚会或饭局上有烟民朋友参加，就尽量不要去参加了。"因为没有戒烟想法的烟民朋友们总是会讽刺身边想戒烟或正在戒烟的人，嘲笑戒烟者是不是想长命百岁啊。在他们的讽刺和劝阻下，肯定戒不了或复吸。另外，成功戒烟的秘诀还包括不仅要做到自己不再抽烟，最好还能让身边的朋友也一同开始戒烟，如同一个办公室的同事或朋友。"

在门诊中，像这样的叮嘱支大夫几乎在每个抽烟患者就诊时都会不厌其烦地讲一遍。

作为一个从大学毕业就从事肺癌诊疗工作的医学专家，支修益比其他人更早地意识到烟草的危害。从1993年开始，他便致力参与控烟工作，作为农工党北京市青委会主任和北京市人大代表、市政府特约监察员，支修益坚持每年给政府建言献策，推动北京市控烟立法进程，现在俨然已经成为中国控烟事业的元老级志愿者和代言人。20多年来，控烟早已是支修益生活的一个重要组成部分。他不仅是要求身边的人不吸烟，甚至在学术交流、外出会诊的时候，也不忘倡议医护人员带头参与中国控烟。

有一次，某烟草大省一家三甲医院邀请他去会诊，对室内抽烟极度敏感的他发现医院医生办公室和值班室都放有烟灰缸，医护人员很随意地在办公室里吸烟。他当即向科室主任指出："挂着肺癌诊疗中心的牌子，胸外科医生却在室内工作场所公开吸烟，真是太不应该了！"他请胸外科护士长当好"控烟监督员"或志愿者，保证下次他再来的时候不会再看到科室医生在室内工作场所公开吸烟的情况。

"医生一句话胜过他人千万言。"支修益认为，医生向患者提出的戒烟忠告，比任何劝告或者宣传教育都来得有效。只要在日常的诊疗工作中，"多问一句、多提醒一句"，对于帮助患者及其亲属戒烟就能起到很好的效果。

坚持肺癌治疗规范化

"现在的肺结节手术各大医院胸外科每年都做很多，但实际上20%左右的病例并不是恶性肿瘤。首次做胸部CT发现的肺小结节，首选做外科手术并不是最佳选择。"面对李患者要不要尽快切除自己肺部小结节的疑问，支修益回答道。

李患者今年 55 岁，和丈夫一起从大庆过来。2017 年 12 月，她在当地医院因肺炎行胸部 CT 检查，结果显示"双肺多发小结节"，当地医生给李患者行抗感染治疗 10 天，并建议她随诊复查。

虽没有什么大问题，但李患者总是放心不下，时不时惦记起肺里的"小疙瘩"。其中，她最主要的担忧就是自己要不要做手术，什么时候做手术。所以，她不断到网上搜查相关资料发现，支修益写的关于肺部小结节的系列科普文章让她觉得这是一位值得信赖的医生，于是专程来到北京。

看过李患者的片子后，支修益发现这三年来，李患者肺部的结节大小并无变化，都是 0.7cm，且没有实性成分，同时也无其他特殊情况。他的建议是"继续定期观察"。

"如果是单发肺小结节的话，观察几年有变化可以考虑局部切除，但你的情况是双肺多发小结节，切除其中一个结节并不能彻底解决问题。你现在才 55 岁，那到了 65 岁呢？75 岁呢？要是今后还出现肺小结节，该怎么办？况且，并非肺部小结节都是肺癌啊！"

肺癌外科手术的原则是最大限度切除病变组织，以及最大限度保留正常肺组织。针对直径小于 2cm 的 GGO 或亚厘米肺结节，无论是肺楔形切除或解剖性肺段切除，特别是肺叶切除，正常肺组织切除过多，会影响患者的术后康复、术后肺功能和生活质量；对于影像学特别是 PET-CT 提示没有段门和肺门淋巴结转移的早 I 期肺癌，系统清扫了肺门淋巴结和纵隔淋巴结及组织，可能还会增加术后并发症的风险，而且对延长生存和改善预后并无帮助。

支修益认为，李患者目前的情况无需外科干预，最佳的选择是观察两肺结节的发展变化，同时检测血液肿瘤标志物和肺癌血清抗体，等到确有必要时再手术。他劝慰李患者不要过度关注，因为过度关注肺小结节产生焦虑抑郁其实也是一种病。

在门诊中，支修益可能对绝大部分患者都是像这样说，让患者不要过度关注过度担忧。但并不意味着支修益对肺结节都是姑息纵容的态度，对于疑似肺癌且满足手术适应证的肺结节病例，他也毫不手软。

59 岁的姜患者在儿子的陪同下前来就诊。右肺上叶癌半月余，2019 年 7 月，姜患者因为乏力、食欲差行胸部 CT 检查，显示右肺上叶软组织影，考虑中心型肺癌，肺门及纵隔未见肿大淋巴结。

打开片子，视线停留在上面没一会儿，支修益便得出了结论：得住院治疗。他询问了其他化验检查的结果，进一步印证了他的猜测：姜患者的肺肿物穿刺活检病理结果明确地指出其情况为非小细胞肺癌。

让支修益疑惑的反倒是姜患者来就诊的目的，因为其肺癌诊断实际上已经非常明确，下一步治疗的方案已经没有更多选择的余地，必须尽快通过做微创手术解决。

从时间上来看，姜患者的病情已经耽误了二十多天。姜患者的儿子表示还没有同意做手术的原因是想看看能不能只做靶向治疗。

"如果没有纵隔淋巴结和远处转移，早期肺癌是必须首选手术，这是肺叶切除手术的适应证。"支修益的语气中多了一分焦急，"不要再耽误了，如果你们实在不能接受手术，我们再考虑根据基因检测结果决定是否适合靶向治疗。"

"患者住院后各项检查结果汇总后，我们会有教授查房和全科病例讨论，决定是否需要手术，决定会选择什么术式。在肺癌临床诊疗方面，国家有肺癌诊疗规范、有专家操作指南，都是国家卫计委组织我国肺癌诊疗领域权威专家讨论制订出来的，临床医生应该按规范和指南做。"支修益当即就告诉助手，让其尽快给姜患者开住院手续，抓紧安排术前分期检查和手术相关事宜。

支修益一路从临床一线走来，作为卫生部《原发性肺癌诊疗规范》专家组组长和临床路径专家委员会胸外科专家组组长，他主持起草了我国第一部《原发性肺癌诊疗规范》。推动我国肺癌的早诊早治和规范化诊疗早已成为他的一个心愿。他的下一个目标是在全国建立区域性的中国胸外科联盟-肺癌诊疗会诊中心，提升地市级医院以下的区域性肺癌诊疗和规范化治疗水平，让更多的肺癌患者受益。

科普宣传力推肺癌防治

支修益被广大肺癌患者所熟知，可能最主要的原因是他"科普宣讲家"的身份。20世纪90年代，支修益就开始受邀走进各媒体访谈间，经常去北京广播电台、北京电视台、中央人民广播电台和中央电视台等主流媒体做控烟与肺癌防治相关内容的科普访谈节目，经常在各种主流报纸杂志上发表控烟与肺癌防治科普文章，介绍肺癌诊疗的新技术和新药物，分享他的临床经验。

2011 年 4 月，他正式开通了微博 @支修益大夫，开启了肺癌防治科普宣讲的网络纪元，他希望通过对肺癌防控科普宣传和肺癌诊疗新技术新进展相关知识，能够通过多渠道进行各式各样接地气的健康科普传播。

在支修益看来，肺癌的防治应该多管齐下，除包括早诊早治、微创手术、射频消融、靶向治疗和免疫治疗在内的多学科综合治疗外，"话疗"也是非常重要组成部分。肺癌医生在门诊咨询就是要多给患者和家属讲解一些科普知识，尽可能多地解答他们心中的疑问，消除他们心中的"结节"。为此，他宁可晚些结束门诊，让来自全国各地的患者满意而归。

刘患者今年 46 岁，2015 年 9 月，因为咳嗽去医院看病，做胸部 CT 检查发现有肺部磨玻璃影。之后吃消炎药进行抗炎治疗后症状减轻，她便没有太在意。这几年单位组织健康体检，医生总是提醒她肺部有磨玻璃影，建议她坚持定期复查，每次检查都弄得她心神不宁，而且丈夫也跟着她紧张起来，每三个月就带她去医院做一次胸部 CT 检查。

"我在微博看了好多您的文章，所以找到您。我最近都有些魔障了。"刘患者的语气里满是焦虑。

"这几年你的肺结节真的没变化，您不用太担心。"看完片子后，支修益先给刘患者吃上了一粒"定心丸"。"你年纪轻轻，又没有肿瘤家族史。估计这个磨玻璃影有可能 2010 年就有了，只不过您不知道。"

他在刘患者的门诊手册医嘱一栏写上：目前不需要外科干预，可一年复查一次。

刘患者的爱人在旁边，似乎觉得一年时间太长，问要不要三个月复查一次。支修益说不用。但他还是不相信："要不就半年吧？"

"您贵姓？"支修益转过头问道。

"姓郑……"刘患者爱人一下有些懵了。

"哦，郑大夫。"支修益应道，然后转过头问刘患者："是听支大夫的，还是听郑大夫的？"

"不是不是！听您的！"刘患者的爱人被逗笑了，"我是每天听她唠叨，弄得我也害怕！"

像刘患者这样对肺部磨玻璃影、小结节等问题过度关注的人不在少数。支修益向记者介绍到，这和我们科普宣传不到位有关系，和我们目前对肺部小结节的过度诊疗不无关系，和公众百姓对健康知识医疗知识的缺乏有关系。实际上，中老年朋友首次体检做胸部CT检查"被发现"有肺部磨玻璃结节是正常的，就像人们60岁眼角有皱纹、70岁有白头发一样，也是属于肺部的正常改变。

除破除患者过度紧张的心理外，多了解肺结节诊疗相关知识，对于肺癌防治早治也具有重要意义。有数据表明，通过肺癌筛查项目和早诊早治，肺癌的临床治愈率能够提高20%。

"几十年来，临床诊疗工作同患者和家属沟通的过程中讲得多了，就会发现相当一部分患者共同关注的问题是重复的，这说明人们对健康和疾病防治常识，特别是对肺结节和肺癌诊疗的科普知识的匮乏。"在支修益看来，一个医生看病做手术水平再好再规范，一天也就能做2～3台，能救治的患者太少。如果将肺癌诊疗新技术、肺癌防治科普常识和肺癌规范化诊疗相关内容通过媒体告诉更多人，让人们坦然说癌、科学治癌才是最重要的。临床医生要重视肺癌防治，要关注并参与肺癌筛查，将关口前移防未病，未尝不会取得更大的社会效益。

"所以，医生一定要学会'说人话'，专家要讲'普通话'，用百姓听得懂的语言告诉大家肺癌是可以有效预防的，通过健康体检和胸部CT筛查肺癌是可以早期发现的，而早期发现的早期肺癌是可以通过外科手术治疗得到临床治愈的。"支修益说。这些年来，他不断通过人大代表建议和民主党派提案、通过健康大课堂和媒体访谈、通过胸外科和肺癌专业学会和协会呼吁各级政府要重视肺癌的预防和早诊早治，政府要加大对肺癌新药研发的支持力度，推进抗癌新药进医保的进度。呼吁临床医生要积极参与肺癌防治科普宣传和患者教育，希望通过各种渠道把中国肺癌早诊率整体提高，从而降低肺癌的死亡率。

36年的临床实践，支修益深知肺癌防治的任重道远，但他不服软，通过媒体访谈、科普讲座等各种形式不断推动并传播肺癌防治的科普工作，让人们远离肺癌的苦痛折磨。防治肺癌这个事，他以前做，现在做，今后也会一直做，这辈子就跟肺癌"飙"上了！

专家简介

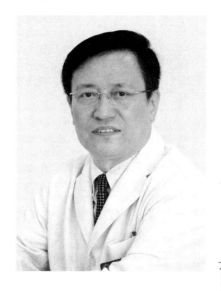

支修益，首都医科大学肺癌诊疗中心主任，首都医科大学宣武医院胸外科首席专家，主任医师，教授。从事肺癌外科和多学科综合治疗 37 年，完成各类肺癌手术 5000 余例，收治来自全国各地和海内外肺癌患者 30 000 余例。任北京医学奖励基金会副理事长，北京健康教育协会常务副会长，北京医学会胸外科学会创始主任委员，中国控制吸烟协会副会长，中国胸外科肺癌联盟主席，国家老年肺癌联盟主席，中国医师协会胸外科医师分会原常务副会长，中国医促会胸外科分会副主任委员，中国癌症基金会控烟与肺癌防治工作部主任，世界华人胸腔外科学会副会长等职。

专长：控烟与肺癌防治、肺小结节诊断与鉴别诊断、早期肺癌微创手术、CT引导下射频消融治疗早期肺癌、局部晚期肺癌和晚期肺癌多学科综合治疗，以及基于基因检测指导下的肺癌个体化精准治疗包括靶向治疗和免疫治疗。

出诊时间：周一上午（宣武医院特需门诊），周一下午（天坛普华医院门诊），周四下午（和睦家复兴门诊所）。

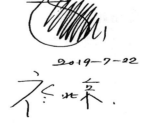

坝科学说癌治癌
关爱患者
敬佑生命

2019-7-22

支修益

站在名医身边

『医生』跟诊记

『2019人民好

8. 首都医科大学附属北京胸科医院

唐神结：为结核病患者"守护"一生

跟诊记者：张　红

摄影记者：李　丹

跟诊日期：2019 年 4 月 1 日

下午不到 13：00，首都医科大学附属北京胸科医院门诊一部的三楼候诊区内，戴着各式各样口罩的患者和家属，在一间诊室门口静坐着候诊。他们多是一早从外地赶来，希望"让屋里的唐主任瞧瞧我的病情"。患者口中的"唐主任"是医院结核病多学科诊疗中心主任唐神结。为了给患者多留点时间，从早上 7：00 就开始出诊的他，在诊室匆匆吃完盒饭后，又为患者讲解起病情来。

从事结核病防治工作 30 余年，唐神结就是这样劳心地帮助了数以万计的结核病患者。他说："我们国家还是结核病大国，有很多结核病患者还在疾病中挣扎，我的名字已经决定了我一生都要与结核病在一起，我要用毕生的精力来为结核病患者服务，为结核病防治事业做点事。"

"不能让患者失望"

跟诊当日，唐神结所接待的患者多达 73 人。这还属人数偏少的时候，最多时，他的门诊人数有一百余。然而，纵使患者再多，唐神结也会给每一位患者留足时间，在接诊时极尽耐心和细致。因为他深知远道而来的患者着实不易，不能"三两句话就打发人家走"。

一位女性患者进来后，唐神结示意她在诊桌前坐下。据患者讲述，她自去年 12 月起，在外院接受肺结核药物治疗，因肝功能不佳而自行停药，近来检查发现利福平耐药。记者了解到，耐药性肺结核多由此前治疗方案不当或患者治疗不规范引起，比普通肺结核更难治愈。

在仔细查看患者的胸部 CT 后，唐神结一边拿起听诊器给患者查体，一边询问病情。查体结束后，他踱步思忖："病情明确下来了，现在咱们开始制订药物治疗方案。"回到诊桌前坐下，他继续询问患者的其他身体状况，并在病历本上认真地写下应搭配使用的药物名称。"B6还有吗？""开保肝的药给你调一调。""伸舌头我看看。""脱发正常吗？""拿血常规的单子给我看一眼。"……这些问题让唐神结对患者的情况有了充分的了解，在问答之间，将药物治疗方案确定了下来，"今天去拍个CT，做血常规，我以后需要根据这些来调整方案。"

单子打印了出来，唐神结拿在手上，按顺序递给患者："这是拿药的单子，这是底方，这是检查血常规的，这是做胸部CT检查的，这是做痰检的。"他对患者的讲解总是如此详细，如果有些患者对如何服药不甚了解，他还将一旁的纸笔递给患者，边口述每天的服用药量和时间，边让对方记下来。

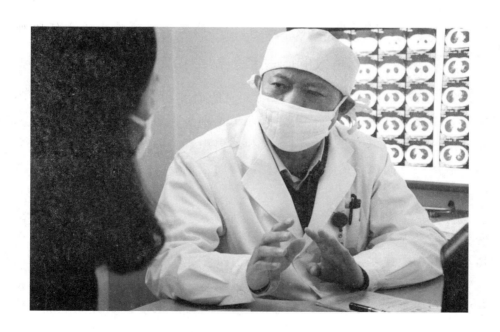

患者起身要离开，唐神结亲自将她送到门口，再招呼下一位患者进来，将门反锁。这位患泌尿系结核的患者接受药物治疗已有一年半，目前血常规和肝功能等指标正常，他想让唐神结通过最新拍摄的胸部CT判断他的病情走向。"您看，这些部位有钙化，"唐神结用手指着胸部CT分析，"但是呢，病灶都比较陈旧了。"结合患者其他的身体指标，他给出了判断："目前来说，情况不错，可以考虑停药。"患者舒了一口气，但仍有些担心："您再给我点药吧，我怕复发。"面对患者的不安，唐神结叮嘱道："停药之后，不要怕，但你得靠自己了。我给你讲讲注意事项：少玩手机，不要熬夜。只要你有健康的生活方式，就放心大胆地停！"说完，唐神结帮患者叠好散乱的影像资料，装入纸袋递与他，继而把连声感谢的患者送出了门。

详细的沟通和一丝不苟的查体，意味着唐神结为每位患者服务的平均时间长达十几分钟。为了接待完当日患者，唐神结总是提前半小时以上开始门诊，忙到晚上甚至是夜里23：30才结束。不仅如此，夜里24点到凌晨2点还是他回复患者网上咨询的固定时间。至今，他已为近5000名患者回答了30 000余次网上咨询，阅读影像学资料20 000余份。当记者感叹这太过操劳时，他"批评"道："患者就算等到深夜也愿意等你，你不能不回复他们呀。你不回复，他们就会焦虑。我不能让患者失望。"

"再大的问题都能帮你搞定"

唐神结从事结核病临床和基础方面的研究已有30余年，丰富的临床经验让他十分擅长于结核病的诊疗，特别是在耐药结核病的诊疗技术和方法上做了多项国际上的创新，为许多患者解除了病痛。尤其在耐多药难治性结核病多发的当下，经他治疗而痊愈，过上正常人生活的患者已不计其数。

门诊里有位因肺结核而休学就医的女大学生，此前由于病情逐步演变为耐多药肺结核，当地医院直言治愈率低，她便在去年10月转到唐神结处治疗，现在病情已经逐渐好转，处于定期复查的阶段。

"最近有什么不好吗，有什么不舒服？"在患者表示"没什么不正常"后，唐神结低头看起检查结果来。"肝功能正常，血常规正常，痰已经转阴了，阴性了就是好事。"接着，唐神结拿过胸部CT，观察病灶情况："右上支气管狭窄，局限性肺不张，但病灶情况向好。"而后开始为患者查体。"谁有淋巴结核，我就能给谁摸出来。"所幸，患者并无此迹象。

将要离开诊室时，患者向他提出请求："您现在能给我开具复学证明了吗？"对于耐多药结核患者而言，当达到一定的治愈标准，即可申请开具复学证明。"能，现在可以开。"唐神结的回答，让患者有了重回正常学习和生活的希望。

还有一位患肺结核的中年女性特地从吉林赶来北京，想请唐神结为其诊治。从 2011 年开始，她一直感到"前胸后背痛"，但服用其他医生开过的消炎药之后，她感觉"还是一样痛"，甚至现在"喘气都痛"。看过患者的胸部 CT 后，唐神结发现其支气管、肺部及胸膜有粘连现象，这就是她痛的原因。听到解释后，患者仍感不安："那咋整？我现在天天失眠。"唐神结安慰道："放心，你这都是小问题。在我这，再大的问题都能帮你搞定。"

"在各地看不好的病，如今都看好了。"唐神结自豪地跟记者说。有一位患肺结核的患者，几年前相继在县结防所和省胸科医院接受肺结核的药物治疗。无奈，病情不但不见好转，反而恶化为广泛耐药肺结核。由于病情复发，他开始咯血。在当地医院表示无法治疗后，他到北京找唐神结就诊。唐神结根据他的病情，制订了切实可行的治疗方案。服药 27 个月后，患者达到了停药标准。之后的 3 个月里，复查结果令人满意。

"本地医生都跟我说没什么希望了，说全国治疗方法都是一样的。"患者回忆道。谈起唐神结，他满含谢意："感谢您挽救了我年轻的生命，让我今后可以过正常人的生活，祝您健康长寿！"

"您很火的"

极佳的治疗效果、认真负责的态度使不少患者"认准"了唐神结。

一位曾患肺结核的老年女患者，在唐神结的治疗下，已达治愈标准。然而几天前，她嗓子突然肿了起来，咳嗽不止，被其他医院怀疑为肺炎或肺结核复发。她十分担忧，于是在两天前到北京胸科医院找唐神结做诊断。不巧没赶上他的门诊日，于是今日又来了。"找您看，我心里踏实。"患者向唐神结说道，"如果您说是肺炎，我就回老家输液去。"

还有许多患者是由已痊愈的网友或医生同行推荐而来。一位 37 岁的邢台患者便是如此。2015 年时，她被查出患盆腔结核，当地医院推荐她到北京就诊。"我说，北京这么多医生，我要找谁。他们告诉我找一个姓唐的医生，他看得最好。"患者回忆道。

"怎么样，最近还好吧？"唐神结问起这位患者。"吃了您上次开的两个药，感觉还不错。"了解完她的最新病况，唐神结欣喜地对记者说："像她这种患者，遵医嘱，规范化治疗。现在情况很不错。"听完这话，患者开心地笑了："能遇到唐主任，我真的很幸运。我在群里给他们说，让唐大夫再多活500年吧！"

她口中的"群"其实是唐神结的耐药结核患者自发创建的QQ群，目前群内已有1200余人。"我听说您这个名字后，就在网上搜，就搜出来了。"这个"粉丝群"正吸引着不知何处就医或犹豫不决的患者。"您在网上很火的！"另一名从网上知晓他的患者如是说道。

唐神结的患者就是对他如此的信赖。数年前，一位重症肺结核的上海老年患者病情突然恶化，本来计划到唐神结的原任职医院就诊，却发现他已从上海转到北京胸科医院工作。执意找唐神结诊治的患者在心肺功能衰竭的情况下，由救护车护送，前往北京找他。患者到达门诊楼时，已奄奄一息。唐神结见到他，不禁潸然泪下："这是真正的性命相托啊！"

19点左右，唐神结送最后一名患者走出诊室时。天色已晚，空荡荡的门诊区，只有他诊室里的灯还在亮着。唐神结没有马上拾掇东西下班，而是又缓缓走回诊桌，在电脑前坐下，认真地浏览起今天的门诊信息："我得检查一遍，看看今天开的药方是否和诊断一致。可不能给患者搞错了。"他就是这样，用辛勤和严谨换来了一位位结核病患者的康复，使他们仍怀有对正常生活的期盼。

专家简介

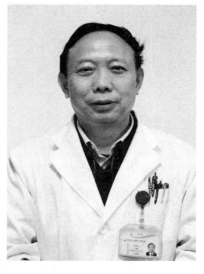

唐神结，首都医科大学附属北京胸科医院/北京市结核病胸部肿瘤研究所结核病多学科诊疗中心主任，内科学（传染病学）教研室主任，主任医师，教授，医学博士，博士生导师。担任中华医学会结核病分会候任主任委员，中央保健委员会中央保健会诊专家，《中国结核病年鉴》主编，《结核病临床诊治进展报告》主编，《结核病与肺部健康杂志》主编。担任国家科技专家库专家，国家"传染病"重大专项评审专家及课题负责人（项目组长），国家食品药品监督管理局药品审评中心药品审评专家。荣获2015年"北京市先进工作者"荣誉称号，荣获好大夫在线全国"2014年度好大夫"奖，荣获2015年第二届"京城好医生"称号。

专长：结核病的诊断与治疗，对耐多药难治性肺结核、淋巴结结核、结核性脑膜炎、骨关节结核、泌尿生殖系统结核和腹腔结核等的诊治尤具较深造诣。

出诊时间：周一全天。

我的名字决定了我的一生为结核病人服务。

唐神结
2019.4.1

刘志东：抗战胸部肿瘤的仁心医者

跟诊记者：张　红

摄影记者：李　丹

跟诊日期：2019 年 4 月 2 日

他致力于疑难重症胸部肿瘤、结核病的诊治，是领域内的领军式人物，以他为首的团队疑难复杂手术成功率被维持在97%左右；他是微创外科治疗中心型肺癌的创始人之一，领衔完成全国首例完全电视胸腔镜下袖式支气管肺叶切除手术。他认为救命的手术更有价值，和许多患者有"过命交情"。他就是北京胸科医院胸外二科主任刘志东。

"要替老百姓解决真正的医疗问题，复杂的要治。我们得让老百姓有个选择。"刘志东如是说。

仁字当先，给患者"找希望"

多年来，刘志东从事胸部疑难复杂重症疾病的外科手术治疗，门诊中多见走投无路、从全国各地慕名而来的重症患者。在刘志东看来，对于这样的患者，若无医生帮助，他的世界顷刻就会坍塌，有希望的话，他都想帮着"找一找"。

"现在您看看情况，我们应该怎么办？"门诊里，一位45岁的患者用嘶哑的嗓音问刘志东。他因声音嘶哑，于日前行胸部CT检查，被诊断疑患胸腺肿瘤。但在他的病变部位，还包括与胸腺肿瘤治疗方案不一致的生殖细胞来源肿瘤和淋巴瘤。

因此，在得知患者只做了穿刺检查，并未行活体组织检查以确认诊断结果后，刘志东向患者分析："纵隔肿瘤穿刺检查有时并不容易明确诊断。而诊断不明确，就不容易准确地选择治疗方案。因此，组织学的诊断是很有必要的。"为引起患者对治疗的重视，刘志东又道出了病情的凶险："虽然肿瘤不是很大，但它把肺动脉给包住了。而且目前，你已经声音嘶哑了，这说明肿瘤向周围侵入的能力很强，也就是肿瘤恶性程度非常高。"

待患者对病情认知清楚后，刘志东叮嘱患者预约床位，以备手术检查和治疗。得知治疗已被安排，来京候诊一月有余的患者和家属舒了口气，安心离去。

凶险的病情往往意味着手术的高难度，但这在刘志东的门诊很常见。

一位来自内蒙古的中年女性拿着4大袋影像资料来找刘志东。她患左肺上叶中央型肺癌，肺功能检查报告单提示重度混合性通气功能障碍。

刘志东认真查看患者胸部CT后，皱起了眉头，继而说："你的病变在左肺的支气管开口位置，如选择手术治疗，应切除一个肺叶，袖式切除支气管以保住左肺下叶。但是，现在除原发病外，还有淋巴结肿大。除左侧肺门肿瘤病变周围外，从气管分叉处，到右侧纵隔，大概率来说，也可能存在有淋巴结转移。"

若确认已转移，患者病情可确诊为Ⅲb期（癌症中晚期），如要手术，无法达到完全性切除的目的。"但对侧纵隔的淋巴结是否有转移还需要做超声支气管镜穿刺活检来确定。"看着心情低落的患者，刘志东告诉她另一种可能："假如没有转移，那就是Ⅲa期。这时可先做化疗，再行手术。"患者听到这里，低落中又抱了一丝希望。

门诊里还位80多岁的高龄患者，患有脂肪肉瘤，此前辗转了至少11家知名大医院，却都因手术难度过高被拒之门外。在刘志东问到是否住院以备手术时，他激动地答道："住！我马上住院！"

"假如你是患者，见一个大夫就和你摇头，你得多痛苦。"谈及为何要"包揽"疑难重症的"苦活、累活"时，刘志东如是说道。

除在手术台上帮陷入绝望的患者寻找生命的希望外，刘志东还不遗余力地在精神上"拉他们一把"。自2011年以来，刘志东带领团队，在每年的4.15肿瘤宣传日，都会邀请存活10年以上的患者来与现仍住院的患者进行交流。"我想让他们给现在的人鼓鼓劲儿，增加信心。"刘志东对记者说。

一次次活动无形中成为胸外二科团队的标志，也打造了胸外二科的服务品牌"新欣家园"。刘志东解释，"新"取"创新"之意，"欣"则表示患者获得满意治疗后，发自内心的欣喜。

身怀绝技，领域内享盛誉

"要是清楚自己有能力帮别人又不帮，我会很长时间过不去，觉得我骗了别人。"这是刘志东敢于给患者"找希望"，接高难度手术的另一原因。他十分擅长肺癌、纵隔肿瘤、食管癌疾病、肺良性肿瘤等胸部肿瘤及难治性肺结核的诊治，将团队定位于疑难杂症的诊治，"多难的病来了，都能给妥善解决"。他也因此逐渐成为领域内医生推崇的对象。

门诊当天中午，刘志东需要做一台手术。为避免饭后犯困，术前他没有吃午饭，仅喝了一杯咖啡提神。即将接受手术的是一位肺癌中期患者，病变发生在有"中控箱"之称的肺根部。这个部位与心脏相邻，解剖结构复杂，手术难度系数不小。"术中有可能只切除右肺上叶，但患者病情挺重，不行的话，也有可能做全肺切除。"刘志东对手术略有担忧。

手术即将开始。刘志东在器械护士的配合下，亲自为手术台头架和无菌台等多处铺设多层绿色无菌布。

12：43，手术刀、开胸器、组织镊、血管钳、吸引器和高频电刀等器械已准备妥当，两名医师助手、麻醉师、器械护士和巡回护士已到位。刘志东侧身斜站于手术台一侧，持手术刀，专心致志地开始行开胸术。

13：35，刘志东请护士取来患者的肺功能检查报告单，确认相关数值后，他小心翼翼地切下右肺中上叶，置之于无菌台上的无菌盘中。被切除的肺叶上，多处清晰可见白色肿瘤物和黑色坏死物质。

13：39，刘志东利落地清扫淋巴结，器械护士将之交由巡回护士封存标记，待术后送至病理科以确定是否转移，指导术后治疗方案。

14：00，手术关键环节已顺利完成，剩余的"关胸"环节由助手医师操作。

一台手术下来，记者感叹于刘志东手法之娴熟，与手术人员配合之紧密，也深感他全程站立，保持同一姿势的不易。"以前有市民体验手术的活动，一天下来，他们都弯着腰说走不动道儿了。"刘志东笑道。以固定的姿态站立，一天做8台手术是他的常态。一台台高难度手术也正是如此被刘志东攻坚。

在接下来的交谈里，记者还了解到这台手术背后的故事。原来这位

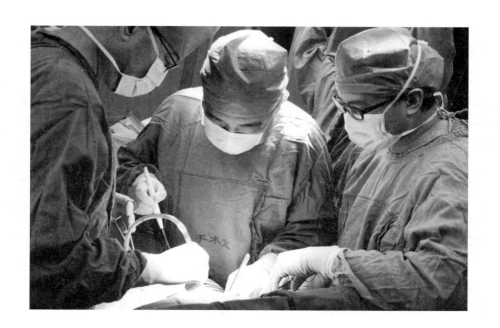

手术患者是被同乡"游说"过来的。患者的同乡曾患恶性胸腺瘤，寻医问药多年，耗费了20余万，肿瘤仍因手术难度较大而未被切除，在外院医生的推荐下找到刘志东就诊时，她胸部肿胀，双侧无名和上腔静脉已受到严重侵犯。因沿血管生长的瘤栓阻碍了血液回流，她的脸被憋得肿大。"我给她做完手术后，她的脸恢复了。变化真的太大，我都觉得不认识这个人了。"刘志东回忆起术后的情景，语露欣喜。患者痊愈后还"批评"起刘志东，"也不做宣传，也不做推广，让我们走了这么多弯路才到你们这来。真是花钱又花时间。"出院后，她就当起了刘志东团队的义务宣传员。

在刘志东的医学生涯里，像这样因重获新生而对他深抱感激的患者不在少数。一位女患者在25岁那年被检查出患孤立性纤维瘤，四处求医，辗转多家知名医院，只被告知手术切除难度过高，建议接受放射治疗。不幸的是，在此之后，肿瘤增大了一倍。无奈，其母亲决定放弃治疗，带女儿外出旅游散心。绝望之中，患者忽而想起，有医生曾向她推荐刘志东，于是抱着"试一试"的心态到北京胸科医院接受治疗。见到患者后，刘志东为她感到痛心："怎么折腾成这样了才想到来找我？"手术顺利完成，患者恢复得也顺遂人愿。"如果不做这个手术，小姑娘就活不下来了"。就在去年秋天，这位重获新生踏入婚礼殿堂的姑娘请刘志东以主婚人的身份，见证她的草坪婚礼和宣读人生新篇章的序言。

目光长远，致力于人才培养

2004年起，刘志东一直担任北京胸科医院胸外二科主任。作为胸部肿瘤诊治和微创胸外手术等领域的佼佼者，他将团队的发展视为己任。"要让你退休时，他们也有这样的水平，当然超过你更好。"刘志东道出了自己对团队的殷殷期盼。

保持真正三甲专科的特色，从简单到复杂的疾病全覆盖，是刘志东对团队的一个重要要求。他为此解释道："虽然这么做很累，肯定也得担风险，但是我们团队带下来了。"现下，北京胸科医院胸外二科已能常规开展胸腔镜下肺叶切除、袖式支气管肺叶切除、纵隔肿瘤切除等微创胸外科手术，在疑难重症胸部肿瘤（包括肺癌、纵隔肿瘤、食管癌等）、结核病的外科治疗、微创治疗方面居国内领先、国际先进水平。

团队的杰出成绩与刘志东给他们创造的锻炼机会不无关系。以他为首的肺和纵隔疑难手术治疗知名专家团队，采用团队内转诊的模式。初次就诊的患者只能选择团队中，除刘志东外的任一位专家就诊，如患者确有需要，团队成员才会转给他诊治。如此一来，他们得以积攒丰富的临床经验。此外，当团队成员的职称和技术达到一定水平，刘志东会安排他们做相应级别的手术，以逐步提升科室医生的临床水平。

除培养有能力继承专长的人才外，刘志东还希望年轻医生紧跟时代的步伐，不断学习新技术、操作新设备，甚至不断创新服务模式，为患者带来更好的医疗服务。例如，在他发现胸外科门诊中的乳腺肿瘤患者数量在上升后，他果断将乳腺外科作为胸外二科的亚科室孵化，安排具备手术技能的女性医生来负责这个科室。"我希望她能和乳腺外科一起成长，有新的发展。"刘志东如是期盼。

"我也得在意识上激励年轻医生主动干活，不让他们错过发展好时机。"刘志东如是说。为做到这点，他奉行"以点带面，以面带点"的策略。所谓"以点带面"，就是他和几名医生带头做好榜样，勤于医务，以引发其他成员效仿。二十多年来，刘志东没有享受过一次公休假。"连轴转"是他的日常状态，永远没有空档期的他，即使在手术后，也因为担心患者预后，精神压力大而倍感紧张。长此以往，团队的整体工作积极性就起来了，继而感染每一位成员。如今，科室医生们往往忙到20点才离开医院，16点的下班时间已"流于形式"。就连周末，医生们的热忱劲儿也让医院总值班不禁感慨："你们这病房周六日和平时上班没区别呀，怎么感觉医生全来了！"

除科室人才培养外，刘志东还承担研究生的教学任务，每年各招收一名硕士和博士生。"这当医生和老师是一样的，都不能误人子弟啊。"他感慨道。

专家简介

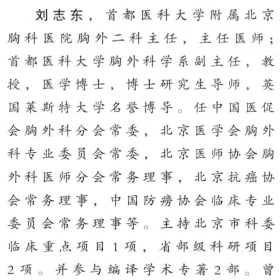

刘志东，首都医科大学附属北京胸科医院胸外二科主任，主任医师；首都医科大学胸外科学系副主任，教授，医学博士，博士研究生导师，英国莱斯特大学名誉博导。任中国医促会胸外科分会常委，北京医学会胸外科专业委员会常委，北京医师协会胸外科医师分会常务理事，北京抗癌协会常务理事，中国防痨协会临床专业委员会常务理事等。主持北京市科委临床重点项目1项，省部级科研项目2项。并参与编译学术专著2部。曾获北京市科学技术奖二等奖。

专长：胸部肿瘤包括肺癌、纵隔肿瘤、食管癌、肺良性肿瘤及难治性肺结核的诊断和外科诊疗，疑难复杂胸部肿瘤的术前可切除性评估、外科技术和围术期管理，尤其擅长胸腔镜微创外科手术技术及胸部疑难复杂重症疾病的外科手术治疗。

出诊时间：周二全天。

顶敬良医 施仁术

刘志东

2019. 4. 2

9. 首都医科大学附属北京中医医院

李乾构：跟随"国医大师"出门诊

跟诊记者：李海清

摄影记者：李　丹

跟诊时间：2019 年 4 月 29 日

周一清晨，还不到 6：30，首都医科大学附属北京中医医院的门诊楼却并不冷清，首都国医名师李乾构教授的诊室外已经排满了几十位患者。6：50，李乾构教授带着近十名年轻医生走进诊室，10 分钟后准时开始看诊，比医院规定的出诊时间整整提前了一个小时。

从医 50 余载，李乾构秉持仲景所倡之"勤求古训，博采众方"，对经典及历代名家著作多有涉猎。在长期的临床实践中，逐渐形成了自己独有的理论体系，总结出了治脾十五法、治胃十五法、治泻十法、调肝十法、治胆八法，首次提出"急症胃痛"病名，并改革辨证模式，按主症与次症辨证，主张应用中医辨证与西医辨病相结合的方式治病，为许多脾胃病患者解除了病痛。

暖心抚慰每一位患者

李乾构的诊室有两张诊桌，患者进了诊室，先跟学生简单讲述近期病情和服药后的效果，再由李乾构把脉、问诊、开方。两张诊桌，他坐在中间"左右开弓"，这样看病效率很高，几乎没有停歇的工夫，工作强度很大。

记者注意到一个细节，李乾构的双手总习惯放在桌子上，除把脉方便外，他还特别爱握一握患者的手。慢性萎缩性胃炎患者需要每天喝汤药，患者总要跟他"讨价还价"，可不可以暂停一段时间再继续喝。他解释时，总是会握一握患者的手，对于每个人的抚慰方式都不一样。

记者观察到，对于病重、心情差的患者，李乾构就双手一起握，甚至还要按住一分钟，一边按，一边再多叮嘱几句，直到看到患者脸上

站在名医身边

『2019 人民好医生』跟诊记

91

"乌云散去"为止。对于病情比较轻、心理压力不是很大的，李乾构就轻轻拍几下，微笑着给予鼓励。

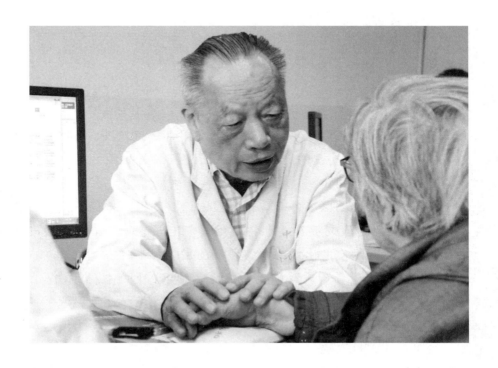

第一位就诊的患者带着孩子来看病。李乾构见了没直接开始问诊，而是轻轻拍拍孩子的头，笑着打招呼："又陪你爸爸来看病啦？"在整个看诊期间，孩子都没说话，静静地待在大人的身边。患者拿到处方后，询问道："李院长，我的睡眠还有点儿差，吃这个药也管用吧？""管用。"李乾构一边回答患者的问题，一边伸出双手轻轻拍拍孩子的胸脯。这时候，小孩开口了："爷爷，我爸爸睡觉前总玩儿手机。"他马上回应："好孩子，你来替爷爷监督爸爸，提醒他早点睡觉吧。"

另一位88岁的女患者，前一年体检发现与消化系统有关的肿瘤标志物水平偏高，结合影像学检查，被诊断为胆囊癌。她考虑到自己年龄大了，担心经不起手术，就找到李乾构就诊，持续服用了一年的中药。这次，她带来了最新的检查报告，肿瘤标志物数值已经降低很多，仅仅比正常值高一点点，但这位患者还有些焦虑。李乾构为她开完处方，伸出双手拍拍她的右手，又用双手紧紧地按住她的手，耐心地解释："你看看，指标已经降下来了，就不用管它了，现在哪里最难受，哪里最不舒服，咱们就解决哪里的问题。凡事都要往好处想，每天就想高兴的事儿，吃你喜欢的饭菜。吃饭时每口都要咀嚼60~80次，这样才是细嚼慢咽；每天晚上用温水泡脚，泡完脚就自己做足底按摩。"一番抚慰让老患者放松了情绪。

不仅是自己关爱患者，李乾构也这样教导年轻医师："学中医要多动脑多思考，很多病人都是在各大西医院看过之后才来到中医院，当常规疗法效果并不理想时，如何创新治疗思路是机遇也是挑战，对待患者，要有耐心、专心和爱心。"

与患者共情，开具"健康处方"

由于都是老病号，李乾构对他们的基本病情都比较了解。听完患者的叙述后，都是先问这样一句话："你现在哪里最不舒服，这次来最想解决哪个问题。消化病有很多证候，咱们要先抓住证候来解决问题。"

一位患者心情紧张，反复唠叨多种不适，李乾构耐心地听着，告诉他："你不要紧张，你现在坐在这里，看着我，就告诉我，哪里最不舒服。"患者明白了，表示腹痛、腹胀最难受。"好，今天我们明确要解决这个问题。"

在每位患者等候处方打印的半分钟内，李乾构都耐心地讲解消化病的注意事项："第一，要尽量吃发面食物，好消化，少吃面条、烙饼，不好消化。第二，吃饭不要过饱，吃七分饱就可以了。第三，慢慢吃，一口菜、一口饭，要耐心地咀嚼，胃不难受的时候咀嚼60次，难受的时候咀嚼60~80次。第四，从冰箱里拿出来的食物，要放一个小时，等到常温时再吃。第五，尽量喝酸奶，酸奶是牛奶发酵后的产物，还有乳酸杆菌，帮助消化。第六，一天要吃20种以上的食物，营养更全面，饮食更科学。第七，每天都要晒太阳，至少在户外运动15分钟。第八，身体状态好的时候，每天走6000步，累了就不要强撑着达标。第九，坚持吃善存片（有29种营养成分），每天吃一片，我已经坚持吃了10年。第十，每晚温水泡脚半小时，用手搓脚底，可促进睡眠。"

记者抽空对李乾构表达疑问："您可以把说的这些话打印出来，给每位患者一张字条，就可以省很多话啊。"他笑笑说："医生看的不只是病，更是'生病了'的人。脾胃病，三分治，七分养，给予患者生活饮食的指导和建议有时更为重要。这些叮嘱也是药啊，我亲口说出来，他们会更用心听，用心执行。如果就丢给他们一张纸条，拿回家就不知道扔到哪里去了。自己的病，自己不上心，吃再好的药，也达不到效果。我对每个患者，每次就医时，都跟他们亲自说一遍，我相信我坚持说，他们就能听进去，慢慢地，就能执行好。"

"那对于总是不在乎，总执行不好的患者，您是如何说服他们的？"面对记者的进一步提问，已经年过八十的李乾构笑着回答："遇到这样的患者，我就拿自己做典型案例，严肃地告诫他，我身上有 16 种病，我每天都要吃好多药，工作再忙、再累，我还能坚持做好这十点，你凭什么就不想做，做不到呢？"与患者共情，以病友的身份与患者交心聊天，反而更能说服患者。

"名医风范，不仅是以严谨的精神钻研学术，更是以赤诚的热情对待患者。"这是李乾构说过的一句话，记者在他身上也体会到了。

重任在肩，全心全意培养人才

由于开诊比较早，李乾构多次站起身来，拿着一摞病历本，到门外叫号。当学生们想起身帮他，他挥挥手示意他们坐下。李乾构一上午看了 50 个患者。

早上 8：00 一过，六七个跟诊的医生便匆匆离开了诊室。记者对这个现象感到很好奇，在门诊结束后，向李乾构询问这是怎么一回事。

李乾构详细说明："这些医生都是我的学术继承人，按照国家规定，徒弟跟师傅必须达到 300 个小时的跟诊时间。由于他们都是临床医师，也有一定的工作任务。这样，我就把 300 小时分成 300 份，让他们每次跟诊 1 小时。这样既保证了学习时间，又能不耽误他们出诊看病人。"

李乾构还说："我就住在离医院很近的宿舍，虽然房子小些，但对于工作很方便。医院里面有什么事情，我随时就可以赶到。学生们有什么问题，随时可以找到我解决。有些朋友对此不解，认为我这个级别的医生应该住个大别墅，才有派头。房子是用来住的，不是用来显摆的。"

从医数十载，李乾构在人才传承、学科建设上付出了巨大的心血。1989 年，他创建中华中医药学会脾胃病专业委员会，亲自担任 20 年的主委，每年都举办全国学术年会，让全国从事脾胃病治疗的中医集中起来，取长补短，共同探讨，互相学习。

李乾构还主编了我国第一部中医胃肠病专著《中医胃肠病学》和《实用中医消化病学》《中医脾胃学说应用研究》等专著及《中国中西医结合脾胃杂志》等。

即使如此，李乾构仍然觉得中医的发展面临着挑战："我感到，新中国成立这么多年，中医虽然取得了很大的成绩，但与西医学科的发展相比，还是慢了一拍。《中医法》出台以后，对于推动中医药的发展起到了很大的作用。但中医发展之路比较坎坷，就拿中药材来说，中药材的种植需要一定的周期，如果达不到用药年限，就没法实现理想的药效。还有一点，中医有自己特定的属性，现代医学理论解释不了，这也在一定程度上制约了中医的发展。"

"身为中医，当以绵薄之力，穷毕生所学，为黎众解苦痛；为往圣，继绝学；为杏林，开太平！"李乾构道出了对青年中医人的殷切期望和嘱托。

专家简介

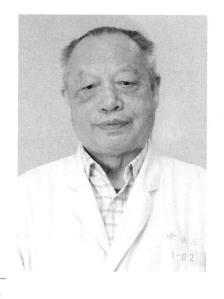

　　李乾构，首都医科大学附属北京中医医院消化科主任医师、教授、博士生导师、国家级名老中医。曾任北京中医医院院长、中华中医药学会常务理事、中华中医药学会急症分会副主任委员、中国中医药学会内科脾胃病专业委员会主任委员、北京中医药学会副会长等。李乾构教授致力于中医事业，行医近六十载，积累了丰富的临床实践经验，尤其擅长肝胆、胃肠、男科疾病的治疗。主编出版《李乾构带徒小课 128 讲》《中医胃肠病学》等著作 10 部。发表治泻 10 法、治脾 15 法、治脾病 15 法、急症胃痛诊疗常规等论文 100 余篇，获得省、部级科研成果 10 余项。

　　专长：擅治口疮、胃病、便秘。
　　出诊时间：周一至周四上午。

健康科学的饮食
有利于身体安康

2019-4-27

刘红旭：弘扬大医精神的"舒心大夫"

跟诊记者：李海清

摄影记者：李　丹

跟诊时间：2019 年 4 月 30 日

五一小长假的最后一个门诊日，首都医科大学附属北京中医医院心血管科主任刘红旭的患者不算多，基本都是复诊的冠心病患者，而且都显得有些惴惴不安。但当他们离开门诊时，焦虑的情绪已被一一抚平。

作为一名在心血管病领域的优秀专家，刘红旭结合我国"中西并进"的医疗方针，推动院内建立了一系列心血管病中西医结合诊疗常规，多次引进新技术、新项目，为许多患者的康复带来了新的希望。

做患者的"舒心大夫"

刘红旭给人的第一感觉是从容自若，总是面带笑容。门诊里患者说话声音很大，他的语速却很慢，掷地有声，尽量让患者听清楚每一个字。对于患者担心的各式各样的问题，他都回答得一清二楚，而且，用关怀让患者心里充满了希望。

一位冠心病患者五年前被医生建议安装心脏支架，由于她对金属过敏，当时没有安装，面对保守治疗心里也没底，通过各种途径打听到了刘红旭后，就一直跟着他服用中药控制疾病。这次复诊，她主诉，感觉最难受的是上腹部，心脏附近的位置。

"吃饭好不好？大便好不好？感到怕凉吗？家里最近有没有突然出现什么事儿，让你感到有些力不从心。运动后心脏不适加重吗？"患者点点头，回答："消化都挺好的，也不怕凉。家里确实有点事儿，没有出现运动后不舒服，就是偶尔难受，所以有些害怕。"刘红旭刚才的询问，记者可以感到，他并没有顺着患者最担心的主线继续发问，而是引导她向好的方面想。

"冠心病发作的最大的一个特点，就是运动后不适加重，或者运动后发作。你是老病号了，这些都懂。咱们已经把冠心病这只老虎关进笼子里五年了，我看这只老虎已经不太可能发威了，你尽管放心，我这次再给你调调药。对了，咱们国家新出一种非金属支架，而且是可溶解的，你可以考虑一下，是否需要安装。"刘红旭的一番话，像是给患者吃了一颗定心丸。患者的心情也好转了很多："我先不安支架了，有您这么好的医生给我开药，我相信自己会越来越好。"

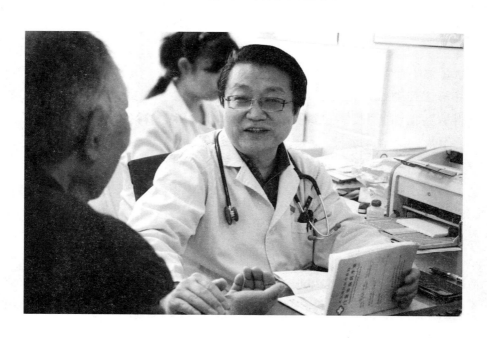

一位患者2011年安了5个心脏支架，吃了两年西药，2013年找到刘红旭就诊后，一直服用了6年中药。最近体检中发现冠状动脉钙化，这个医学术语把他吓坏了。这次看门诊就是最担心支架后的冠状动脉又要出危险。

"来，我先给你讲讲钙化和硬化的区别，咱们先解开心里这个小疙瘩。硬化就是有斑块，斑块可以导致动脉狭窄，甚至堵塞。钙化就是硬化的结果，就表明斑块很可能不再发展了，况且心脏里都装了支架，你的动脉一直在正常地工作，也没有缺血的症状。好好服药，坚持健康的生活方式，不用担心再狭窄。"刘红旭这番话，给患者打开了心结。患者轻松地自嘲："您这么一讲，我就一点心理负担也没有了，说实在的，就是再堵我也不担心，有您在，我还怕什么呀。"

刘红旭对每位患者都强调控制血脂的重要性，建议餐后需保证适度运动量，才能将多余热量消耗掉，但也不能太激烈。尤其是晚餐后运动，最好安排在餐后40分钟后进行。运动要保证全身2/3的肌肉群都参与，持续时间40~60分钟，强度在中低等之间，让自己微微出汗。饭后走一走，应该晚上走，最好经常走，健康天天有。

患者的生命守候者

刘红旭善于运用八纲辨证、气血辨证和脏腑辨证，临证时注重问诊与舌诊、脉诊相结合，用药精准、善于引经，并且注重中医与现代诊疗技术相结合，挽救了许多患者的生命。

记者在门诊就见到两位被刘红旭从死神手里拉回来的患者。

一位是51岁的男患者，跟刘红旭很熟："您给我多加点补气的药，我可得保证自己的精气神好。"刘红旭回应他："好啊，但是咱可不能补大发了，我还得保护好你的肝脏呢。"患者又道："五一哪儿也不去了，在家待着了。"

等这位患者走出诊室，刘红旭讲起了他的就医经历：五年前他突发心肌梗死，由于各种原因，失去了进行支架术、心脏搭桥和心脏移植的最佳机会，在西医医院ICU里住了一个月，全靠各种设备维持生命。家属找到刘红旭求治，刘红旭针对他的病情，辨证施治，每次复诊，不断调整药方。患者吃了一段时间药后，最终通过中西医结合治疗，病愈出院。出院后一直在刘红旭这里随诊。

刘红旭当时还询问出一个细节，这位患者有时住楼房，有时住平房，住楼房时大便就干。所以刘红旭每次都问他下周住楼房还是平房，根据居所不同，开出不同的方子。这么多年，患者每周坚持复诊，接受中西医结合治疗。现在，他可以轻轻松松登景山，还自驾游去了秦皇岛。

还有一个患者，因为心肌梗死住在了北京中医医院，是刘红旭和同事一起为他做的支架和搭桥的杂交手术，这是一种先进而复杂的心脏手术。这次复诊是他妻子陪他一起来的，刘红旭见到就问："气色挺好的，说说还有哪儿不舒服吧。"患者说现在体能恢复得不错，能绕北京景山公园走一圈，走完不累。但是血糖还是控制得不太好，餐前血糖有水平点高。刘红旭建议他餐前餐后血糖一起测，要饮食均衡，保持一定的运动量。

"刘主任，要不是您医术高明，他不可能恢复得这么好哇。"患者的妻子感激地说。刘红旭笑笑答道："别总想着感谢，一想感谢就会回忆得病的日子，心情就不好了。还是多想现在，能恢复得好，除了医生的努力，还有你们自己的功劳啊。"

记者还了解到，曾有一位冠状动脉狭窄患者，2年内先后接受5次支架、1次搭桥手术，冠状动脉反复再狭窄。无奈之际求助刘红旭，经其辨证施治，患者从原来走100米路就心绞痛，到现在每天散步几千米，而重获新生让这位患者又得以恢复舒心的笑容。

不断探索推动学科发展

在诊疗中，刘红旭遇到很多不稳定心绞痛的患者，他们在一段时间内，血管的内皮功能受到损伤，血管容易痉挛，使原来固定狭窄的血管变得更窄，心绞痛发作更加频繁。这种不稳定性心绞痛的病机和稳定性心绞痛不同，经过深入研究，刘红旭带领团队，在传统活血化瘀理论的指引下，经过多年的积累，提出了治疗冠心病更细化、更深入、更有针对性的全新中医治疗方法——益气逐瘀法。

益气逐瘀法更适合不稳定性心绞痛的研究领域。益气逐瘀治疗冠心病的相关研究先后获得5项国家自然基金的支持。刘红旭及其团队研发的益气逐瘀方剂，也救治了很多危重患者。

不仅是"益气逐瘀法"，刘红旭的科室在许心如、魏执真和黄丽娟三位全国名老中医药专家带领下，历经几十年的不懈继承与创新，建立了胸痹心痛病、眩晕病、心衰病、血浊等一系列具有中医特色的心血管病诊疗规范，拥有多个疗效显著、副作用小、价格便宜、覆盖心血管领域的多个院内制剂，形成专病-专家-专台-专药-专项健康教育的系列化服务。"中医医院的大夫，给患者治疗，能充分发挥中医特色，采取多种中医治法，改善了介入治疗患者的生活质量及远期预后，综合效果显著。"

刘红旭从2003年担任心血管科主任后，还在现代诊疗技术上开始了一系列的探索。

2004年，刘红旭向医院提出，在继承传统医学的基础上，引入更多国际一流的诊疗设备，用中西医结合的方式为患者诊疗。在他的倡导下，医院引进了冠心病经桡动脉介入治疗技术。有了先进的技术设备，还要有人才，解决这两个问题后，北京中医医院在冠心病介入治疗领域取得快速发展。现在，刘红旭的科室已完成冠状动脉造影检查、球囊扩张和支架置入、肾动脉支架、永久起搏器及 CRTD、ICD 等各种手术近万例。

　　记者还从侧面了解到，刘红旭是北京中医医院第一个佩戴党徽上岗的医生。每当遇到患者为了感谢塞给他红包的时候，他都会指指党徽说："我是党员。"他的座右铭是"业成于精，精于诚"，谈到从医心得，他讲到最多的两个字是"责任"。医生的责任就是对生命的责任，激励他不断探索、攻坚克难，为冠心病患者提供传统与现代医学的双重保护。

　　记者在跟诊的过程中，能真切地感到，一位好医生，心里最挂念的是患者现在过得好不好，除通过药物帮助他们减缓病痛，更重要的是帮患者重新树立起生活的信心，这种信心是与疾病抗争最好的药物之一。

专家简介

刘红旭，首都医科大学附属北京中医医院首席专家，心血管科主任，心血管病研究室主任，主任医师，教授，首都医科大学和北京中医药大学博士研究生导师。从事中医、中西医结合心血管病及危重病的临床、教学及科研工作30余年。

现任卫生部国家中医心血管病重点专科、国家中医药管理局中医心血管病重点学科/重点专科、北京市中医心血管重点学科/重点专科的学术带头人，北京市"十百千"卫生人才十层次杰出人才。主要从事心血管疾病的中医、中西医结合治疗及冠心病的介入治疗。先后承担国家自然基金3项及科技部、国家中医药管理局、北京市教委等多项科研项目。现任世界中医药学会联合会介入心脏病专业委员会会长，心脏康复专业委员会副会长，中央统战部同心/共铸中国心大型公益活动中医药专家委员会执行主席等社会兼职。

专长：中医、中西医结合诊治冠心病心绞痛、心肌梗死等心血管疾病及介入治疗、糖尿病、高脂血症。

出诊时间：周二上午。

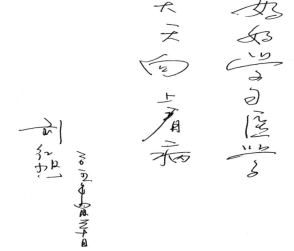

张捷：为患者"心身"同治

跟诊记者：张　红

摄影记者：李　丹

跟诊日期：2019 年 4 月 29 日

"您先准备着，我先治疗其他人，别着急哈。"在一间由十余块淡蓝色帷幕分隔开诊床的治疗室里，首都医科大学附属北京中医医院心身医学科主任张捷正手拿着消毒棉签和银针，忙碌地为年龄各异的男女患者行针灸治疗。作为学科带头人，她素被称作"治疗焦虑、抑郁和失眠等心身疾病的高手"，是患者在心身"修行路"上的"保护神"。

让患者有安全感

眼含笑意，细声告别，帮离开的患者拉起遮挡的帷幕，张捷对患者的关爱见于施针前后的细微之处，因为"要让患者有安全感"一直是她的治疗理念。

为给部分患者腾出上学、上班的时间，张捷早上6：30便已开诊。待8：00正式开诊时，两轮施针已结束。老患者们对针灸流程熟悉不已，脱下外套后互相"唠嗑"，坐在治疗床上等待张捷施针。初诊患者却往往面露胆怯，言少语涩，一位从河南新乡赶来的女患者便是如此。她因患脑炎，留下行走不便的后遗症，此前未接受过针灸治疗。得知这些情况，张捷主动帮她做了心理准备："进针就像蚊子咬一下，咱们扎后背和脖子，不扎胳膊。"患者听了安心地点点头，接受针灸治疗。

另一位年仅12岁的小女孩对施针有明显畏惧。她患有急性面神经炎，左侧面瘫，左脸肿胀。张捷见状微笑着低头询问："咱们这个病啊，扎了针，很快就能好的。咱们扎一次好不好？"患儿却嘟囔着躲到母亲身旁。原来，她害怕留针。张捷十分体谅小朋友的担忧，轻声细语地劝她："扎针后留针在皮肤里，治疗作用强，而且一点感觉也没有。

站在名医身边
医生跟诊记
『2019人民好

咱们试一下，你觉得不好，咱们马上拔了它好不好？"最后，患儿终于同意施针。"咱们闭上眼，什么都不想，扎针就轻轻一下。"为完成整套针灸治疗，张捷还不断鼓励小患者："真棒，真勇敢。"

针灸治疗需长期维持，但不少患者因出差等原因无法定期前来，一位长期失眠的女患者便是如此。张捷在为她施针后，又行贴耳穴治疗，以保证较长时间的睡眠质量。"扎完针后来不了的患者，我们就会为他们做这样的治疗。"张捷介绍道。

除针灸门诊外，张捷还有抑郁症等多个受欢迎的专病门诊。许多患者在针灸治疗结束后请求专病门诊"加号"，她均耐心地介绍挂号方法。

为一名女患者施针结束后，张捷贴心地询问："你冷吗，需要帮你把腿部盖上吗？"处处体贴为她赢得许多患者的认可。一位陈姓患者在等待施针的间隙，双手为她竖起大拇指："张主任医术好，服务态度更是特别好，兢兢业业，和蔼可亲。"语罢，引来了邻近患者的同声相和。有一名失眠患者更是说："我就得在张主任这治疗，有安全感！"

给予患者个体化治疗

2011年，由张捷创建的北京中医医院心身医学科成为国家中医药管理局"神志病"重点专科建设单位，中西医结合的个体化诊疗模式也逐渐形成与成熟。而张捷会根据病情类型和轻重，从针灸、电针、走罐、中药、西药、个体及团体心理治疗中为患者选择最佳综合治疗方案。

针对抑郁症等心身疾病的治疗，遵循祖国传统医学"天人合一""以人为本"经典理论，以医院针灸科前辈医家王乐亭、周德安治疗精神疾患的精髓为基础，张捷采用五脏俞加膈俞为主的针灸方案为患者进行治疗，根据患者的病情，辨病与辨证相结合，选用走罐、耳针、电针等治疗方法。

一位年轻的女患者11年前患上双相情感障碍，该病既有躁狂发作，又有抑郁发作或混合发作，是心身医学科中较为严重的疾病。在接连经历跳桥自杀、腰椎爆裂骨折和父亲肝硬化去世后，患者病情加重。了解到她曾服用西药，但效果不佳，张捷将针灸、中药和西药相结合，对她开展了个体化的长期治疗。

"以前家里人都说我特别严重，现在好多了。"患者在施针结束后，心平气和地向记者介绍病情近况。

　　另有一位七旬患者因肛窦炎而忧愁不已，起初"整晚都睡不着觉"。张捷给他采用了针灸治疗。如今，患者睡眠质量已有显著提升。但同样是失眠的王姓患者就十分苦恼，她已接受7次施针，睡眠一度好转，但"这两天又睡不着了"。张捷安慰她，劝她坚持治疗："多数人会在针灸治疗第10次时好转，如果不是，我们会重新评估和调整治疗方案。"张捷认为，针灸方案是需要灵活变通的，一般而言，30次针灸为一疗程，10次针灸时可以根据患者症状减轻与否而做出方案调整。

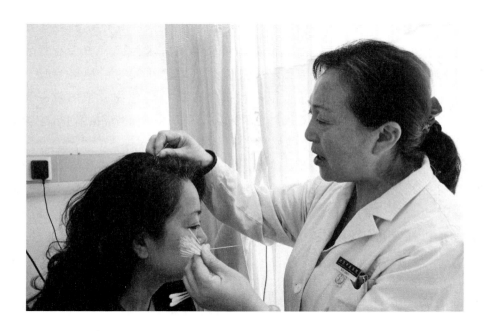

　　外地患者的针灸治疗则更为"费劲儿"些，因无法在北京久留。张捷因此会观察他们头两三次针灸的治疗效果，让患者体验针灸治疗的感受，写好针灸处方，让患者回当地治疗，并在患者微信群上随时了解病情变化，与患者保持联系和沟通，为患者答疑解惑。

心身同治的整体观

　　心身医学科强调"心身同治"，即强调精神和身体的整体性，不仅着眼于躯体疾病的治疗，也致力于患者心理治疗。"临床上的各种疾病在发生、发展、转归、预后中都与精神心理的因素有关，因此在治疗中医生不仅要关注患者的症状，还要关注症状背后心理社会因素的影响，用整体观来认识和治疗疾病。"张捷向记者这样介绍。

一位近六旬的苏姓患者在儿子等家属的陪同下，坐轮椅前来就诊。她早前因中风住院治疗，出院后情绪良好时能正常行走，但情绪激动时双下肢行走不便。患者儿子介绍，患者的四肢功能活动已经恢复，但患者无法接受自己的病情，对生活丧失了希望。

当天门诊中，像这样躯体疾病伴情绪障碍的患者很多。张捷都会采取心身同治的整体思维对他们进行治疗。

一位约30岁的年轻女患者产后身体疼痛，尝试多种治疗方案后，病情并未缓解。"那时她关注更多的是躯体治疗，没有意识到身体的疼痛与生活工作中的压力有关，所以几年来虽多方求治，一直没有摆脱疾病的困扰。"张捷感慨。实际上，患者也尝试过外院的精神科治疗，西医诊断为难治性产后抑郁，服用多种抗焦虑抗抑郁药物，依旧效果不理想。经医生推荐，这位患者找到了张捷，进行针灸治疗和心理治疗。如今在短短4个月内，患者的疼痛感已得到较大减轻。

抑郁症、焦虑障碍、睡眠障碍、更年期综合征、认知障碍和双相情感障碍是北京中医医院心身医学科的优势病种。针灸治疗让医生与患者建立起更加紧密的医患关系，心身同治的理念充分应用于临床实践中，医生得以深入地了解患者精神心理状态，帮助患者搭建身与心的桥梁，运用中医整体观认识和治疗疾病。

一位约70岁的胡姓女患者一直在张捷处治疗抑郁症，病情本已好转，进入巩固期。不料一次晕厥摔伤让她查出了呼吸功能障碍，呼吸机治疗中，她倍感不适，考虑到抑郁症等病情带给儿孙的困扰，情绪不由更为低落。

"我就不想活着，不愿意受罪了，还拖累他们，心想快点结束吧。"患者在张捷施针的间隙中，低声向她倾诉。得知患者有自杀想法，张捷就非常耐心仔细地询问患者的想法，当患者表示只是有这样的想法闪现，未曾考虑到具体行动时，张捷松了口气，劝她说："您最近因为晕厥多次到医院检查治疗，非常不容易，也很痛苦，即使没有抑郁症，得了这病，许多人也会有您这样的压力，不愿意受罪，不愿意给儿女添麻烦。"同理患者的感受是张捷对她进行"心理疏导"的第一步。为让她打消自杀的念头，张捷继续轻声细语地劝解："一个人的非正常死亡，至少对身边的5个亲人产生影响，我能理解疾病带给您的压力和不愿受罪的想法，但是不赞同你自杀的想法，那样会给你的亲人们带来终生的痛苦。"患者一听，也说："我也不是真的想死，还是希望能把呼吸问题治好。"

带领团队推动学科成长

心身医学科在我国仍属于新兴学科，留待探索和完善的空间较大。张捷作为北京中医医院心身学科科主任，正带领着团队的10位医生不断成长，以给更多的患者解除心身障碍的困扰。

一位找张捷加了号的年轻女患者，候诊时在走廊来回踱步，等待着张捷结束针灸门诊后，和她"聊一聊"。她患有抑郁症，因职场受人指责、"在光鲜的姐妹前低人一等"的自卑想法和经济压力等原因，精神状态愈加低迷，同时焦虑不已，还觉得"医生也瞧不起我"。患者向张捷谈到母亲因自杀去世时渐带哭腔，说自己也有类似举动，担心自己要步母亲后尘。

"她在向我们求助，说自己都不想活了，我们一定要听懂患者的声音。"张捷向记者解释起给她加号的缘由，"抑郁症最危险的就是自杀冲动，这位患者既有不想活的想法，又有具体的措施，所以我们要特别关注，要邀请患者的家人陪伴患者就诊，必要时转诊到精神专科医院。"对于心身障碍的患者，张捷带领团队开设了专门的心理咨询服务，力求更好的心理疗效。

科室对需要心理治疗的患者开展了首次访谈心理咨询服务，由10余名医护人员共同参与，由一名医生对患者的病情进行访谈，全体医护人员参与，观察访谈的内容、医患关系、沟通技巧等内容，并在访谈结束时组成反馈小组，给予患者积极的正性的反馈。"这是我们的常规工作，也利用它来教学，让医生、患者都成长。"张捷介绍道。目前，治疗焦虑和更年期综合征等常见心身疾病的团体心理治疗服务已成功开展，张捷希望能继续推进针对认知障碍的心理咨询服务。

在张捷的引领下，科室组建了张捷知名专家团队，10位成员分别针对不同躯体疾病伴发的身心问题开展研究，心身障碍的患者在临床各个科室都会遇到，通过联络会诊我们与其他科室的医生一起参与到患者疾病的治疗与预防中，目前已经与消化科、针灸科、肿瘤科、风湿免疫科、内分泌等多个科室建立合作。张捷说："我们的规划是进行梯队建设，让心身医学的服务在各个科室中展开。"门诊当天中午，她还需要参加每周例行的科室学习活动，翌日，参加中德心身医学学院举办的关于处理医患关系的培训。

张捷团队努力提供"心身关怀"服务的努力被患者看在眼中。许多已痊愈的患者成功"摆脱"了诊室，但又自愿"折回来"，为仍在"心身修行"的更多患者做起志愿服务。"我在这接受治疗之后，意识到这类疾病非常需要帮助。"一位负责在电脑前处理针灸门诊信息的志愿者说道。她是张捷和许多老患者口中的"马老师"，已连续7年在诊室服务。此前，退休状态让她"找不准社会地位，对事情提不起兴趣"，产生焦虑和抑郁症状。在张捷耐心的疏导下，她开始分析问题根源，配合中医疗法，如今不仅心情舒畅，还常常开导其他患者来。"患者间的交流也十分重要的。"张捷感慨。

在张捷的诊室里，已痊愈患者所给予的鼓励，也是新患者坚持治疗的希望，这与张捷团队的努力一起构成治疗心身类疾病的"良方"。

专家简介

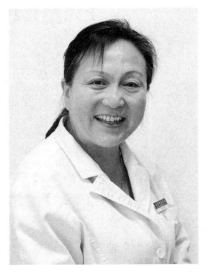

张捷，北京中医医院心身医学科主任，主任医师，硕士生导师。神志病科国家重点专科学术带头人，任中华医学会心身医学专业委员会常委，中华中医药学会心身医学专业委员会副主任委员，中国中医药促进会心身专业委员会副主任委员，北京医学会心身医学分会副主任委员等职。

专长：针药并用、中西结合治疗焦虑症、抑郁症、失眠、更年期综合征及躯体疾病伴发的情绪障碍。

出诊时间：周一上午、周三上午（针灸门诊）；周二上午（抑郁症专病门诊）；周四上午（失眠专病、广泛性焦虑症专病门诊）。

站在名医身边

『2019人民好医生』跟诊记

我相信"医生本身也是药"
医生给予患者的既有躯体
疾病的治疗，也有心灵创伤的
抚慰。

张捷
2019年4月29日.

10. 首都医科大学附属北京佑安医院

李宏军：传染病放射学的领航人

跟诊记者：吴海侠

摄影记者：李　丹

跟诊时间：2019 年 2 月 28 日

首都医科大学附属佑安医院 A 楼北边大厅里，随着相机"咔嚓"几声响，摄影师给医院影像学科团队拍下了几张大合影，画面定格在 2019 年 2 月 28 日上午 7 点 45 分。这个早晨，李宏军团队被北京市科委和总工会授牌"市级职工创新工作室"，从一千多家单位的竞争中脱颖而出。2018 年，同样是在这里，他们被授予"职工科技创新工场培育团队"称号。

创新，刻在李宏军事业的基因里。李宏军首次提出并创立了全球传染病影像学的系统创新理论体系，牵头制订了相关技术规范，组织起草了相关诊断指南，建设了相关学科体系及公共诊疗检测平台，推动了全球传染病影像学技术诊断标准的建设，致力于实现"中国标准"向"国际标准"的推广应用。针对该学科领域填补了国际国内空白，相关成果被广泛应用于临床及教学实践。李宏军加强临床应用与医工结合，重视跨学科人才的培养，基于传染病的诊疗需求，形成了多学科交叉融合为特色的创新领军团队。

面对国内医界普遍的"重治疗、轻诊断"，他坚持循证医学及精准医疗理念，致力于提高患者治愈率、生存率……

跟诊的一上午，记者见到了李宏军的各项创新成果，更看到了生发这些果实的种子。

只问耕耘，不问收获

每天早上七点半，是科室的交班时间。科室成员们在这个点对前一天的工作进行交接，如机器出了什么问题、患者的检查结果有何疑难等。而每次交班，作为科室领导的李宏军都会6点半就起床，赶来出席早交班。"看到主任在，我们心里就踏实。"医生们对记者说。

交班过后，是每天八点开始的早读片，大概进行一个小时。这是科室里一个"师带徒、传帮带"的形式，李宏军也从不缺席。

早读片在一个放着6张双人课桌的小教室里进行，教室的墙上张贴着"只问耕耘，不问收获"。这是李宏军对科室文化的定位，除了写在墙上，这八个字更写在他一周七天连轴转的工作状态中，写在他与同事、学生们的共同努力中。

宋文燕医师负责主持此次早读片，他在显示屏上调出相关影像检查结果，向大家介绍患者病情："患者是一位女性，体检发现肝脏病变而住院，既往无肝病史。肿瘤标志物为阴性。腹部CT检查结果显示肝内多发实性及囊实性占位，增强动脉期明显异常强化……"

"苏丹，你说说看，你看到了啥？"听完基本情况介绍后，李宏军问一位坐在第一排的女学生。

学生顿了顿嗓子，用鼠标翻着患者的片子，断断续续地描述患者的一些病症。才说了一分钟不到，就有些吃力了。

好几秒的沉默过后，李宏军说道："作为初级大夫，你就说你通过片子看到了什么，哪些疾病会出现这种表现，再考虑它是良性还是恶性。是良性的，哪些病变会出现这样的表现？是恶性的，又是哪些病变会出现这样的表现？逐一排除，顺藤摸瓜，这样一步步往前推进，缩小鉴别诊断范围，最后确定病变性质。首先你不要来回翻片子，就说你看到了什么东西，把它描述出来。"

在鼓励下，学生很快就有了信心："我看到的是患者肝内多发占位，整个肝脏的体积是增大的。肝左叶的病灶是相对于当时密度减低……"她根据观察认为患者肝脏和盆腔的两个肿瘤皆为恶性。

"那这两个位置的病变有什么关系吗？是同源或多源？"

…………

在李宏军的引导下，大家纷纷积极思考，参与到片子的讨论中来，从病变的一源还是多源、转移方向到下一步该做何种检查……

读片结束后，记者和一位已经工作的硕士生坐在一起，看到她工整的笔记，问她早读片的体会。她不好意思地笑了，说早读片对她帮助很大："像我刚刚硕士毕业，有很多东西都不知道，通过跟大家一起讨论，可以学到很多自己不懂的东西。"

"硕士研究生都还处于朦胧阶段，很多东西看不明白。就像上楼一样，上到二楼和上到十楼看到的信息量不一样。需要上级大夫在带教的过程中，培养年轻人的诊断思维和鉴别诊断的方法路径。"李宏军说。

本科生培养成硕士，硕士培养成博士。李宏军在十年时间里把一个六七人的团队发展到了四十多人，成为培养博士研究生及博士后流动工作站。这是个年轻化的团队，医生平均年龄36.5岁，也是一个高学历层次的团队：18个硕博研究生。

从来科室的2007年到现在，李宏军一直跟同事、学生强调，人的一生要做到"五能"：能忍、能让、能吃亏、能吃苦、能坚持。能忍，遇事不过激，能包容别人的错误和缺点；能让，有风度，能把方便、荣誉让给同事；能吃亏，和同事相处不斤斤计较，能吃得起亏；能吃苦，立身之本是要做事，要坚持艰苦奋斗。

对于"能坚持"，李宏军认为，年轻人选定方向以后，就要一直走下去，不管是成是败，从天早走到天黑。不要去问目的、成果，而是问过程。只要把过程做好了，该来的都来了，没有来的，等活到九十多岁你也都不计较了，享受这个过程最重要。所以我跟同事们总是讲只问耕耘，不问收获。

医工结合，精准诊断促预防

循证医学的精准诊断的理念，是李宏军三十余年来始终坚持的思维习惯。在他看来，疾病正确诊断是患者第一需求，治疗是患者的第二需求。正确地进行临床分期诊断直接决定了患者的治疗效果及预后。在出诊中，他坚持基于临床分期以病理为基础的影像学分级诊断模式，提高患者的临床诊断正确率及治愈率。

李宏军曾经接诊过一位来自山西的患者，在基层医院被误诊为肿瘤，并依此诊断接受了放疗和手术治疗。结果治了半年没有起色，身体倒被折腾得不像人样。后来，患者找到李宏军。李宏军复习了既往CT及磁共振片子及实验室资料对先前的诊断表示质疑，给患者重新评估诊断为颅内感染（艾滋病相关弓形虫脑炎伴随肉芽肿形成）。

除医生的误诊外，患者的就诊观念往往也会造成漏诊。"咱们的老百姓缺乏预防疾病的意识，平常有点症状不注意，一年或多年也不愿体检一次，往往是等到有明显症状及体征了才来做检查，一看结果往往是病程的中期或晚期。"李宏军对记者说。

朱先生特地从上海过来为哥哥咨询，他带来了哥哥的增强CT、胸片等共8张片子给李宏军看。拿到第一张片子一看，李宏军便不无惊讶地说："这么多的腹水啊！肝硬化（失代偿）晚期？"

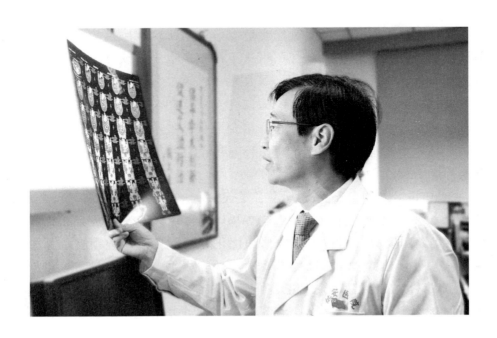

朱先生说昨天抽了腹水1200ml。紧接着，便交代了其兄的病情：2018年初体检时发现肝内有一个大肿瘤，2月份介入治疗，3月份放疗；9月初，查出有肺转移；后来肝内也发生转移，出现一个直径为1.5cm的病灶，又做了一次介入，做完后出现腹水症状，感觉腹胀。

在仔细看过片子后，李宏军不得不告诉朱先生，这已经是肝硬化晚期，肝功能严重受损，已经失去代偿能力，不具备肝移植的前提条件。

朱先生对哥哥的情况也感到很沮丧。他说兄长很早就知道自己有乙肝，但没有放在心上，之后也没去体检。2018年11月份复查的时候，主治医生便说："你们可以不用来了……"

其实，如果这位患者能够在疾病早期做检查，完全有救治的可能。比如肝硬化及肝癌，从乙肝病毒感染肝细胞开始，要经历肝细胞坏死、再生结节、低级再生结节、高级再生结节、癌前期病变到癌变这些过程。而这个过程一般历时很久，有些病情发展快的患者也需要 3～5 年，发展慢的可能要 10～20 年。目前，李宏军针对传染病患者死亡率高的主要原因是并发症，因为缺乏正确的早诊早治循证依据的现实临床问题，首次提出基于临床分期以病理为基础的 HIV/AIDS 相关 PJP、A（H1N1）重症肺炎、HBV 相关肝细胞癌的影像学精确分级诊断创新模式。有效提高临床诊断符合率。

怎样优化诊断、提高诊断准确率？李宏军在精准医疗的路上一步步前进，如今，他将"医工结合"引进了医学影像学研究领域。在医工结合的场景下，医生可以把临床问题及想法告诉工科博士，让他们基于临床数据建立数学模型，探索疾病的发生发展机制及演变规律。在此基础上医生采集临床数据，通过计算机结合模型深度学习，寻找疾病的特异性生物标志作为疾病诊断的预警指标，用于其早期诊断，实现智能化的辅助诊断，提高医生临床工作效率。

"比如说 HIV 相关脑痴呆，患者早起症状非常轻，无明显异常体征，门诊无法做出诊断。但是，基于 HAND 大样本多模态数据训练跨维度 ANI 深度学习模型，通过累积数据和优化算法，逐渐增强模型临床诊断性评估效果，建立 ANI 多维度客观预测神经成像多模数据模型，以期用于 HAND 早期诊断。"李宏军说，"所以，面对每一个患者，我们不是把他当作孤例，而是当作一个个科研对象。这就要求在采集数据的每个步骤上都做到严谨、规范。"

针对传染病病例资源分散及缺乏临床影像学规范标准问题，在严谨、规范收集数据的基础上，李宏军首次建立了我国多中心法定 39 种传染病影像组学大数据库平台。目前 89 家医院参与，已经入组 5000 余例的符合 CRF 标准的新发和突发传染病影像组学数据。国内首套肝脏及艾滋病三维断层标本影像组学数据库建立。这一突破数据壁垒的行动无疑为更多医院、更多患者的精准医疗提供了坚实基础。

开创新天地，赢得国际赞誉

办公桌上李宏军的中文版及英文版原著堆至 1 米多高的 25 本著作，包括临床参考书、教材、案例、指南及标准，陈列在实验室里的一千套有关艾滋病、肝病、麻疹等疾病的生物标本，散陈在柜子、桌子上的杂志、奖杯、奖牌，见证着李宏军从一名普通医生成长为"传染病放射学之父"的艰辛之路。

针对临床传染病因缺乏并发症循证医学证据及规范而导致死亡率高，他率先提出并开创了传染病影像学的系统创新理论体系及学科建设体系，首次牵头制订国际化传染病影像诊断标准。首次牵头制订由人民卫生出版社出版的《传染病影像学诊断指南》及《艾滋病影像学指南》。受国家卫健委委托牵头组织多学科专家按照循证医学方法进行我国法定 39 种传染病影像学诊断标准的制订，第一批 8 项标准在 2019 年 6 月发布。牵头组建中华放射学分会传染病影像学专业委员会。研究专著英文版 *Radiology of HIV/AIDS*、*Radiology of infectious diseases1-2 Radiology of Influenza A/H1N1* 等 6 部被 Springer5 & PMPH1 约稿系列出版。其中 *Radiology of HIV/AIDS*、*Radiology of infectious diseases1-2* 被 2018 年被国家卫健委及 PMPH 评为"走出去"精品教材，获得被国家广电总局"普遍奖"。担任卫健委"十三五"规划本科生教材《医学影像学》负责传染病影像学部分、主编《中华医学影像案例解析宝典-传染分册》。担任国家卫健委"十三五"规划本科生经典教材《医学影像学》主编传染病影像学部分，担任国家卫健委"十三五"规划研究生教材《腹部影像诊断学》及《放射诊断学》副主编，积极推动传染病影像学技术创新及规范应用。

1998 年，李宏军还是河南某医学院附属医院的普通医生。那天，他接诊了一位因头晕、恶心前来就诊的患者，按常规手续为其做了检查。他发现患者脑内显示多发脓肿，脑部有一些呈环状、螺旋状、套环征。奇怪的是，这位患者的症状体征不明显，有悖于常理。继续询问后，李宏军了解到患者有性病，于是做了免疫检验，结果显示 HIV 阳性。但心头的疑惑还是没有解开：这跟脑内多发脓肿有什么关系？

为了寻找答案，李宏军查阅相关资料。其中西方国家发表的一篇文章提到艾滋病合并脑内弓形虫感染，引起了李宏军的注意。他将文章提到的情况与这位患者的检查情况进行了对比，类比拟诊患者属于弓形虫感染，并针对患者进行治疗，最后患者脑内脓肿全部消失，验证了李宏军诊断的正确性。

那个时候，国外有关艾滋病方面的文献比较少，而国内几乎无文献可查。如此巨大的研究空白，促使李宏军开始注意积累这方面的病例。积累了 20 多个病例以后，发表了一篇文章。北京大学医学影像学专家李松年教授看到李宏军的文章，并在交往中看到了这个年轻人的可塑性。他鼓励李宏军把艾滋病影像学这方面的研究继续下去并出国深造。

2006年，李宏军作为海外归国引进人才回国。他放弃了当时一些单位邀请的优越条件，选择回到原来所在的基层院校附属医院。每天骑着摩托车、自行车到郊区农村随访患者，对艾滋病进行深入调查研究。

在医学上，影像是病理的表现，病理是影像学的基础，而要从演变机制上去理解艾滋病相关并发症病原体的多源性、病理的复杂性，就必须从基础解剖学开始，通过病理印证阐述其影像学表现的本质。而在中国，受传统意识的影响，人体标本的收集格外困难。为了获得人体标本，李宏军做出了巨大的努力，使得20多位患者生前自愿捐献遗体。他曾亲自背着艾滋病患者的尸体到实验室解剖，并做成断层标本，当时收集了大量艾滋病临床和影像资料及病原学病理学资料，为后续的深入研究奠定基础。

2007年10月，李宏军被调入北京佑安医院，担任放射科主任，第一件事便是建设艾滋病影像学组学数据库。同时，他的研究领域不断深入、拓展，从艾滋病到39种传染病，再到与传染病相关的感染、炎症及与炎症相关的肿瘤，整个以感染与炎症影像学为主的学科体系形成。

所有的这些努力都为李宏军的一步大棋做好了准备，那就是建立一个新学科——传染病放射学。这一学科推崇基于临床分期和病理分期的影像学分级诊断模式，为个性化靶向治疗提供依据，也为临床转化和群体性受益奠定基础。

在创建传染病放射学这一新学科的过程之中及之后，李宏军做了大量的工作。国际首次创建了法定传染病放射学国际化学科建设，包括国际首次确定了法定39种传染病放射学的概念，系统创建了传染病这个独立病人群体的系统理论体系、技术规范及诊断指南；法定39种传染病放射学大数据库建设；国际英文杂志（JRID）学术交流平台建设，携手国际著名Elsevier PG创建了国际感染疾病领域唯一的英文杂志 *Radiology of infectious diseases*；国际人才团队建设，全球47个国家和地区的著名学者加入杂志编辑团队；整体主导和引领着国际传染病放射学的发展，把握着全球该领域的学术发展的脉搏，掌握了该领域的话语权，同时也贡献了中国放射学家智慧。

除此之外，作为一个新学科，必须要得到同行的认可，推广工作必不可少。

如今李宏军的研究成果系列被德国 Springer 出版，他创办的国际英文杂志联手爱思唯尔（Elsevier）一同打造国际品牌，近年多次被国际医学学术权威机构（NIH 及 RSNA）邀请专题学术报告，在国际专业领域发出中国医学影像学家的学术声音。他具有强烈的职业责任感和使命感，不畏传染病的危险性，始终冲在临床科研一线。

全世界最优质的平台，李宏军基本都占领了。

李宏军的努力也获得了国际同行业的权威认可。美国弗吉尼亚大学医学影像和公共卫生科学教授 Bruce J. Hillman 来信赞誉他为"传染病放射学之父"。

2018 年 8 月 13 日，李宏军应美国医学健康卫生院（NIH）邀请，在美国国家医学图书馆发表专题演讲，系统阐述了中国放射学家在法定传染病影像学国际化学科建设及最新研究成果，在全球医学专业最高学术殿堂发出了中国放射学家的声音。

站在历史的当口，李宏军希望把这个国际化学科进一步完善，进一步向世界推广，掌握该领域的话语权，让中国影像学专家的声音在世界上响起，同时让研究成果能受益于全世界传染病人群体。

从早晨到中午，李宏军工作的状态就没有停顿过，记者得知他平时连午饭也不吃。被问起时，他面露难色，说自己吃了午饭后就犯困，影响下午的工作状态，所以一直不吃中饭。这让记者不禁有些惊讶，而他的秘书任美吉医生笑着说："他呀，修仙呢！"

专家简介

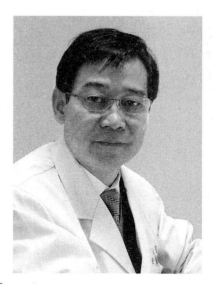

李宏军，首都医科大学附属北京佑安医院医学影像科主任，首都医科大学医学影像与核医学系副主任，医学博士，主任医师，教授，博士研究生导师（首都医科大学，北京航空航天大学），海外归国引进人才。享受国务院政府特殊津贴专家，突出贡献专家。北京市十百千卫生人才。北京市首批 215 高层次卫生人才学科（骨干）带头人。国际传染病放射学理论体系及学科建设开创者。现任中华医学会放射学分会传染病放射学专业委员会主任委员，中国医师协会放射医师分会感染影像专业委员会主任委员，中国性病艾滋病防治协会感染（传染病）影像工作委员会主任委员等职。

专长： 感染疾病影像学诊断，法定 39 种传染性疾病影像诊断及鉴别诊断，乙肝肝炎、肝硬化、肝细胞癌的影像学诊断及鉴别诊断。

出诊时间： 周一、周三、周四上午。

谨以（从医60年俊章60年：

（防）科技更不要做医生.

2019. 2. 28

丁惠国：肝病患者的生命曙光

跟诊记者：庞书丽　袁佳男

摄影记者：李　丹

跟诊时间：2019 年 3 月 18 日

　　周一中午 1：00，大部分人还在午休，首都医科大学附属北京佑安医院肝病消化中心主任丁惠国已经开始出诊。记者来到诊室时，他正在给一位男性患者解释如何在有糖尿病的情况下控制乙肝。这位患者是从外地远道而来，经过丁惠国的多次诊治，病症已经减轻，因而成了定期复诊的"老病号"。

　　候诊的患者很多都是如此，把解除病痛的希望寄托在丁惠国的身上。丁惠国坚守在传染及感染性消化疾病领域临床诊疗与研究工作 30年，面对肝病和艾滋病患者的痛苦，敢于承担起社会责任，建立了以传染性疾病患者内镜技术为特色的感染消化内科诊治平台，为许多感染性消化系统疾病患者带去生命的曙光。

关怀备至，让患者不再恐慌

　　门诊开始不久，进来一对农村打扮的夫妻。妻子在就诊椅坐下后，一脸苦闷的神色。

　　"你的腿还肿不肿？"丁惠国边问边伸手按了按患者的腿，显然患者不是初诊。

　　"腿不肿了，就是肚子不舒服，别扭，现在在做透析。"

　　在他们的交谈中，记者了解到，患者患有丙肝合并尿毒症，在丁惠国的治疗下，丙肝已经痊愈，现在每周 3 次定期来佑安医院做血液透析，今天因为胃感不适前来就诊。

　　"胃肠功能和尿毒症有关，你先去做个胃镜，您吃的药太多了，尽可能减少吃药种类和数量，暂时只吃碳酸钠，一周透析三次。"丁惠国耐心分析。因为患者同时还患有甲状腺等方面的疾病，丁惠国又逐一解答，让患者明白她的肝功能正常，可能是尿毒症或药物造成目前的消化道不适症状。当感受到患者对胃镜的抗拒情绪，丁惠国随之做了安抚。

"你害怕做胃镜，其实不必这么害怕。做胃镜不痛，没有必要害怕，胃镜检查挺安全的"。患者要求无痛胃镜检查，"对于尿毒症患者而言，麻醉风险太大，没有必要做无痛胃镜"。说完后丁惠国又加一句："至少不痛。"

被安抚好后的患者似乎放心多了，喜笑颜开道："好，行，谢谢丁主任！"当记者问及为何找丁惠国看丙肝时，患者坦言："村里丙肝患者多，来佑安医院看好的，都说找丁主任好。"

这对农村夫妻离开后，进来一位短发的中年妇女，这位患者患有慢性乙型病毒性肝炎轻度，是2004年孕检时查出的。当时查出乙肝后，她就找到了丁惠国治疗，一直到现在。

"这都十来年了，我一直找丁主任看，病历本都换一个了！"患者感动地说道，"原先家人急性肝炎，来找丁主任看，住了半年就彻底好了，所以我一查出病就来找丁主任了。"

在询问完患者近来的病情后，丁惠国反复叮嘱患者要坚持吃药，控制好病毒数目，并安慰患者乙肝是有治愈的希望。另外，细心的丁惠国注意到患者仍在染发，提醒患者染发也许会加重肝病病情，要患者多加注意。

丁惠国除从细节和言语上给予患者关怀，还对每位患者都详尽解答，让患者不带着疑问地离开诊室。

一位在国际旅行社工作的青年男性，30岁上下。在去南非旅游回来后确诊了丙肝。今天来就诊时，一直对病因耿耿于怀，认为是在当地刮破鼻子没处理好导致感染。

"丙肝主要通过输血、吸毒注射、性等途径传播。"丁惠国指出丙肝的传染途径后，询问患者在南非的经历以及是否文身等，并向患者分析染病的可能性，让他不至于那么耿耿于怀，接着又介绍起治疗方案。

"丙肝以前是以干扰素为基础的抗病毒治疗方案，疗程至少1年，副作用多，70%左右患者可以治愈。目前无干扰素全口服抗病毒药物方案，丙肝治愈率几乎100%。您这种情况两种方案医治都可以，第一种方案是干扰素加利巴韦林，医保可以报销，但有30%左右患者复发。第二种方案是无干扰素全口服药，一天一片，差不多3个月病毒就能被全部清除，目前临床证据显示该方案治愈率几乎百分之百，不过费用较高，需要五六万，是全自费的。"

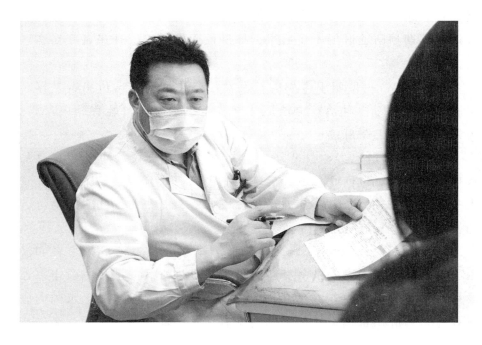

在了解完两种方案后，患者觉得第二种方案的药品价格略高，犹豫了起来，丁惠国继续解释："这药现在已经变得便宜了，国家政策已经非常好了。前些年这药不得不从日本、美国或香港地区（中国）或购买，要花几十万。"能治好病就行，患者稍稍被宽慰了些，偏向采用这种方案，但仍顾虑较多，反复问了"这药能断根吗？""这药有副作用吗？""真的能治好？"等一系列的问题，丁惠国一一解答。末了，患者又倾诉自己最近易倦、食欲差等症状，并重复问起一些已经被回答过的问题，但丁惠国仍耐心地解释。二十多分钟的"拉锯战"，以致患者也意识到自己有些问题确实不妥，但他的顾虑和焦虑的情绪都被打消了。最后，丁惠国又嘱咐了一遍患者："吃两周药就过来检查一次，病毒可能就检测不到了，那时您就有治愈的信心了！"

"好的，谢谢您！"患者退出诊室，表情相比初进诊室时舒展了许多。

有效控制病毒，注重早期预防疾病进展

目前而言，相比丙肝，乙肝这种疾病治疗更为棘手，尚无特效药，且往往有家族史。然而，大部分肝病患者都在和疾病搏斗的路上走了弯路，直到遇到丁惠国。丁惠国对肝病的治疗既专业又规范，注重控制病毒以及早期预防乙肝的不良后果，如肝硬化、肝癌，让患者又对自己的病情重燃希望。

下午3:30，一位四十多岁的长发女性走进诊室。这位患者是辗转多家医院，尝试过多种治疗方法后才来找丁惠国看病。她有肝病家族史，大哥大三阳，二哥肝癌已经去世，自己是小三阳。

"我查出乙肝已经十几年了，但是县医院大夫说没事，我自己却怎么也放心不下。之前吃偏方，后来又吃中药，直到现在有了症状，这才来找丁主任看。"这位患者讲述自己的求医经历，"我自己觉得自己病情发展挺快，胃肠功能越来越差了。"

"检查出乙肝病毒并不一定就意味着病情严重，乙肝携带者和慢性乙型肝炎还是有很大差别。有些人携带乙肝病毒，一辈子都没事。乙肝发展有个过程，在这个过程中我们有办法控制和预防。"丁惠国向患者解释道。乙肝病毒携带者如果病情没有变化不需要治疗，因为尚未有满意的治疗方法，而且抗乙肝病毒的药一旦吃上后不能随便停药，大部分患者需要长期服用。

但患者仍然觉得自己的病情严重，自诉身子弱，从2018年起经常头晕，记忆力下降，做胃镜还查出了胃炎。

"这些症状跟肝脏疾病没有关系，你的病毒水平不高，复查一下肝功能和肝脏硬度，如果没事就定期复查，中药也不必要吃了。"丁惠国继续分析，并认为患者的一系列症状与精神因素有关，"胃肠功能异常70%患者都与精神因素有关系，你的肝脏状况现在确实还好，要检查一下是否有精神异常，不用太紧张。"

这位患者终于恍然大悟，坦言自己确实经常抑郁，同时对病情也有了正确的认识，道谢后轻松地离开了诊室。

关于乙肝的治疗，丁惠国在门诊中还提到，"早期肝硬化和慢性肝炎在一段时间内很难区别，但无论是哪种情况，都要及时到规范的医院看病，规范用药，完全控制乙肝病毒的复制，这才是乙肝治疗的

关键。"

门诊进行到一半，进来一位年轻的男患者。这位患者被诊断为乙型肝炎肝硬化代偿期，目前在丁惠国门诊定期复诊。翻看患者最新的检查结果，丁惠国有些欣慰地说："病毒控制得挺好，药坚持用，控制好病毒，一部分肝硬化是可以逆转的。"患者为之松了一口气，向丁惠国介绍起身体的近况，自诉胃有些不舒服。

丁惠国听了警惕起来，建议他做胃镜检查，因为肝硬化到一定程度会引起门静脉高压，门静脉高压的一个突出表现是食管胃底静脉曲张，最终可导致消化道出血。"可以做胃镜看看有无静脉曲张出血的风险等一些肝硬化严重并发症，绝大部分这些并发症早期是可以干预的，可让我们处理。"

丁惠国在门诊中不止一次对乙肝患者强调过早期预防的重要性，譬如"早期病毒控制住，肝硬化可以逆转"，之所以如此重视，是因为肝硬化食管胃静脉曲张出血（EVB）对生命有严重的危害性。很多患者对该病认识不足，往往到消化道大出血了才到医院就诊。早期发现肝硬化，经过有效控制病毒后，可以减少肝癌及肝硬化失代偿的风险。

挽救生命，创新内镜诊治技术

为了挽救更多的生命，丁惠国坚持科技创新，建立了以消化内镜诊治技术主导的肝硬化EVB多学科综合救治平台，以及肝静脉压力梯度指导的肝硬化EVB个体化救治新模式，并且以患者为中心，充分发挥团队优势，使临床诊治技术达到先进水平，肝硬化EVB患者病死率从20年前40% ~ 60%降到15%以下。

此外，面对那些感染艾滋病（AIDS）病毒，后期出现肠梗阻、食管狭窄的患者们，丁惠国开展了感染病内镜治疗新技术，带领团队一年诊治HIV/AIDS患者400余例，是迄今国内外内镜诊治此类患者最多的中心，为患者最大限度地延长生命周期并提高了生存质量。

有位因母婴传播致艾滋病的男孩，因食管狭窄从5岁起在丁惠国这治疗，丁惠国用内镜食管扩张术为他一次次解除病痛，一点点把他的生命从死神手里抢回来。这个原本生命垂危的男孩，现在已经19岁了；有位11岁的艾滋病患儿，因霉菌性食管炎伴狭窄，出现吞咽困难，四处求医无果。来到佑安医院后，丁惠国成功为他实施了内镜食管扩张术，解除了病痛；有位远在千里之外的艾滋病患者，因食管异物"飞的"到佑安医院就诊，丁惠国通过医院绿色救治通道为患者入院不到4小时完成了急诊内镜治疗手术。

类似的成功病例不胜枚举，丁惠国在开创内镜新技术、挽救患者生命的脚步上却从未停止。在全国传染病专科医院中，丁惠国率先引进并开展了胆道内镜直视诊疗技术，肝硬化、HIV/AIDS患者消化道早癌内镜下黏膜剥离/切除术，占领了消化内镜的"制高点"，也为这些"特殊"患者提供了安全、有保障的就医环境，是对普通消化内科的重要补充，承担了重要的社会责任。

此外，从2008年至今，丁惠国带领团队已建立乙肝肝硬化发展为肝癌极高危人群队列3800余例，并显著提高肝癌早期诊断率，使更多肝癌患者有机会得到根治性治疗。为了让更多的这类患者得到早期诊治，他还通过国家继续教育项目及专题研讨会在国内推广应用该项成果，提高了基层医疗机构的诊治能力。

在丁惠国治疗的患者中，跟着他医治了二十年的并不算少。肝病不好治，那些患者的生命原本在一点点黯淡，是丁惠国妙手回春，让他们重新看到生命的曙光。

专家简介

丁惠国，首都医科大学附属北京佑安医院肝病消化中心主任，首都医科大学消化病学系副主任，主任医师，教授，博士研究生导师。北京市高层次卫生人才消化内科学科带头人、北京市医院管理局感染消化内科重点专业及"登峰"人才培养团队负责人，新世纪百千万人才工程市级人选。现任中国研究型医院学会肝病专业委员会副主任委员兼秘书长，中国医师学会消化病分会肝病专业委员会副主任。北京医学会肝病专业、消化内镜专业常务委员兼秘书；北京中西医结合学会肝病学专业、消化内镜专业常委。中华消化内镜学分会消化内镜清洗消毒与护理学组副组长等职。1999年获得"北京市科技新星"及全国卫生系统青年岗位能手称号，2000年获得"北京五四奖章"称号。

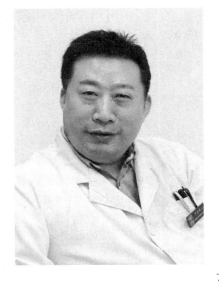

专　长：长期从事慢性肝炎、肝硬化及其并发症的临床诊断与治疗；感染性疾病患者合并胃肠、胰腺及胆道等疾病的内镜诊断与微创治疗。在阻止慢性病毒性肝炎/脂肪肝的进展、肝硬化及肝癌的早期诊断、肝硬化合并腹水、糖尿病、营养不良、消化道出血等并发症的治疗具有丰富的经验。

出诊时间：周一下午，周三上午。

病人的需要，就是医生努力的方向！

丁惠国

2019 5-18

王建军：除伤驱痛的"修骨"大医

跟诊记者：吴海侠

摄影记者：李　丹

跟诊时间：2019 年 3 月 8 日

"肩膀痛""手臂麻""腰痛""脖子难受"……

在北京中医药大学附属东直门医院骨二科主任王建军的诊室里，与疼痛有关的词汇，是跟诊一上午中记者听到次数最多的，也正是疼痛，让患者们从各地前来，围在王建军的诊桌旁。

出生于河北赵县的王建军，身上透着一股北方人惯有的厚实和直爽，而作为科室主任的他，似乎把这种特点也带到了对骨伤患者的治疗中：他中西医贯通，是宫廷正骨理筋术传承和创新者，又是西医治疗新技术的积极开展者；针对患者的病痛，他治疗手段多样，定位精准、直抵痛因、疗效确切，追求以最小的代价带给患者最好的疗效。

精准利落，手到痛除

"真是'病来如山倒，病去如抽丝'。"坐在病床上的马老太太想起昨天夜里到现在的变化，不由得发出感慨。

一个多星期前的下午四点，马老太太正在厨房准备一家人的晚饭。忙活间不经意间的一转身，让她陷入了未曾预料的痛苦之中：转身准备拿东西的她忽然发现右腿转不过来，动弹不了。僵持了几秒钟，她意识到情况不妙。扶着厨房的墙，她一步步把自己往卧室里拖。老伴见状，让她走一个，她回答说自己不会走了，并且哇哇地哭了起来，因为剧烈的疼痛已经侵袭到她的腰和右腿。马老太太的儿子四处打听，得知王建军在这方面比较有名。于是，第二天一早，家里人赶早晨第一班车从顺义到了东直门医院。

"痛得有些过于邪乎了。"回想起来，王建军还是觉得患者的疼痛有些反常。检查后，他初步判断存在腰椎压迫神经的问题，但患者症状似乎又不完全吻合。王建军怀疑患者存在肿瘤或者其他的病理性改变，这需要影像检查。但由于疼痛，患者腰躺不平，腿伸不直，磁共振检查无法进行，王建军只好先给患者推拿按摩，针灸理疗，输液镇痛，观察并寻找病因。

几天后，寻找其他原因无果，保守治疗也没能解决患者的疼痛。王建军认为不能这样拖下去了，为了让患者尽早摆脱病痛的折磨，他决定给患者用上强效镇痛药——吗啡栓，患者这才进行了磁共振检查。最后，他发现患者有腰椎间盘突出，并没有其他明确问题，但患者痛的邪乎，翻个身挪下腿都很困难。在完善检查、保守治疗无果后，他向患者及家属交代了病情，征求了患者及其家属的意见，建议做个介入治疗，就是等离子髓核消融技术，将一根直径1mm的专用穿刺针置入病变间盘，将等离子刀头从穿刺针导入髓核，打断压迫神经的一部分髓核靶组织分子键并汽化，再通过热凝将其皱缩，从而消除神经压迫，解决腰椎间盘突出压迫神经的问题，效果立竿见影；这种治疗只是扎一针，就几分钟的时间，不动刀，不动骨头，对患者身体结构没任何破坏，没有任何副作用。

"夜里头我感觉一点点地就缓过来了。"昨天下午介入治疗结束后，马老太太感觉自己的痛感逐渐地消失了，现在的她虽然还戴着腰围，但已经能够挪动身子下床活动，翻身活动也不再痛了。"王大夫是真的好！一点虚的都没说，把我给治好了。"她说道。

对于王建军来说，这只是一个典型的案例，在这前后几天里，有腰椎间盘突出压迫一条腿放射痛的患者，有腰椎间盘突出压迫两条腿都出现放射痛的患者，有腰椎间盘突出压迫一条腿放射不但疼痛而且麻木、半年都没能睡一个完整觉的患者等，都是做了这种治疗，痛苦几分钟就烟消云散了。在大多数时候，他的治疗风格都是迅捷、利落，有很多患者腰部出了问题，站不起，坐不下，有架着来的，有抬着来的，王建军利用宫廷正骨技术，手到病除，几分钟时间，让患者舒舒服服地就解决了问题，立马痛苦解除，能够活动了。

一位86岁高龄的患者在春节期间不慎磕伤，导致粗隆间骨折。这一伤病常见于老年人，由于粗隆部血运丰富，骨折后极少不愈合，并非大病，也要不了命。但由于老年患者免疫力低，长期卧床很容易导致一些并发症，尤其像坠积性肺炎、泌尿系感染、下肢血管栓塞、压疮等。患者家属慕王建军之名，特意找到他为患者治疗。

来医院的时候，患者因为卧床一段时间了，已经有了压疮，还伴有几大并发症的迹象。如果不及时进行手术，让患者活动起来，并发症只会更加严重，甚至出现生命危险。

王建军完善检查后，立即给患者安排了手术。同样的病症、同样的器械，有的地方可能要做几个小时，而王建军从开始切皮到做完固定，总共只用了 20 来分钟，而他最快的纪录是 13 分钟，这还包括了多次的透视时间。

术后第二天，这位患者便能坐起来，并且能翻身活动，有效避免了长期卧床的并发症，提高了患者的生存质量。从术后影像检查看，骨头复位理想；翻开纱布可以看到，手术创伤很小，只是在患者的左腿外侧留下了一个 3cm 和两个 1cm 多的三道小刀口。

善用新技术，微创化治疗

作为宫廷正骨理筋术的传人，王建军在中医治疗骨伤病方面造诣颇深，但他并没有止步于中医治疗的手段，而是跨越体系屏障，积极寻找并运用治疗骨科疑难的新技术，减少患者的痛苦和代价。近年，由王建军开展的保膝技术和等离子髓核消融技术等，都在临床上取得良好效果。

门诊中一位女患者便是保膝治疗技术的受益者之一。她胖胖的，看上去 50 来岁，右手拄着拐杖走进了诊室，请王建军检查右腿的术后恢复状况。

"行！截骨部位快长上了！现在你感觉怎么样？还痛吗？"对着显示器看了片子以后，王建军对患者的恢复情况感到很高兴。得知患者只是腿肚子肌肉还有些痛，更是开心地笑了。不过看患者还拄着拐杖，王建军还是有些"不满足"，因为最近刚出院的同样手术的一位病友术后第二天就下地去上厕所了，患膝也不痛了，两周就脱离拐杖行走了。

"其实我不拄拐也可以，就是从家里过来，走远道儿还是感觉比较累。"患者把拐杖放到墙边，当场给诊室的人来了一圈"走秀"。这位患者只是做了一侧的保膝手术，而春节前做的双膝同时保膝手术治疗的患者，这几天复查时已不用扶拐了，行走、骑车等活动双膝已无痛感，活动自如多了。

就在一两个月前，这位患者还因为膝盖疼痛无法行走：膝关节退行性病变，关节间隙内侧窄外侧宽，下肢负重力线改变，导致关节内侧软骨磨损严重，患者若站立活动便疼痛不已。

面对这样的情况，临床上也有"老"办法，那就是膝关节置换术。但这一方法需要截掉患者膝关节的胫骨和股骨关节面，不仅创伤大，而且容易造成术后疼痛、局部本体感丧失，甚至感染、假体松动下沉、关节活动受限等各种并发症，还存在较大问题，即便一切正常，关节假体也是有寿命的，到时还得返修。

相比来说，王建军引进的HTO微创保膝术具有极大优势：通过一刀切截骨的方式在胫骨受力较重的内侧截开一部分，改变下肢的力线平衡，将磨损变窄的内侧关节间隙打开，将脱出的半月板复位，膝关节负重力线转移到较好的一侧，从而使患者磨损变窄的一侧得以休养生息，炎症得以逐渐吸收，疼痛得到缓解，久而久之，磨损变薄或破碎的软骨部位还能长出新的软骨。并且，这一治疗方法最大限度地保留了我们的原装关节，使患者膝关节的功能得以改善。

这位患者算是王建军的"老朋友"了：20多岁时，她就因为颈椎的毛病找王建军医治，之后一些骨科伤病也基本来这边看。

而除了"老朋友"的信任，王建军获得更多的是许多新患者的肯定。一位31岁高姓患者昨天刚刚接受了王建军的手术，她向跟诊记者感慨"自己选对了大夫"。躺在病床上休息的她脸上挂着愉悦的笑容，而之前的几个月，她一直被腰、腿部的病痛所困扰。

因为长期在办公室工作，再加上连续加班，高患者在春节前便发现自己腰痛越来越严重，已经到了不能坐的地步，两条腿"一阵阵蹿着似的痛"——一会儿右腿痛，一会儿左腿痛。春节一过，不堪其扰的高患者就回到北京，预约上了王建军的号。

两次门诊后，王建军很快确诊：患者腰椎间盘突出，压迫神经从而导致疼痛，而且压迫位置偏中央，所以才会影响两条腿。考虑到患者病情不重，王建军给她推荐了两套方案：其一，保守治疗，通过推拿按摩、针灸、理疗等方法，缓解疼痛；其二，进行介入治疗。

反复权衡后，高患者最后采纳了第二个方案，她希望能尽快解除病痛。

"感觉麻药上来后很快就做完了，做完以后腿立刻就不痛了。"由于昨天刚做完手术，高患者还戴着腰围，但她已经能够翻身、转腰，而且还可以下床走动，之前的疼痛感已经完全没有了。

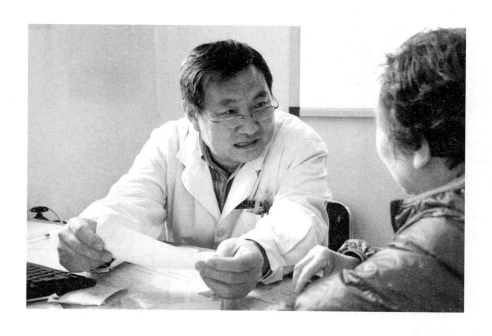

高患者的感觉没有错，昨天的手术只进行了三分多钟。据王建军介绍，手术对身体结构几乎没有任何影响，原来能练体操、瑜伽，现在同样可以，只要患者平时多注意，完全可以防止疾病复发。

"术后王大夫也教我做一些康复，如练练飞燕式，增强腰背肌加强对腰椎的保护，做什么动作，应该注意什么，非常细心。所以，我还是觉得选对了大夫！"高患者说道。

一心为患，赢得信任

"一天义诊下来，深感彝族地区还比较落后，缺医少药。赶上一个肩关节脱位的患者，半分钟解决的事，还得等义诊医疗队！"2018年9月中旬，王建军去到四川大凉山地区进行义诊，不由得发出了感慨，他在朋友圈呼吁更多的医生朋友有时间多为贫困地区的患者送医送药。

除参与义诊之外，王建军还积极在传统媒体、网络上进行科普宣传。这不仅让更多的人了解骨伤病的相关知识和中医疗法，还让不少有需求的患者认识了王建军，有了治疗的转机。坐在眼前的赵姓患者，就是这样一例。

家在河北张家口的赵患者腿膝盖以下犯凉十多年，夏天时连电风扇都不能吹，得拿毯子盖着。除了犯凉，上楼也常常伴随着膝盖痛。这么多年来，赵患者也找过不少医生，也尝试过各种方法，贴膏药、扎针等，但自己的情况并没有多少好转："今天用上药行，第二天就又发作了，都只是治表。"

2018 年 3 月份的一天，赵患者在家里看电视，看到王建军出现在中央十套《健康之路》节目中，介绍到中医治疗骨伤病的理念和方法。看完节目后，赵患者心中又燃起了治疗的希望。这之后，他从老家专程到北京找王建军问诊。

患者病症从中医上来讲是阳虚，而由于病程长，可能需要较长的调理时间。所以，在治疗之初，王建军便告诉患者，如果想彻底治好病，可能要打一场"持久战"，而赵患者也是抱着信任的态度参与到治疗之中，按时来找王建军开药。

转眼半年过去，赵患者的情况得到很大改观。程度较轻的右腿已经基本治愈，如今天气暖和，双腿的凉感更微。对王建军的治疗，他更加有信心："相比之前，这已经好很多了，所以我特别信任王大夫。"

"信任王大夫"的患者很多。在门诊时，一位女士悄悄走进了诊室，正在看片子的王建军很快认出了她："您来了。"女士笑了，跟王建军说道："没其他事，我就过来告诉您一句，我妈那手术做得挺好的！"这位女士姓郭，她的母亲患强直性脊柱炎，目前接受药物超声导入治疗，第一个疗程还没进行到一半，患者就感觉得到很大改善。

而跟诊记者没想到的是，眼前的这位郭女士也是王建军治疗过的患者，去年的她，刚刚度过一场"生死之劫"。

郭女士是典型的都市白领，做财务工作。三十多年的伏案工作让她的颈椎遭受了巨大的损伤，后来的检查结果表明她患上了颈椎病和颈椎骨性关节炎。

"特别特别痛苦，我感觉我的脖子已经支不住我这个脑袋了。"近 6 年来，郭女士感到自己脖子和肩部的疼痛、不适一步步加深。平时工作几个小时，她就需要请同事帮忙揉一揉，回到家里还要请家人帮忙揉。除此之外，她还不时去按摩医院按摩。但是，这些都只能暂时性地缓解她的疼痛。

去年的3月份，因为连续加班，郭女士肩颈部和脖子酸痛再次加重。与以往不同，这次病情加重伴随着双手麻木不适，而且开始影响到她的夜间睡眠，她不得不开始使用一些安眠药。

6个月后，经过保守治疗病情不得缓解的郭女士感觉自己实在扛不住病痛的折磨，在一位朋友的推荐下找王建军动了手术。

"我真的是应该感谢王大夫！"如今的郭女士已经完全摆脱了脖子痛的困扰，只是低头的活动稍微有一点受限，原因在于她进行了颈椎的人工间盘置换和椎间融合。

"她的两个间盘突出，切除后如果都安装人工间盘，一个就要6万块钱，很贵；而椎间融合器很便宜，最贵的就两万。安一个人工间盘，再用融合器融合一节，活动幅度会小一些，但不会太明显，还能省点钱。"椎间融合器原是治疗此类疾病时用的植入性医疗器械，没有人工间盘先进，但王建军对这一"过时"的器械并没有偏见，只要能为患者的治疗发挥作用。

在不影响疗效的情况下，让患者尽量少花钱，是王建军一贯的追求。很多颈椎病患者非常痛苦，严重的影响他们的学习工作和生活。前年有一杜姓患者，因为颈椎病导致颈肩疼痛、头晕、头痛、恶心、视物不清、烦躁易怒等严重地影响了她的学习，学业不能继续，不得不休学，经过吃药、输液、按摩、针灸等都不能解决病痛，后经人介绍找到王建军医生，他用宫廷正骨理筋方法给患者治疗了一次，患者立即感觉颈肩疼痛缓解了，头晕、头痛、恶心也没了，马上神清目爽，原来看不清的小字也能看清了；后来又巩固治疗了一次就恢复上学了，后来成功实现了自己的留学梦想。

还有一张姓患者，做书法工作，六十多岁的人患颈椎病有二十来年了，经过多次住院、输液、打针、按摩、针灸都没能解决问题，颈肩僵痛、头晕眼花严重影响到他的事业，稍小的字都写不了。书法家写不了字得多痛苦，而且严重地影响了生活，由于眼睛视物不清，老有睁不开眼的感觉，所以开车都受到影响，在高速上开车从来不敢开到80迈，也是经人介绍找到王建军医生，他用宫廷正骨理筋方法给患者治疗三次，患者就感觉颈肩僵痛缓解了，神清目爽，原来看不清的小字也能看清也能写了；至今已有两年多了没有再复发。

当然也有病情较重的患者，就得进一步治疗了，一月前一刘姓白领女士，整日伏案工作，患颈椎病五年多了，非常痛苦，颈肩疼痛，僵硬，引起头痛、头晕、恶心、视力受到影响，始终没能解决痛苦，也是想法找到了王建军大夫，王大夫根据患者病情，建议进行等离子髓核消融治疗，3分钟患者的问题就解决了，治疗完在手术室当场就非常高兴，非要和王大夫来个熊抱，说可是解决她的困难了。这两天来复查，患者所有症状都已消失，马上就要出国参加咱们的一路一带建设，继续为国争光了。

正是这样的"用心"，让王建军赢得了患者的信任和赞誉。

专家简介

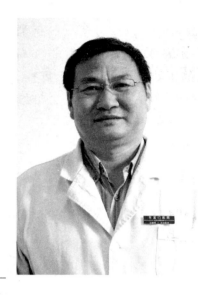

王建军，北京中医药大学东直门医院骨二科主任，主任医师，硕士研究生导师。首都劳动奖章获得者，北京市东城区知名中医专家，北京中医药大学第七临床医学院名老中医工作室学术带头人，北京市中西医结合学会骨科专业委员会副主任委员，中华中医药学会整脊分会常委，中国中医药信息研究会正骨推拿分会常务理事，中国中医药研究促进会外治分会常务理事、膝关节保护专家学组成员，北京市突发公共事件中医药应急专家委员会骨科专业组专家，东直门医院"全国乡村中医师3+3提升工程"项目指导老师，北京市昌平区中医院骨科学术主任，河北省涿州市中医院师带徒指导老师，师承宫廷正骨理筋学派，曾率队参加汶川大地震抗震救灾，在德国工作讲学多年。

专长：擅长中西医结合诊治骨伤科疾病，尤其在颈椎病、腰椎间盘突出症、椎管狭窄、骨性关节炎、肩周炎、各种创伤方面经验丰富。临床治疗中坚持阶梯治疗，善于用宫廷正骨理筋手法配合药物治疗骨伤科疾病；运用等离子髓核消融术、微创截骨保膝术等微创技术治疗颈肩腰腿痛疾病经验丰富；可熟练开展颈椎、腰椎、关节、创伤等各类骨科手术。

出诊时间：周一、周二和周五上午。

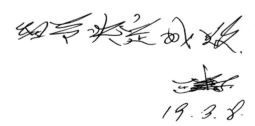

19.3.8.

李军：妙手助家庭"孕"幸福

跟诊记者：吴海侠

摄影记者：李　丹

跟诊时间：2019 年 2 月 28 日

　　周二下午 1：00，北京中医药大学东直门医院妇科就已开始了忙碌的接诊工作。贴着"男士止步"的玻璃门里的走廊上，满是等候的患者。主任医师李军的诊室在走廊尽头，不仅门口坐满了待诊的患者，诊室内也有四五位患者围在李军主任的桌旁。

　　叫号、写病历、看病、开药，李军和她的两名研究生明确分工，井然有序地忙着。但是，时常有患者进来找李主任加号，她们抱怨着"李主任的号太难挂了，网站上的预约号真是秒杀，转眼就没有了；现场挂号也是非常难，早上 8 点前，全天的号就挂完了。"李军主任总是二话不说，给患者加号，她说："我最讨厌号贩子炒号了，我辛苦点儿，多加一会儿班，尽量给患者都看了，以免她们找号贩子，花冤枉钱。"她温声细语，不急不躁，总是挂在脸上的微笑令人心安。

　　师从著名中医妇科专家郭志强教授，李军秉持中医辨证论治、整体观的治疗理念，善用独特的中药序贯疗法治疗女性患者的不孕不育症、盆腔炎性疾病、各种月经失调、痛经等妇科疾病，守护着广大女性的健康。

耐心聆听，贴心嘱咐

　　"医生，您说我这到底是因为什么呀？"一位文姓患者在断断续续聊了一会儿自己的状况后，还是掩饰不了内心的焦虑。一年多来，她的月经量变得很少，护垫都几乎用不上。上一个月，服用了李军教授开的方子调养，觉得自己气色变好了，体力增强了，但月经目前还没有很大起色，不免有些着急。

李军认为，经过一个月的治疗，患者身体状况已有一定改观，但是从目前的脉象看，患者还是存在肾虚肝郁。加之患者病程比较长，病去如抽丝，还是需要更长时间的调养。月经量过少的原因有很多，如子宫内膜炎、宫腔粘连等，目前从检查上看，该患者没有器质性病变，其原因还是与内分泌失调有关，像情绪不稳定、生活不规律、精神紧张等都可能是患者月经量少的病因，所以文女士更应该放松心情，积极治疗。

"那我是不是要一直这样下去呀？喝了不到一个月，我就觉得喝腻了，但是为了治病，还是喝了下去。"这位患者有些无奈和发愁。

李军笑着劝慰她："月经量少有时候就比较难调。从医学上来说，一个好的卵子从一开始被激活，到最后发育成熟、排卵也得需要将近三个月的时间，所以一般调经至少都得奔着3个月了。您也放松放松，别太焦虑了！您的这个月经量少也不是什么太大事，也不会影响以后怀孕生孩子的。"

得知问题不大，文患者这才放松下来。

确实，有不少患者都希望在调经的基础上能怀孕。34岁的张姓患者想要个孩子，但是有慢性盆腔炎，下腹痛了半年多，最近几个月也在接受治疗。换了几位医生后还是觉得李军教授最好，所以近来两三次都来这边就诊。不过交谈时，备孕的她还表达出了自己的担忧：之前流过产，而且检查出多囊卵巢综合征。

多囊卵巢综合征（以下简称"多囊"）是生育年龄妇女常见的妇科内分泌疾病，除可以造成女性排卵障碍，时间长了也可能会导致患者代谢紊乱，出现肥胖、糖尿病，增加子宫内膜癌的风险。但李主任认为，张患者目前能正常排卵，激素水平也没有表现出异常迹象，不能确诊为多囊卵巢综合征。其流产的原因不一定与多囊有关。女性自然流产和胎停育最常见的病因就是黄体功能不足。另外，现在男方因素导致流产的也很多，因此需要男方查精液常规检查。

"黄体功能不足需要调，不然怀孕还是有风险。"李军说。黄体功能不足的患者，从中医上来讲是属于脾肾阳虚，也就是俗称的"宫寒"，"夫寒冰之地，不生草木；重阴之渊，不长鱼龙"，所以脾肾阳虚之人，胞宫虚冷，胚胎无法着床，难以怀孕；气血不足，无以养胎，容易流产。这类女性常表现为畏寒肢冷、小腹及腰骶凉、痛经、月经量少、血色暗、夹血块等，我们也可以从基础体温变化上就判断黄体功能：正常情况下，女性排卵之后体温会升高 12~14 天，如果高温持续少于 10 天的话就说明可能是黄体功能不足。

张患者对于黄体功能不足的表现还是不够了解："体温要升多少才说明黄体功能好？"

"一般排卵之后会升高 0.3~0.5℃。"李军特意给张患者推了某平台上她写的一篇推文，教患者学习怎么测体温，怎么记录以及如何判断自己的相关状况。得知患者最近要出国，她说"看不懂的话您就拍好发给我，我给您看。"

问诊结束，李军拿出底方和拿药单子，详细交代吃药的顺序。患者感谢过后就准备走了，李军还是不停地叮嘱她平时生活要有规律，别吃辛辣刺激的东西，别贪凉、别熬夜……

听着李军的叮嘱，张患者感激不已，她强烈"要求"李军能赶紧一个自己的公众号，多做科普宣传。她向跟诊记者说道："我也没有认识李主任多久，但是我觉得李主任真是太好了，她不会像一些医生说的话那么吓人，而是跟你好好解释。"

但李军的叮嘱还是没有结束："现在好多人就是压力大，很容易出现内分泌失调，表现为各种月经失调。现在月经量少的人特别多，后来一查没什么器质性的问题，就是情绪、精神紧张造成的，熬夜等不良生活习惯导致的。"

面对如此贴心的叮嘱，张患者感激地说道："好的！谢谢您！等我回来歇假，如果不舒服，我还来找您！"

中药序贯疗法为特色

月经失调是常见的妇科疾病，中医在治疗该病积累并形成了比较成熟的治疗理念和方法，著名中医妇科专家郭志强教授曾说："不损天然之气血，便是调经之大法"。李军的治疗依循了老师的方法，坚持辨证施治、阴阳调和，适应患者子宫阴阳气血的变化，通过药物调养，使患者月经恢复正常状态。

对于女性来说，月经失调最容易发生的阶段就是青春期和更年期。所以，找李军调经的患者中也不乏一些年轻的姑娘。还在大学念书的狄姓患者就是一例。不过与上述几位月经量少的症状相反，她是月经出血不止，按中医诊断为"崩漏"。

看上去小洑同学脸色不太好，有些偏黄。而她跟记者说最初的情况比这要严重很多，来看病时出血已经持续了一个多月，引起中度贫血，气短乏力，自己觉得流血都快要流死了。

"这种病治起来比较麻烦，患者们往往是好长时间不来月经，一来月经就持续不止，造成贫血。"李军说。

中医治疗崩漏，首先是要塞流止血，血止住后继续调理月经，让月经能按时来，防止复发。因此，虽然3个月前小洑同学的崩漏已经治疗后血止，李军教授还是让小洑同学坚持每天测量体温，并且每两周来医院看一次，继续予中药调经治疗。目前，洑患者这三个月来月经都是按期来且都能按时排干净；她也坚持每天量体温，从记录的体温变化数据看，这几个月她也都正常排卵——排卵后体温会升高0.3～0.5℃并持续12～14天。

"所以在我们看来，她已经被治愈了！"李军欣慰地说到。她给姑娘开了两副方子，叮嘱她先把五副的吃完了再吃七副的。这次的药吃完了，就不用再来看病了，以后生活中还是要注意，不要熬夜……

在跟诊的过程中，记者发现，李军给患者们开的药往往不是单个方子：有时候是两个方子，有时候是三个。她介绍到，患者月经期分不同阶段，每个阶段子宫气血阴阳的变化不同，所以用药也不一样。而这也正是李军及其团队的一个治疗特色——中药序贯疗法。

按中医上讲，女性的子宫是"奇恒之腑"，有它自身运转周期，医治它也应当遵循它的规律，做到当泻则泻，该藏则藏。月经期时，子宫的作用主要是通泻，所以要活血化瘀，促进它泻的干净，让它在下一个周期才能藏得更好；月经后不久，子宫血海空虚，这时以补肾、补气血为主；快到排卵期时，子宫"重阴转阳"，需要加上一些温阳的药物促进它从阴引阳，让卵泡排出来；而排卵之后是一个阳长阶段，这时要用一些补肾阳的药物……

这与西医的治疗理念与方法就有很大不同，甚至一些中医的治疗手段也有所区别：对于排卵不好的患者，西医往往是用一些促排卵的药物或者激素"对症下药"，而很多中医始终是用一个方子，只不过在药量上会根据阶段有所调整。

"这一方法强调有序而无期，从月经期、月经后期、排卵期以及经前期等不同时期，我们用的药是不一样的。我们所关注的是在此阶段气血阴阳是否达到此阶段该具备的水平了，比如正常人在月经的第14天就该排卵了，一般从月经的第15天就开始用月经前期的方药。但如果这时候患者卵泡还没长起来的话，我们就不能给予促排卵，而是应该继续给予月经后的方药，促进卵泡生长，待卵泡成熟后再用排卵期的方药促排卵。所以调经后患者的月经周期可能是错后的，甚至有可能四五十天来一次月经，但患者是有排卵的，是能够怀孕的。"李军说。

月经正常的情况下，女性排卵期是从下次月经第一天开始算，倒数第14～16天为排卵日。而在李军看来，只要患者有排卵、卵泡长好了，不一定非得到那个时间段排卵。临床经验证明，经过中药调理后，患者月经时间可能还是提前或错后，但是却能排卵。也正因为此，李军叮嘱患者每天坚持测基础体温，目的就是看患者有没有排卵、排完卵之后黄体功能好不好，以此来判断疗效以及患者的生理状态正常与否。

妙手送子，缔造女性幸福

中国的家庭里，孝的传统观念重，这使得生子的愿望在中国夫妻的身上表现得尤为明显，而女方的压力往往更大。门诊期间，就有一位患者急切地问李军"您觉得我离怀孕还有多远？"与女性不孕不育患者的焦虑相对应，全球疾病负担（Global Burden of Disease）的数据显示，2017年，中国女性的不孕发病率为2705.66例/10 0000人，在全球范围内处于较高水平。

上述的对比，或许更能凸显出治好不孕不育对于女性患者的意义以及医生的功德。在李军诊桌旁边的墙上，挂着好几幅锦旗，都是一些在李军治疗下怀上宝宝的患者送的。最近的一幅是今年1月份一位姓张的患者赠送的，上面写着：妙手丹心，誉满杏林。凭着高超的医术，李军已经帮助一位又一位女性患者实现了当妈妈的愿望。

"我是之前找过您的。"李女士特意来找李军备孕，带着坏笑的她正给李军一些提示，看李军能不能认出她。

"你是2016年怀上的，对吧？"接触过太多患者，李军不是特别确定。

"对的，2016年9月怀上的！"李女士很高兴李军还对她有印象。当被问起是男孩还是女孩的时候，她开心地笑了，说："男孩，顺产！所以说，我还是找您！"

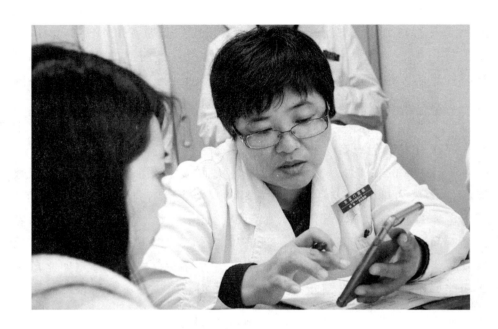

在交谈中，记者才知道，李女士备孕的路走得并不容易：第一次检查出怀孕是在8年前，结果三个月后胎儿停育了，只好做了清宫手术。随后便一直采取避孕措施。

"其实当时一开始我就感觉胎儿不太行，但是为了要孩子硬挺到了第三个月。"李女士说。2014年，李女士和丈夫又有了要孩子的想法，于是便各处打听，几经辗转找到李军治疗。在李军的中药调理下，李女士终于怀上了宝宝并且顺利生下来。如今的她知道李军是助孕能手，特地把她介绍给同事，好几个同事也已经在李军教授的治疗下成功怀孕生子了。

如今的李女士还想再要一个孩子，于是再次造访李军。这两个月来，她月经量少，而且一来月经就感到疲惫，胃口也不好。在得知李女士的情况后，李军还是准备给她进行中药调理。她把方子开给李女士，让她在家坚持测基础体温、注意保暖，并提示说方子里有些补的药，上火就多喝水。

最后李军打开她的iPad，问李女士："孩子生下来多重？"

"7斤7两。"

"挺好！"记下了相关信息后，李军笑着对跟诊记者说，"我调过的最大的一个孩子，生下来的时候有10斤6两！"

在李军 iPad 的一个文件夹里，存放着很多病历资料，都是一些成功怀孕的案例。她准备把这些案例收集起来，在之后进行总结学习。"在备孕方面，中医的科研可能相对比较弱，因为没有相关规范，但是从效果上来说的话，中医有它独特的优势。"李军说。

就中医来说，不孕症包含的疾病很多。比如排卵障碍可能表现为月经不调（—闭经、崩漏等）；黄体功能不足，表现为月经提前、经期延长、痛经等；输卵管不通也是常见的不孕病因，有的人可能有盆腔炎病史，经常下腹疼痛，也有的人没有任何症状。中医治疗不孕症往往辨证与辨病相结合，患者可以边治疗，边检查，对于求子心切者来说不会耽误时间。

对于一些器质性病变的治疗，西医有它的优势，但对于一些功能失调性疾病，如排卵不好、黄体功能不足，西医的方法有限，效果也并不理想。而中医的辨证施治、整体调理在这些方面能起到比较好的效果。在李军治疗过的患者中，有很多之前尝试过试管婴儿没有成功，甚至说试管取不出来卵，而在李军的中药调理下就自然怀孕了，其中一位在留言中写道："从备孕到保胎一直在李军大夫这里看，现在儿子已经两个多月了。非常感谢李军大夫……有机会一定带着儿子去当面感谢。"

也有很多患者曾经对于中药助孕和保胎有一些顾虑，怕生出来的孩子有问题，李军团队曾经对治愈的 246 对不孕夫妇的 256 例子代进行回顾性研究，发现经中药治疗所生孩子的出生体重、身高、新生儿评分等各项指标均正常，无出生缺陷及先天性疾病发生。

专家简介

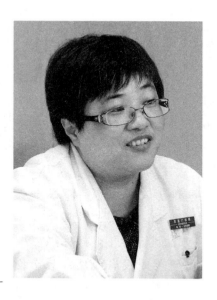

李军，北京中医药大学东直门医院妇科主任医师，教授，硕士研究生导师。中西医结合妇科临床博士，中医妇科博士后。师从于著名中医妇科专家郭志强教授。多次被评为医院先进个人、北京中医药大学优秀教师。主持和参加全国名老中医传承工作室建设郭志强名医工作室项目、国家"十一五"攻关课题、国家自然基金、教育部博士点课题、北京市自然基金、首都发展基金、北京中医药大学校级课题等多项课题。主编专业书籍2部，副主编及参与编写专业书籍8部。任中华医学会中医妇科专业委员会委员，北京中西医结合学会生殖医学专业委员会常务委员，北京中医药学会生殖医学专业委员会常务委员，北京女医师协会妇产科专业委员会委员等职。

专长：擅长治疗不孕症、盆腔炎性疾病、各种月经失调、痛经、宫颈病变、先兆流产、更年期综合征等疾病。

出诊时间：周一、周二、周四全天，周二晚上（东直门医院）；周五上午（国际部）。

作为医生要有良心.善心.
仁心和信心.感谢患者
对我的信任！患者得到
治愈是我最大的快乐！继
续努力成为一名好医生！

李军

2019.2.28.

12. 清华大学附属北京清华长庚医院

陈旭岩：拥有理想主义的"大爱"医者

跟诊记者：韩冬野　李海清

摄影记者：李　丹

跟诊时间：2019 年 4 月 23 日

北京北五环外的"天通苑"，号称"亚洲最大社区"。据统计，仅两个街道的常住人口就有 20 多万……人口密集区，最少不了的就是医院。2014 年 11 月，清华大学附属北京清华长庚医院正式运营，最大的受益者就是社区里的急重症患者，守着家门口的医院，可以安心睡觉了。周二上午，记者跟诊的专家正是清华长庚急重症部的掌门人——陈旭岩。

做特色的清华急重症

陈旭岩，曾担任北京大学第一医院急诊科主任十几年，拥有 25 年的临床急危重症诊治经验。2014 年，她放下了原有的稳定和光环，加入新成立的北京清华长庚医院，担任急重症部部长一职，综合管理急诊科、重症医学科、普通内科。

如果说陈旭岩把青春献给了急诊一线，进入知天命的年纪，她选择了再次出发，带着新团队，镇守天通苑乃至京北地区，倾力为这里的急重症患者守一盏长明灯。

走进清华长庚急诊科，急诊留观已经满床了，过道里还加了一些临时病床。其中的老年患者占大多数，这也是老龄化社会每家综合医院都面临的棘手问题。"keep moving"，为了解决这个问题，陈旭岩提出了这一策略。为此，她整合急诊、重症与普通内科为一体，形成"3X=Y"的医疗格局，"急诊的患者来院后即可得到好的救治，重症的有 ICU 接着，病症平稳后，还有普通内科接着，形成较清晰的患者动线。"

2018 年 8 月，一位 90 岁高龄的清华教授因为中暑继而发生肺部感染，经急诊入院，后转到 ICU 进行重症监护与支持，病情有所缓解后，转入普通内科病房，进入恢复期后，则回到清华校医院继续接收基础治疗；然而病情反复加重，又转回北京清华长庚医院……

像这样的患者不在少数，既要保证患者的安全和治疗需要，又要充分而合理使用有限的医疗资源。为此，2018年，陈旭岩在原有的3X基础上，带领团队在普内科病房区域又开通了5张过渡ICU病床，让那些"不是最重但仍然重"的患者拥有合适的治疗场所。过渡ICU为急重症部开了一个特殊空间，节省了最优质最昂贵的ICU资源，分层更加优化细致，"而且这些相对稳定的重患者，可以处在一个更加轻松的、阳光可达、亲人可及的温馨环境里，由此而来的人文关爱的力量不可小觑。"在国家大力提倡分级诊疗的大背景之下，就在一家综合性的公立医院里，陈旭岩在她的"区域医联体"里，依据着患者的病情严重程度，进行着分层、分级诊疗，让患者流动起来，让资源充分发挥效能。

张弛之间见医者智慧

陈旭岩每周二上午出普通内科的门诊。步履匆匆而入，不改急诊医师本色。

记者跟诊的这个上午，共计23位患者，以基础病、常见病、综合疾病病患为多，但从陈旭岩和患者的沟通中能感觉到鲜明的特色——张弛有度。

一位26岁的女患者持续高热5天，刚刚退热来复诊。陈旭岩看完她的CT报告后，安慰道："肺炎的治疗是有效的，下一步就是需要慢慢恢复。"听到慢慢俩字，患者有点心急，她本来想明天就上班的。陈旭岩立即严肃地重申，退热不等于痊愈了，身体完全恢复至少需要两周时间："来，我现在就给你开此时最好的药——病假条。得了病，就不要强迫自己坚持工作，身体是自己的，等肺炎彻底痊愈了，上班更踏实。"

一位流感患者持续高热三天了，她坚信输液、输"消炎药"可以很快退热。陈旭岩耐心地给她解释："你得的是乙型流感，已经服用特异性抗病毒药物。您说的'消炎药'是没有作用的，增加可能的副作用、耐药风险和花费。另外，你基本可以正常吃饭，尤其饮水充足，是没必要输液的。"这样的话陈旭岩反复耐心说，直到患者能接受，同样嘱咐她充分休息的必要性。

一位年轻女性患者的困扰是"只要吃了酸酸的食物，嘴唇立刻肿起来，严重的时候甚至闭不上嘴巴。"陈旭岩仔细询问她每一次发病过程，从诱因到过程到缓解，包括和劳累、心情、气候、环境等的关系。而患者最担心的是影响形象。而陈旭岩说："作为医生，我最关心的是，这种发作会不会致命，之前不会、之后会不会呢？哪怕仅仅是可能性。"她反复询问，嘴唇肿痛的时候，是否还伴有憋气的感觉，有没有心悸，是否头晕，有没有意识丧失。随后，给她详细地分析，嘴唇瞬间肿很可能与食物或某种成分过敏有关。第一要紧是避免接触类似的食物，需要警惕出现喘憋和其他严重状况，告诉她到哪里查过敏原。最后，陈旭岩给她开了几片口服类固醇，防备意外。"当然，还有一剂药是不需要处方的，就是好好检讨你的生活状态和压力，是否超出了你身体可以承担的。"

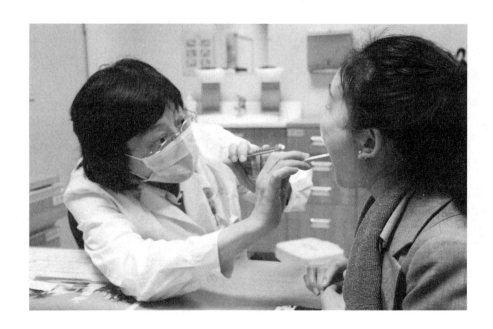

诸如上面的对话在陈旭岩的门诊比比皆是。一张一弛间，体现着这位医者的智慧。"一张"，用专业的严谨性教育、纠正患者；"一弛"，则用幽默让患者感到放松和愉悦。陈旭岩说，得益于急诊科接诊的患者广、起病急、情况复杂，这造就了急诊大夫具有很广泛的阅历和很好的洞察力，也让她在看诊时，很好地掌控与患者交流的节奏。

陈旭岩对跟诊记者说，普通内科是清华长庚的一个特色，至少对现有的分科过细、专科过专是一个补充。其一，方便不知道去哪个专科看病的患者；其二，方便了本身就有很多跨科疾病的患者，尤其老年患者；其三，方便辗转多医院、多科仍然诊断不清的疑难患者，尤其是复杂感染患者；其四，方便那些您今天跟诊无法体验到的、普内科病房收治的众多急诊转上来的比较重的、多跨系统的患者。

把人文植入医师培育的根基里

陈旭岩忙碌异常，作为部长负责三个科室的管理，每周出门诊，此外作为院领导，她还要处理各种行政事务。但忙碌之中，她最关注的是医学教育。"教育是永恒的主题，临床教学是医院的另一条生命线。"

2003 年，陈旭岩完成起草了我国第一部"3+2"年急诊专科住院医师规范化培训细则，成功在北医系统推行。为此曾先后赴加拿大、美国、新加坡、法国等地学习专科住院医师培训计划与实施。这些国际性交流学习，以及国内的教育实践，为她积累了丰富的医师培训经验和设想，她在长庚模式的住院医师-专科医师一体化培训体系中找到契合点。于是她带着深厚的临床经验和成熟的教育理念，惠及清华的新平台。"希望把我的能力和资源用在做更有意义的事情上，比如医学生和住院医师扎实规范的专业训练和人文素养的培育。传承加之创新，就可以带来一点改变，生命就有新的活力和意义。""到了清华长庚 5 年，大概 1800 天，从来没有过午休，除了周二院务会和其他必须参加的会议，其他时间都是教学，陪在住院医师身边。住院医师们日新月异地快速成长就是我要的回报吧！"陈旭岩说道。她的语气风轻云淡的。

"医疗人文"是陈旭岩最常和医师们灌输的理念。那是 2017 年夏天，北京进入持续桑拿天模式，伴随着刺耳的急救车声，一位高热昏迷的环卫工人被院前医务人员推入清华长庚的急诊大厅。"他被路人发现时就倒在地上，现在体温 41℃，没有意识，没有家属，没有找到证件，没有钱。" 120 的医生简要地介绍着病情。面对这样的"三无"患者，生命至上，"快进抢救室"，训练有素的医护人员立刻围拢过来，第一时间启动了紧急医疗，争分夺秒进行抢救，并同步向科主任和院内主管部门领导汇报。为了同一个目标，大家默契地兵分两路！一路立即冰敷擦浴快速物理降温，一路立即给予心电监护氧气吸入，开通静脉抽血、快速输液。望着满身呕吐物，摸着滚烫的额头，护士顾不上脏累，迅速为患者除去衣衫，擦干净身体，几位身形单薄的小姑娘，愣是托起身材魁梧的壮汉为治疗做准备。"我们一定要在20分钟内把体温降到39℃以下！"徐婷医师迅速制订治疗方案，指挥若定。空调屋、电风扇、冰袋、冷水！降温措施悉数到位！

患者表现出的体温高和意识障碍仅仅是冰山一角！严重的低钠血症，严重的横纹肌溶解症，急性肾功能不全，弥散性血管内凝血（DIC），消化道出血……一个个严重的并发症和多脏器功能衰竭，"招招致命"，还同时发生在同一个人身上，对生命的威胁性急剧增加！抢救室就是战场！医生护士就是冲锋队！注射器留置针就是武器！一场没有硝烟的战争打响了！时间一分一秒地过去了，核心体温迅速降下来了，经过快速补液，患者血压平稳了！血钠水平在以控制速度缓慢升高！尿量逐渐有了！经过下午和一夜的奋战，室内的曙光伴随室外的黎明一起悄悄来到，患者的体温稳定了，抽搐停止了，意识有所好转了！慢慢地可以开口缓缓说话了，可以小口小口地进食了，最后患者在医护的搀扶下能下地绕床慢走了……经多方寻找终于赶到医院的家属，听病友叙述这几天的患者情况和医院的抢救，泣不成声，难以表达感激之情。

直到现在，成功抢救一个生命，让患者回归家庭、社会，回归和谐的生活，"我还像第一次成功抢救患者时一样兴奋、激动、幸福"。每到夏天，看到街头在烈日下工作的环卫工人、外卖小哥、交警，陈旭岩都会回想起那位"三无患者"——他回到工作岗位了吧？要好好的啊！"医疗人文的内核应该是对所有生命的敬畏，一种生命价值平等的理念，一颗竭尽全力去救助的心。当然要基于技术、能力和规范。这就是医学教育的内涵，技术+人文+爱。"陈旭岩说。

专家简介

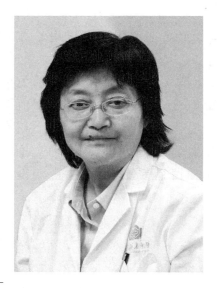

陈旭岩，医学博士，主任医师。清华大学医学院副教授，硕士研究生导师。清华大学附属北京清华长庚医院急重症部部长，急诊科主任，普内科主任。擅长急重症感染的诊治和抗菌药物合理使用，以及内科综合性疑难复杂疾病的诊断和鉴别诊断。

现任中国医师协会急诊医师分会常务委员、副总干事，兼任急诊抗感染联盟主席、急诊女医师专委会主任委员；中华医学会急诊医学分会感染学组副组长；国家卫计委全国基层医疗机构抗菌药物合理使用项目组核心专家，等职。

专长：各类急危重症患者的抢救和早期目标治疗，多脏器功能不全患者的救治和器官替代治疗。

出诊时间：周二上午。

我将无我，患者至上。

世上没有一种职业能够和医生相比，

至善、至美、至温暖，直达人心。

陈旭岩

2019.4.23

王贵怀：专注脊柱脊髓，追求卓越医品

跟诊记者：张　红　韩冬野

摄影记者：李　丹

跟诊日期：2019 年 4 月 22 日

"怎样的医生是人民的好医生？"

"诊断明确，疗效好，讲解细致，让患者清晰地了解病情；没有大医生的架子，平易近人……"在清华大学附属北京清华长庚医院神经外科主任王贵怀教授的门诊，一位脊膜瘤患者术后对记者说。"王主任就是这样一位好医生，我信赖他，愿意把生命托付给他。"

让患者清晰了解病情

一上午门诊，28 位患者，王贵怀看完最后一位患者已是下午 1 点多，记者从跟诊中发现，王贵怀把更多的时间用在了对患者发病机制与诊疗方案的详细讲解上。

神经外科疾病主要涉及颅脑与脊柱脊髓，病情常以复杂危险严重为著，许多患者对所患疾病的病情知之甚少，而患者及其家属也是治疗最重要的决策者之一，如何让他们更加从容、坦然地做出选择，王贵怀把"解说"的责任落到了实处，用通俗易懂的话语详细解释病因和治疗方案，"我说的你听懂了吗？"这是他常问患者的一句话。

一位 50 岁的高姓男患者，在外地医院做了椎管内脂肪瘤切除术后两年，尽管术区肿瘤未有明显复发，术后双腿麻木感稍有减轻，但还是感觉排尿无力，右侧臀部麻木，而且行走不超过 1 千米，左小腿便有疼痛感，表现出满脸的焦虑不安，想请王贵怀再行治疗。"手术是双刃剑。"王贵怀向患者解释道，"脊髓脂肪瘤为先天性，与脊髓紧密粘连，天衣无缝，医生在切除脂肪瘤过程中不能伤及脊髓，如果肿瘤切得愈充分，伤及脊髓的机会就越大，腿力量就可能不行了，可能导致瘫痪。"

同时，王贵怀继续解释：患者除巨大脂肪瘤外，脊髓发育也不正常，合并脊髓先天性低位，排尿无力等症状很难依靠手术解决。患者心中谜团彻底解开了，对当地医生的质疑情绪也降了下来。王贵怀又给出几点"康复训练排尿"的建议，在患者道谢离去时，不忘叮嘱"回去要好好锻炼"。

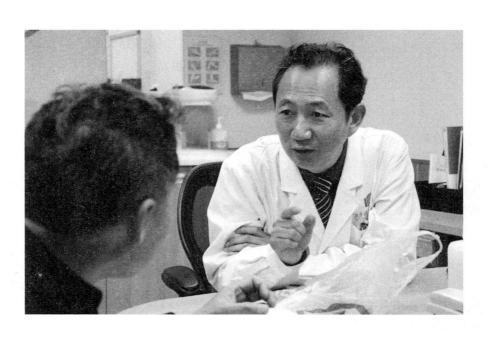

　　有时，通俗的病情解释和详尽的术后答疑并不"够用"，门诊再忙，王贵怀也会下意识地关注患者的反应。57岁的黄先生流涎近一个月，期间言语不清，两天前在外地医院行头颅磁共振检查，发现左颞叶占位性病变。"原本身体挺健康的，没有什么不适啊？"患者及其家人茫然不安地询问。王贵怀经了解发病症状特征，并检查患者颅面与四肢运动及感觉，结合影像资料特点，判断病情发展快且症状严重，考虑恶性肿瘤的可能性较大，但王主任察觉到患者焦虑的心情特别严重，因此在解读病情时，他力求简明扼要，既关注病情严重有高风险，让患者高度重视；又强调治疗方案的可控性，让患者怀揣信心与希望。患者和家属对于病情和治疗风险似乎听明白了，但手术与否还犹豫不决。"假如不手术，万一肿瘤是恶性的，那它长大后，后果不堪设想。如果肿瘤是良性的，一个月已导致言语不清，继续生长，则压迫脑组织也是很危险的。

手术治疗总的预后是好的。"王贵怀不厌其烦地再次补充解释。患者黄先生及其家人最终肯定地点了头，表示愿意接受手术治疗。

在王贵怀看来，医生不仅要用自己的知识帮助患者做出选择，也要做好人文关怀。一位女患者得知可能患了脊髓胶质瘤后，眼眶就红了。王贵怀立即给予安慰："现在是悬而未决的状态，不要硬往肿瘤上套，不要想太多，等有结果再说。我感觉你精神面貌不错，不太像非常恶性的肿瘤。"一句话不失严谨，虽然不能消除患病的可能性，但也减轻了患者的心理负担。

敢为人先的"万脊之王"

门诊中看到了王贵怀心思细腻，严谨认真的一面，也看到了他喜欢挑战的另一面。自1994年起，王贵怀师从王忠诚院士，研究脊髓髓内肿瘤的外科治疗。而脊髓是人体中枢神经系统的核心结构之一，担负传递大脑与人体各个器官的信息联系，每一场脊髓髓内肿瘤手术均存在瘫痪甚至危及生命的危险，一直被认为是神经外科的禁区。迄今为止，王贵怀已经成功开展髓内肿瘤手术千余例，治疗效果得到患者与业内的认可，是国内外在该病治疗最有经验的医生之一。

"我不挑战谁挑战。"他曾对患者和团队里的医师这样说。为此，他在脊柱脊髓领域开创了很多项领先技术，他曾率先在国内开展显微镜下切除颈椎病脱出的椎间盘并植入人工椎间盘，治疗颈椎病；率先在国内开展术中荧光脊髓血管造影辅助下的脊髓血管畸形切除；率先使用激光技术切除脊髓髓内胶质瘤等。工作近30年，王贵怀诊疗各类脊柱脊髓疾病有万余例，数量之多，质量之高，被人称为"万脊之王"。

一位刘姓的年轻女患者在母亲的陪同下前来复查。她面色红润，精神劲儿足，看似与健康人无异。令记者感到意外的是，一年前王贵怀为她实施了从延髓至胸髓长达26厘米的室管膜瘤切除术。"您是救命恩人呐。"患者母亲站在诊桌前双手合十，激动地致谢。她回忆起女儿初患病时，连饭都吃不下，被各大医院因高风险、高难度而拒绝手术，如今不仅得以存活，躯体也没有因为脊髓手术而畸形，生活质量得到保障。

"这种肿瘤"之所以惊险，不仅位置特殊——脊髓和脑干一度被视为手术禁区，而且十分巨大。1997年，王忠诚院士切除22厘米的肿瘤，这在当时被视为创造性之举。2004年，王贵怀为一名梁姓患者切除了从生命中枢延髓至第六胸椎水平长达26厘米的脊髓室管膜瘤，创下文献报道过的此类手术的记录，造就了他的"成名作"。而原先四肢瘫痪、尿便失禁的患者术后渐渐恢复，现已结婚成家，事业有成。

"第一例成功的路径艰难，所以非常重要。"王贵怀感叹。如今，他已操刀成功切除约30厘米的脊髓髓内肿瘤，手法愈加"老道"，收效更佳。"我有两个患者，一个西安的，一个山东的。他们全是大肿瘤患者，复查都结伴而行，来比一比谁恢复得更好。"说到这，王贵怀笑得很开心。

经王贵怀手术而康复的重症患者很多。一位前来复查的杨姓患者主动"表扬"王贵怀："我把片子拿给别的医生看，他们说你切得非常干净。"他于去年6月行脊髓占位切除术，收效显著，术后病理发现是一种难以完全切除的恶性肿瘤——弥漫中线胶质瘤，幸好遇见王贵怀，为他解除了生命危机。

王贵怀的手术刀使许多患者重获新生，也为他带来了来自患者数不尽的锦旗和奖杯，那是患者为他"点赞"、表达感激之情的方式。从这份认可中，王贵怀获得了满满的自我满足感，"这是一种无法用金钱衡量的自我价值体现"。

心系神外学科的发展

1994年，王贵怀以第一名的成绩成为我国神经外科开拓者王忠诚院士的研究生，时逢老师要探索神经外科"禁区"——脑干肿瘤和高颈髓髓内肿瘤的外科治疗，他便与它结下了不解之缘，"和真正的高人在一起，就做最高的事"。25年后的今天，王贵怀已成为神经外科领军式的人物，却发现这个年轻学科依然存在许多疑难病与挑战，许多脊髓顽症尚无法满足患者需求，探索研究空间巨大。

门诊里一位患者儿子前来代问诊。他56岁的母亲早前因胸椎椎管内中枢神经细胞瘤在外院接受手术治疗，效果不佳。王贵怀为其行二次手术，患者术后已能行走，MRI显示肿瘤已清除干净。然而，近日检查再次显示胸椎发生改变，肿瘤可疑复发。

"她这是弥漫性肿瘤，高度恶性，要彻底除根不复发，目前恐怕科学上达不到，医学对此还没有突破，现有的治疗方法如放疗和抗癌药等，效果不大。"王贵怀无不惋惜地向患者儿子解释。

另有一位颈椎管内脂肪瘤切除术后3月前来复查的患者，手术收效显著，王贵怀谨慎地提醒患者"瘤很可能还会复发"。原来，这是先天性脂肪瘤，属于先天畸形，无法根治……

"我还有很多问题不知道。"王贵怀深知神经外科的研究"远远不够"。来到北京清华长庚医院，他寄希望于转化医学，利用清华大学基础医学和理工科优势来发展临床研究。

跟诊的最后，王贵怀说，受老师王忠诚院士影响，他一直认为"患者是最好的老师"，年轻医生实现探索的最好方式是"到患者跟前来，看他们有什么需求"。这也是他成为一名患者认可的"人民好医生"的根本原因。

专家简介

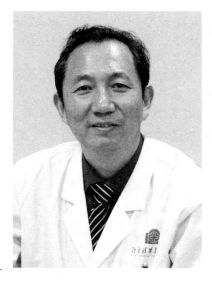

站在名医身边

医生『跟诊记』『2019人民好

王贵怀，清华大学附属北京清华长庚医院神经外科主任，主任医师，教授，博士生导师。现任中国医师协会神经外科医师分会脊髓脊柱专业组主任委员、中国抗癌协会神经肿瘤学脊柱脊髓肿瘤专业组长，世界华人神经外科协会脊柱脊髓专业委员会主任委员，等职。

专长：各类颅脑和脊柱脊髓病变的诊治，尤其擅长脊柱脊髓疾病的精准微创治疗，如脊柱脊髓肿瘤性疾病、颅底肿瘤、颅脑交界区肿瘤、颈椎疾病、腰椎病、脊髓血管性疾病、脊柱脊髓先天性疾病和脊柱脊髓创伤性疾病、各类顽固性疼痛的外科治疗，脑瘫外科治疗，脑胶质瘤的综合治疗，脑外伤与脊髓损伤后瘫痪功能重建等。

出诊时间：周一、周五上午。

病人是我最好的老师

王贵怀
2019-4-22.

154

吴巍巍：与患者"血脉"相连

跟诊记者：李海清

摄影记者：李　丹

跟诊时间：2019 年 4 月 22 日

中国协和医科大学八年制临床医学博士，导师是著名外科专家赵玉沛院士，毕业后任职北京协和医院血管外科，师从我国著名血管外科专家刘昌伟教授从事血管外科疾病的诊断、治疗和研究，33 岁晋升副主任医师，成为当时协和最年轻的副高职称医生。在这些光环下，吴巍巍足以在北京协和医院这所综合实力全国排名第一的医院里，一路平坦地成为名院名医。

但在 36 岁那年，吴巍巍做出了人生的一大选择，接受人才引进，成为北京清华长庚医院血管外科首位科主任，亲手创办起京北地区最大的血管外科之一。

虽然离开了培养他的热土，但在新的岗位上，吴巍巍依旧牢记导师赵玉沛院士教诲：关爱，是医生给患者开出的第一张处方。

扎根京北，不断成长

北京清华长庚医院血管外科目前开展了头颈部血管、胸腹部血管、四肢血管等多部位血管疾病的开放手术和微创介入治疗。科室在吴巍巍的带领下，规模与诊疗水平不断增长，为越来越多的患者减轻了病痛。

在记者跟诊中，有不少是颈动脉狭窄、椎动脉狭窄的患者。颈动脉狭窄、椎动脉狭窄分别是脑血管病和心血管病发病的高危因素，狭窄严重者需行支架术。而他们经吴巍巍行支架术后恢复良好，今天过来复诊。

"您挺好的吧？"见一位颈动脉狭窄支架术后的患者走进诊室，吴巍巍笑眯眯地问道。伴随着这声温暖的问候，患者立马回答："谢谢吴主任，我挺好的，我挺好的"。"讲讲您最近的感受吧，血压多少？脑子

155

是否清醒？头痛不痛？"吴巍巍详细地询问近况。认真听完患者的病情讲述后，又开始一一解释："我看您整体状态不错，情绪很好，从检查报告和我的基本判断，手术后恢复得不错，家人照顾得很好……"

记者注意到，吴巍巍总是笑着跟患者打招呼，随后的交流持续不过十几秒钟，但大多数患者紧绷的面孔顿时松弛下来，仿佛卸掉了千斤负重。吴巍巍这才看电脑，找出患者的资料，开始问诊。

在问诊中，吴巍巍对患者的讲解不仅详细，而且生动形象。一位27岁的年轻小伙子，由母亲陪同前来复诊，此前他由于出现持续头晕来看过，这次带来了CT检查报告。

吴巍巍把CT片子看了又看，先是告诉小伙子，他的双侧颈动脉狭窄，一侧椎动脉狭窄，其后指着CT影像说："你看，健康的血管在这里显示是透明的，可你的片子已经看不到透明了。"又给他画图解释："我们人的脑子里有四根大血管，前面是两根颈动脉，后面是两根椎动脉。直白地解释一下，前面的两根是负责干活挣钱的，后面两根负责维持生命的。现在呢，你的四根已经堵住了三根，尤其是前面两根颈动脉，几乎全堵住了。后面的一根椎动脉，长的位置还与其他人不一样，但就是这根与众不同的椎动脉是好的，你的头晕与长期脑缺血有关，脑缺血到了一定程度，就出现头晕了。你的病发现很及时，我的建议是及早手术，但这是大手术，你和家里人要多商量，好好考虑考虑。"

患者和家属对病情有了清晰的认知后，吴巍巍又给出手术建议，解释患者的脑缺血持续了一段时间，大脑已习惯缺血状态，第一次手术不要把三根堵塞的动脉全部疏通，这样大脑承受不住，要一次疏通一根，循序渐进地恢复。在吴巍巍生动详细的讲解下，患者接受了手术方案。

除忙碌的临床与科教研工作，吴巍巍还热心于公益事业。带领团队在天通苑及周边地区进行健康宣教活动，为社区居民宣教血管疾病的认知和防治。

在健康宣教中，吴巍巍特别强调，血管疾病是近二十年我国居民健康的主要威胁，血管疾病最重要的是防胜于治，通过改变生活方式如饮食控制、戒烟、适当锻炼、舒缓压力等，可有效预防或减缓血管疾病的发生，一旦出现血管疾病，应及时就医，规范治疗，避免恶化。此外，还会现场演示通过检查下肢动脉搏动情况来筛查是否存在下肢缺血性病变等科学方法，让社区居民真正掌握防治知识。

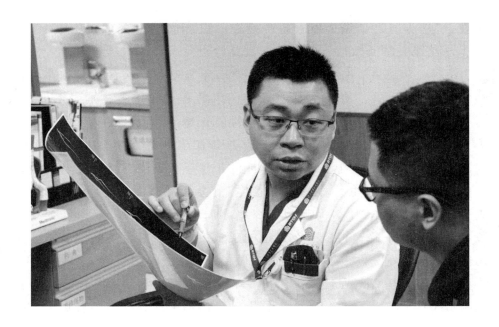

关爱患者，注重交流

吴巍巍是一位亲和力很强的医者，面对患者，他爱说爱笑，注重交流，还为患者多方面考虑。

一位外地的患者需要住院治疗，其母亲向吴巍巍咨询，儿子的医保不在北京，自费要多少钱。吴巍巍马上问患者"你的医保在哪里"。患者说在承德。吴巍巍告诉他们，现在京津冀区域可以实现医保实时结算，政策允许可以先在家乡办好手续转诊到北京，看病就方便了。如果在长庚医院做，第一次手术费用少则五六万，多则七八万。转诊到北京实时结算，医保部分可以按比例报销，经济负担最小。

一位 63 岁的静脉曲张患者术后一周来复诊，吴巍巍亲自给她检查伤口，拆下第一层敷料，给她讲解伤口恢复情况，告诉她第二层敷料会自行脱落，不必过多担心。患者诉说由于术后腿痛不敢走路，走路也是不痛的腿拖着痛的腿走。吴巍巍告诉她："再痛也要坚持正常步态走路，不要跛行。现在病治好了，完全可以像健康人一样走路，要相信自己恢复得很好。"

当患者强烈建议开镇痛药时，吴巍巍给她开了最低剂量的镇痛药，叮嘱她不要总吃，实在忍不住了再吃，镇痛药伤胃，要在饭后吃。随后又说："您今天还要做个血管超声检查，我给您开好单子，不用回一层大厅，在这层就能缴费，出门左转就是检查室。"

还有一位患者，血脂指标居高不下，不肯吃他汀类药物，怕产生依赖性。吴巍巍说："高脂血症对您的健康危害要大得多，别恐惧他汀，您看我才四十出头就吃上了，吃上指标就正常了，吃药不叫依赖。您六十多岁才开始吃，比我幸运多了。"这位患者听完笑笑说："吴主任，我听您的，回家就吃上。"接着又问起身上一些部位有时会莫名其妙地疼痛，是那种像过电一样的"串着疼"。吴巍巍简而言之："从您的检查报告上看，没有什么大问题，那些疼痛不要太担心，在您这个年龄段，激素水平下降，可能会有不适的感觉，检查没有大毛病，就不要焦虑。"随后，又叮嘱患者定期复诊，做检查。

记者问吴巍巍，为什么要花很多精力跟患者讲清楚一些事项。毕竟医院每个医生在出诊时配备了一位助理，门诊大厅咨询台还有护士，有些问题完全没必要主动交代。

吴巍巍笑着回答："医生和医生之间，最大的差距不是医术，而是与患者交流的能力。说话是解决问题的一个妙招。我们每个人都期待与他人平等交流。从表面上看，患者是求医，实际上也是给医生一个增进医术的机会，从某种程度上讲，患者是医生的老师，医生要感谢患者。所以，我认为医生主动沟通，就有助于快速与患者建立信任。有了信任，医患双方就站在同一战壕，一起对付疾病。"

为医之路，并肩而行

2013年除夕前夕，一位患者经人介绍来到吴巍巍的门诊。经过诊断，吴巍巍不禁心里一惊，这位患者得的是极其严重的主动脉夹层动脉瘤。正常腹主动脉直径 1.5~1.8cm，腹主动脉瘤直径超过 5cm，或直径小于 5cm 但半年增加 5mm 以上，即有较大破裂风险。而眼前这位与他年龄相仿的患者，主动脉夹层动脉瘤最大直径已达 16cm，濒临破裂，且伴有反复腹痛。

作为主刀医生，吴巍巍必须实话实说，他立即向患者仔细地解释手术的风险极大，希望他与家人认真讨论再做决定。患者略显踌躇，原来，他的家里只有年迈的母亲和还在上学的儿子，如若告诉家人，只会让他们担惊受怕。

当时，吴巍巍因为需要时间周详地制订治疗计划，于是先给患者开了检查，约好下次门诊时间。那天晚上下班回家，同样身为父亲的他反复思考这个病例，反复琢磨每一种手术方案，看着自己无忧无虑四处奔跑的孩子，想必患者此刻也是五味杂陈。

三天后，患者如约而至，新的检查结果出来了，与三个月前相比，主动脉夹层动脉瘤还算稳定。此时，吴巍巍已经对手术方案胸有成竹，对他解释了精心设计的手术方案，以及在手术中有可能出现的各种意外进行急救的预案。但考虑马上要过年了，还是让患者先回家过年，注意控制血压，争取年后再手术，但如果加重随时手术。

大年初七的上午门诊，这位患者又出现在诊间。他说："吴大夫，请安排手术吧，我的年过得很好，我赌一把！"吴巍巍坚定地表示会尽力。尽管早有预估，但这个手术做起来还是非常艰难，手术复杂而漫长，手术时间持续了10个小时，十分成功。

吴巍巍告诉记者："当我大汗淋漓、如释重负地走出手术室，不禁感叹，这不仅仅是一个普通大手术啊！在这场和死神的赌博里，患者将生命与家庭托付给我，幸好我们赢了！"

后来这位患者每年都会来复诊，吴巍巍和他也成了好朋友，会聊起工作和生活。这位患者把吴巍巍当成生死之交，是因为当年曾拜访过多家医院，但都被拒之门外；面对长着一张娃娃脸的医生，他心里也没底，上手术台前也打算过最坏的结果，期盼有奇迹发生。跨过生死关头，他最希望儿子以后也能成为一名医生，像吴巍巍主任一样治病救人。

"十多年的从业经历中，我与死神多次交锋。我知道，不仅是医生的努力为患者赢得生的希望，往往是患者的信任给予医生许多力量与温暖。为医之路，辛苦但温暖；并肩同行，灏灏而不殆。"吴巍巍深有感触地对记者说。

从9点到12点的半天门诊，吴巍巍看了26个患者，每个患者都病情复杂，花费很长时间。对他而言，看病不是修机器，医生需要在短暂的门诊时间帮助患者解决问题。尤其是血管外科的疾病，大多数属于功能性疾病，医生竭尽全力，就是为了帮助患者减轻病痛，所以他不仅治生理上的病痛，还帮患者缓解焦虑，治疗心理上的病痛，让他们尽快恢复正常生活。

专家简介

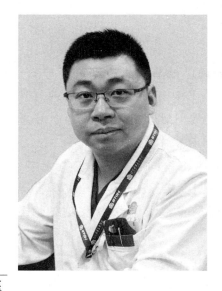

吴巍巍，清华大学附属北京清华长庚医院血管外科主任，院医品中心主任，主任医师，清华大学副教授、硕士生导师。2003年毕业于中国协和医科大学，师从著名外科专家赵玉沛院士，获得医学博士学位。毕业后进入北京协和医院血管外科，师从著名血管外科专家刘昌伟教授，历任住院医师、总住院医师、主治医师、副主任医师。2014年调动至北京清华长庚医院任血管外科科主任，学科带头人。兼任中华医学会数字医学分会青年委员，中国医师协会血管外科分会委员，中国医疗保健国际交流促进会血管外科分会颈动脉学组副组长，承担多项国家及省部级科研基金项目。2016年获"首都优秀青年医生"称号。

专长：擅长各种疑难血管疾病的手术及维持治疗，包括主动脉夹层、主动脉瘤、颈动脉狭窄、颈动脉斑块、锁骨下动脉狭窄、下肢动脉硬化闭塞、糖尿病足、肾动脉及内脏动脉狭窄、静脉血栓及肺栓塞、静脉曲张及血管畸形的手术及微创介入治疗，以及擅长肾衰患者透析通路建立及维护。

出诊时间：周一上午，周四上午。

不忘初心.
治病救人.

吴巍巍
2019.4.22

13. 北京大学国际医院

姚兰：守护生命的"麻醉英雄"

跟诊记者：张　红

摄影记者：李　丹

跟诊日期：2019 年 6 月 5 日

"生命没有重来键，一旦出手慢了，可能患者性命难保……我们的麻醉医生，接到抢救电话时，通常都是疾跑着到位的，甚至边跑边指挥救治，不能有丝毫懈怠和耽误。"

作为"站在外科医生背后"的麻醉医生，北京大学国际医院麻醉手术部、疼痛科主任姚兰二十多年来一直坚守在自己的麻醉岗位上，用丰富的临床经验带领团队为每一位患者尤其是重症患者保驾护航，为多位外科界的医生翘楚攻克众多手术难题提供了强有力的支持，在舒适化医疗阔步向前的今天，成为许多有舒适化需求的患者包括癌痛患者解除病痛的可依靠的专业伙伴。

为挽救患者敢于挑战高风险

"只有小手术，没有小麻醉"。麻醉流程精细、严谨，每一步操作和术中管理对确保患者生命体征稳定、手术效果、患者预后及转归都很重要。面对不断提升的业界高要求，姚兰主任和团队伙伴在围术期麻醉管理中表现出极高的专业水平、沟通能力和人文关怀。

姚兰主任强调，作为麻醉医生术前应充分了解患者的诊疗经过、病史和个体特征等情况，制订合理的麻醉方案，准确无误地完成好风险性很高的麻醉工作。对于特殊病，如困难气道、术中可能发生的难以控制的大出血以及合并症较多的危重症患者，术前启动和完善 MDT 讨论，做好相应紧急预案。术中麻醉管理努力做到精确调节精准管理，维持最适宜麻醉深度做好术前准备术中维持；在保证患者舒适无痛的同时，减少麻醉对身体重要脏器的影响。麻醉医生工作的特殊性要求在工作中眼

站在名医身边

医生跟诊记

『2019人民好医生』

观六路，耳听八方，时刻关注监测患者脉搏、呼吸、血压、血氧饱和度及体温等各项生命体征，对异常数值保持警惕，并随时应对紧急情况，力求保证患者机体在手术麻醉状态下内环境的相对稳定，进入目标导向患者管理的更高境界，为减少手术创伤等应激反应，促进患者早期康复而努力。

跟诊当天，记者随姚兰主任进入无菌手术区，马上被紧张的氛围所笼罩。伴随着心电监护仪的滴答声，数台手术在不同手术间内有条不紊地展开。其中一间手术室，一台复杂心脏手术正在进行；心脏手术的麻醉关键在力保证患者的血流动力学稳定，降低心肌缺血和其他事件发生，保障患者在经历体外循环心脏停搏后内环境的稳定更是保证这类患者术后康复的重中之重。对于此类危重手术患者，姚兰主任带领团队做好充分的术前准备，麻醉的实施有条不紊地进行，有创动脉压、中心静脉压、脑氧饱和度及BIS等多种高科技监测通过电子屏幕实时反映患者生命体征，多种先进的麻醉设备正在运行，数十种抢救药物被分门别类地归置于药盘中以便麻醉医生随时调整麻醉用药及应对紧急情况。姚兰主任微笑着介绍："各项准备的越充分，救急的把握就越大……我们丰富的临床经验、对患者各病种不断加深的认知、更多的药物选择、现代化的监测设备……已经武装到牙齿了，患者非常受益。"对每一位患者生命的珍视让姚兰主任在手术麻醉全程保持机敏，成功应对术中种种危急情况，使她不惧风险，敢于在众多高危手术请求前"点头"。

虽然大部分患者在手术康复之后往往感谢的是主刀医生，忽略了麻醉医生的默默奉献；但让麻醉医师很受鼓舞的案例也不在少数。2014年，一例纵隔肿瘤患者被收治入院。该患者合并有严重的心肺疾病，左肺已失去功能，右肺也仅有一半在代偿工作，胸片上看不到心脏界限，进行性瘫痪，需要行择期手术治疗。此前，他已辗转5家大型三甲医院，均因麻醉风险过高，手术请求被拒。姚兰主任迄今对手术的麻醉难度印象深刻，感慨道："因为在医患关系比较紧张的情况下，大家担心一旦麻醉后，自身支撑解除，心脏不知能否承受？如果人工气道未能建立，他会不会因窒息而死？"当时适逢建院之初，需要配合的相应科室不完善，倘若接下这台手术，无法预估的术中风险可能会对科室及医院的声誉带来毁灭性的打击。

然而，患者的处境让姚兰心生恻隐：他是生活拮据的底层务工人员，同时是不富裕家庭唯一的经济支柱，如若不手术，已渐进性瘫痪的患者表示"宁愿死"。得知主刀医生对她多年的麻醉经验十分信任，患者亦愿承担一切风险后，期盼能"给患者一线希望"的她选择了"应战"手术麻醉。

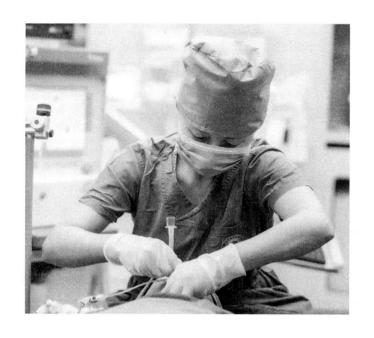

姚兰主任和团队伙伴一起，手前仔细分析判断患者能否承受麻醉手术的创伤、改变体位满足手术条件的过程中以及肿瘤切除过程对患者生理的干扰、用药的谨慎选择和衔接、可能出现的问题预防及救治方案的定制……全面的准备让幸运之星降临这位多灾多难的患者，生命体征一直保持平稳，全程保驾护航主刀医生得以为患者顺利完成手术。术后半年，已康复的患者自己驾车（入院时双腿进行性瘫痪被推车推进医院）满怀感激之心为她送来锦旗及红包，以表对"救命恩人"的不尽谢意。患者夫妇热泪盈眶，紧握姚兰主任的双手激动地说："感谢您高超的医术对我的再造之恩，如果不是您承担风险为我进行手术麻醉，我肯定要坐一辈子轮椅了！"当然，红包被婉言谢绝锦旗挂在科室，时至今日，患者还不忘每年春节通过短信感谢她。

对姚兰主任而言，手术麻醉的成功也成为她"医者仁心"的原动力："能够真正帮得到患者，担点风险，非常值得！"

为高难手术保驾护航

"哪个地方有利于事业发展、真真正正帮到患者去哪里都好。"这是原就职于北京大学人民医院的姚兰告别国内知名公立医院副主任职位，赴新生非公立综合医院任职的原因。5年后的今天，她给这一选择交出了优异的成绩单：为业内公认高难度的复杂心脏手术、肝/肾移植手术及早产儿眼底手术担任主麻，积极开展危重症患者的手术麻醉工作，并出色完成任务；带领北京大学国际医院麻醉手术部团队多次荣获各种类别及层级的奖章奖励；在院领导的带领下成为和更多有识医护一起推动医院成为非公医疗旗帜的生力军，并获得行业人士的认同："因为你们的加入，我们看到了不一样的非公"。

在姚兰主任看来，有能力参与给予危重患者生的希望的工作是一种荣耀。数年前，她协助原任职医院使对麻醉有高要求的早产儿视网膜手术水平成为国内之最。如今，无论是有过6次心脏手术史的患者，还是失血高达30 000ml的患者，由于他们的不懈努力和出色表现，都能护航患者安稳地"挺过"手术麻醉，顺利康复。

众多成功案例中，一例不到3岁小儿接受的左侧面颈部巨大纤维瘤切除术尤令人关注。患儿出生时黄豆粒大小的肿物最后发展到最大直径达16cm的巨大肿瘤，术前CT显示肿瘤已突入口腔并挤压、推移舌头右移，使气管明显受压由居中移位至右侧，左侧眼睑严重水肿，如果肿瘤继续生长会进一步导致脑水肿，直至完全压迫气道而导致致命性结局。

对于麻醉医生而言，小儿困难气管插管和围术期气道管理是充满挑战的，尤其是"不能插管–不能通气"（CICV）的紧急情况。气管移位、病情严重和患儿的年幼均给麻醉的实施带来各种困难。然而，姚兰主任带领同道用实力、担当、责任及胆识，勇敢向前，下决心再次和术者一起在长达13个小时的手术麻醉中全程护航，为颌面外科医师创造了优良的手术条件，使其得以成功切除大部分（1.9kg）肿物。术后患儿逐渐康复，保全了患儿的生命同时再次重现了往昔的欢声笑语。该病例引起了麻醉界的广泛关注，报道浏览量达21 229次，与此同时该病例报道荣获中国麻醉界知名平台"新青年麻醉论坛"2017年度优秀病例一等奖殊荣。

开展更高难度的神经外科手术术中唤醒麻醉工作，使患者获得良好

站在名医身边 | 医生『跟诊记』| 『2019人民好

手术效果。这种麻醉方法是指患者在全身麻醉的手术中在术者为患者界定手术区域阶段处于清醒状态，以配合重要区域的神经功能监测，可以更好地指导主刀医生切干净肿瘤的同时，为患者减少术中神经损伤带来的并发症，以及延长肿瘤复发时间。最近就有一例左侧颞部海绵状血管瘤的15岁性患儿受益于这种麻醉方式。数年前，他曾在当地医院2次分别接受颅内病变切除术，左侧颞枕部血肿清除和可疑出血血管瘤切除术，3月前突发倒地，言语不利。由于患儿病变位于语言功能区，手术一旦伤及语言区患儿将会失语，手术麻醉难度让家人带着患儿辗转来到国际医院。会诊专家决定在开颅切除畸形血管病变时交给姚兰主任团队一项关键任务：术中唤醒。手术历时4时10分钟，由于多次手术带来的粘连等原因让唤醒长达40分钟，难度不言而喻。术后患者麻醉清醒，血压、心率及氧饱和度等生命指标平稳，术后恢复良好，无任何不良主诉；10天后患儿顺利出院，无麻醉手术相关并发症。

以"无痛"促进舒适化医疗

现代医学发展至今，已在疾病治愈上取得丰硕成果，同时不断向更舒适、更人性化的方向迈进。麻醉科是推动"舒适化医疗"的主力学科和保障医疗安全的关键学科。作为北京大学国际医院麻醉科主任，姚兰致力于尽可能降低患者疼痛，提供舒适化服务的推进工作，适应患者的就医需求，对广大患者实施舒适化医疗的总体目标能力。

一直以来，以传统方式分娩的产妇需独自忍受巨大的痛苦，甚至因产后没得到应有关怀而产生抑郁心理。看着国外发展已近百年的分娩镇痛技术在国内得不到普及，姚兰主任及团队决定应用该技术"在力所能及的范围内帮到更多的产妇"。如今，麻醉科大力配合支持优秀的产科，成功将分娩镇痛普及至57%，并因此受到广大产妇的热烈"追捧"，使得医院成为北京市最难生产建档医院。一位任职于某歌舞剧院、需要在分娩中避免因疼痛而大声叫喊以保护嗓子的孕妇朋友在体验了此项技术后，激动地表示："分娩镇痛真是人类最伟大的发明！"

此外，麻醉技术在为患者创造良好就医体验上还大有可为。姚兰主任和伙伴们一直在探寻效果最佳的个性化镇痛方案，并推动镇痛技术在各专业方向的运用。大力发展麻醉评估门诊，规模化开展无痛胃肠镜检查和治疗、高端无痛人流、无痛输卵管造影、无痛体外碎石、无痛小儿口腔矫治以及规模化开展分娩镇痛等项目，让舒适化医疗福耀更多患者。然而，面对分娩镇痛等"无痛"技术在国内尚未广泛应用的现状，姚兰主任感到十分惋惜："我们麻醉师的数量还远远不够，工作强度太大。"麻醉医生在世界范围内都属于匮乏状态，欧美发达国家麻醉医生比例为2.5～3名/万人，国内比例却仅有0.6名/万人，缺口高达30万人左右。工作辛苦、挑战性高、风险性大是年轻医学生不愿选择麻醉方向的主要原因。

为使团队更好应对挑战，姚兰主任不断引导年轻麻醉医生"向上、向善、专业、自信"，使他们有足够的信心和专业能力来应对更加高危的、获益大于风险患者的手术麻醉。此外，每次到北京大学医学部为博士生授课，她努力通过专业的讲解和高难度的案例激起医学生燃起对麻醉工作的认知、理解及热情。课程结束后，这群未来的医师在匿名评教中给了她一百分的殊荣，她盼望这份认可属于自己所在的麻醉团队，也属于未来的麻醉事业。

专家简介

姚兰，北京大学国际医院麻醉手术部、疼痛科主任，主任医师，任北京大学医学部麻醉学系委员，中国医师协会麻醉专业委员会委员，中国非公立医疗机构协会麻醉专业委员会副主任委员，北京非公医疗机构协会麻醉专业委员会主任委员，北京市麻醉学分会第十三届委员会委员，北京市医疗事故鉴定委员会专家，北京市住院医师规范化培训专业委员会专家，北京市药品及器械不良反应监测委员会委员等职。参与 10 部专著撰写（一部在美国出版），作为第一和责任作者发表论著 50 余篇（SCI 5 篇）。

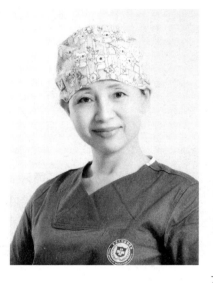

专长：复杂重症心脏手术、重要脏器移植术、低体重早产儿手术、腹膜后肿瘤手术、胸外科手术、神经外科手术等重症复杂手术的麻醉，致力于推广舒适化医疗及各种急慢性疼痛、晚期癌痛的临床应用及研究。

生命没有暂停键，更没有重来键！愿我们手术麻醉团队始终如一来为您保驾护航！

让更多人享受到舒适化医疗服务，让更多重症患者有了希望，我们为此而更健康努力！

姚兰

2019.06.06.

李明武：守卫患者的"光明世界"

跟诊记者：张　红

摄影记者：李　丹

跟诊日期：2019 年 6 月 5 日

在京郊的北京大学国际医院，记者来到院内眼科一间整洁宽敞的诊室时，眼科主任李明武正用裂隙灯显微镜为远道而来的患者仔细检查眼底情况。尽管到这里交通不便，不少患者仍执意舍弃"城里"医院，"转投"对"明亮双眼"有把握的他。

有"人情味"的诊室

李明武出诊时，十分注重与患者的沟通，这种沟通不仅限于告知病情，更包含着对患者的体贴宽慰和鼓励。

一名 3 岁患儿在姥爷和妈妈的陪同下走入诊室，好奇地打量着四周。"小朋友，你是怎么啦？"李明武弯腰微笑着打起招呼。"我们在别处看了一个月，治不了，他们说得来找您才行。"患儿姥爷激动地说。原来，这名患儿在 2018 年患有麦粒肿，康复后，双眼仍不时泛红，在阳光照射下更甚，伴有畏光、眼表长小泡等症状，有医生认为疑似角膜炎，但未确诊。

确保患儿配合诊疗后，李明武开始用裂隙灯显微镜为其检查。"小朋友，说说你看到的房子是带尖儿还是平的呀？"李明武边哄他边进行观察，"往我的手指这看看，真棒！"检查完后，李明武做出判断："小朋友眼睛本来是光滑透亮的，但是现在出现了裂纹，所以才畏光。"因为病变并非角膜炎，而是因为眼皮分泌的油脂出了问题引起眼部干涩进而出现破损，所以只需要用药来促进破损区域的生长。

得到明确的诊断，患儿姥爷大大松了一口气，说："一个大夫说这个，另一个大夫说那个，现在终于有您来给准信儿了。"从山西辗转各地求诊多日的他终于能带孙儿回老家上幼儿园了。李明武一听，忙叮嘱说："回老家后还得例行检查，看破皮地方长得怎么样，至于充血的问题，如果眼睛分泌物不多，可以先观察。"家属反倒疑惑了："那眼睛红的问题不可以先查了吗？"面对显然不理解诊疗方案的家属，李明武细致作答："眼睛红可能导致破皮，而破皮也可以导致眼睛红，现在有破皮的因素在，治疗好破皮的问题眼睛可能就不红了。"患儿姥爷听了恍然大悟，连连点头。

"记得别让小朋友揉眼睛，方便的话用热水烫棉签，把水甩干了之后清洁睫毛根部。"在患儿将离开时，李明武似乎又想起了什么，"晚上他睡觉能闭上双眼吗？"得知小孩熟睡后眼睛会漏个缝，他叮嘱到，"这时候需要涂上红霉素眼膏。""先调整治疗，记得隔周复查一次。"止不住"操心"的李明武让一旁的家属感动不已，小患儿也认真地挥手告别："谢谢医生！再见！"

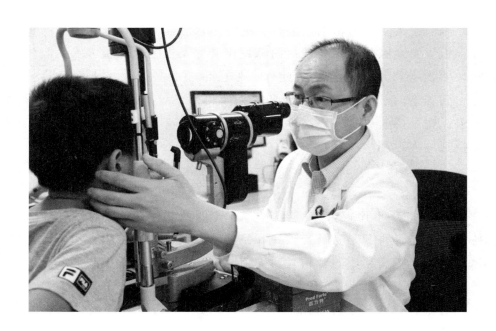

另有一名通过鼻导管吸氧的33岁男患者，躺在急救床上由5名家属"护送"进诊室。他患颅内动脉瘤、闭锁综合征和颈内动脉动脉瘤等多种重症，早前因呼吸困难接受气管切开术，意识清醒后，每天烦躁不安，时常痛哭流涕。因患者此时无法张口说话，只能通过眨眼与旁人交

站在名医身边

『医生』跟诊记

『2019人民好

流。详细了解情况后，李明武熄灭了诊室灯光，掏出备好的直接检眼镜准备为其检查。

无来由地，患者呼吸突然急促，情绪异常激动，眼泪哗哗地往外流。"别激动，我现在给您做个检查，咱们慢慢解决问题。"李明武劝慰道。冷静下来的患者配合度较高，李明武发现患者眼底情况良好，眼睛红是因为结膜下出血，若晚上睡觉能闭上眼，则无需用药。他对家属说道："他情绪的异常应该是眼睛出现复视导致的，复视则是因为脑部疾病引起支配眼肌的神经麻痹，大多会随着颅内问题的解决而消失。康复过程后如还有复视再考虑是否需要手术治疗。目前眼睛本身问题不大。"听到这，患者情绪再次失控，再次大声痛哭。"我们不会骗您，眼睛外观红是不要紧的，慢慢就好了。看东西有重影会随着神经功能的回复逐渐缓解……"李明武再次不断安慰患者，直到他心情平复。

李明武的"白衣精神"不仅体现在诊室中，还表现在积极参与卫生部等单位组织的"健康快车""西部光明行动"和"视觉第一光明行动"等公益活动。为帮助更多贫穷的白内障患者复明，他作为医疗负责人，指导当地医院医生开展白内障超声乳化及人工晶体植入术，收效斐然，多次受当地政府褒奖。此外，他已带领眼科开展了上百场科普讲座，到养老院和学校等地开展多次义诊和科普活动。"我们这个职业的追求，就是要为更多人提高生活品质，如果没有了眼部光明，生活工作会受到极大限制。"李明武道。

显著疗效 "吸粉无数"

"我做的手术比较杂。"这句话源于李明武"什么手术疑难做什么"。他师从著名眼科专家易长贤教授和黎晓新教授，以及国内白内障超声乳化手术和角膜病领域的开拓者谢立信院士，掌握到系统的眼病知识及复杂性眼病的诊疗特点。20余年的临床经验更让李明武在北京大学国际医院的眼科医生团队中脱颖而出。自2014年医院开设眼科以来，作为科主任的他带领科室从200余例年手术量，直奔2017年的2600余例，其中40%为外地患者，使这个年轻、地理位置偏远的科室达到了北京市三甲医院科室的平均就诊量水平。

门诊中，一位来自甘肃的21岁年轻小伙在大哥的陪同下就诊。这位患者体格健硕，脸色红润，但却受严重的视网膜疾病所困扰。半年前，他开始注意到左眼患疾，但未放在心上，直至前一天赴京检查，有医生做出手术效果不佳的判断，他才发现病情的严重性，赶忙来请李明武诊治。

用裂隙灯显微镜检查后，李明武开始"埋怨"病情恶化到如此地步才就诊的患者，并说："这个一定要引起重视，及时治疗，否则左眼就要慢慢萎缩掉了，右眼也难保住。"坐在一旁的患者往墙上一靠，沮丧道："昨天（检查结果出来）我觉得自己都到谷底了。""还没到谷底，只是稍微错过了最佳的治疗时间而已，但如果你再不重视，那就真的到谷底了"。

李明武的科室不仅有国际先进的临床检查和医疗设备，也早已在玻璃体视网膜外科领域居领先地位，能保证此类疾病的良好疗效。对于患者的左眼治疗，李明武将根据眼部具体病况选择用激光、眼内注气或者硅油使视网膜复位，对右眼也进行散瞳检查。"那手术后影响工作吗？"患者家属在一旁询问。得知这位年轻的小伙子是理发师后，李明武让他放下工作上的担忧，还笑说："看来我们都是手艺人。"

李明武的"出色手艺"还反映在患者的认同及感谢上。有位唐山的农民患者在每年除夕夜，都给他发送致谢短信。多年前，这名患者左眼角膜受损、右眼视网膜脱落，到李明武处就诊时，已有6、7次手术史。再次手术本就风险极大，但李明武为获得最佳疗效，决定"冒更高的险"：对调双眼角膜。所幸，手术非常顺利，患者术后视力竟达0.4。

提起这类疑难手术，李明武深感责任重大，他认为，若无人愿承担风险，"那患者怎么想？"有一位来自黑龙江的退休会计，在李明武为她行白内障超声乳化吸除术并人工晶体植入术前，因她"眼球内部结构已如危房般"，当地及北京几家大医院一一拒绝这台高风险的手术请求。"当时她是被人搀扶着来的，双眼只能看得见手指头，"李明武回忆起患者行手术前后的状况来，"术后三天，视力就达到了0.2左右。"患者及家属都十分开心。如今，科室更是引进了治疗白内障精准度更高、更"无"损伤、适用范围更广及患者预后更佳的飞秒激光辅助白内障手术。

也正是对患者的一片赤诚，让李明武在诊治婴幼儿和高龄等诸多特殊眼病患者上独树一帜，迄今为止，他最大年纪的患者已达百余岁。

诊疗理念强调整体观

门诊中，记者感受到李明武秉持的两种诊疗理念：相较于身体其他部位，眼部虽小，但其治疗同样需秉承整体观念，综合考虑；眼睛是心灵的窗户，更是反映患者生活方式合理与否的镜子。

不久前，一位主攻淋巴瘤的专家与李明武探讨一个眼部、口腔和胃部均发现淋巴瘤的病例。李明武从整体考虑后，给出可不行化疗的建议，这让另一位知名淋巴瘤专家倍感意外，还表达了未来一起合作的愿望。

"这是因为我比较关注整体的治疗。"李明武向记者解释。这种整体观更是体现在他所强调的多学科联合诊疗上。在北京大学国际医院，这种模式已较成熟，每周三中午，轮值科室会联络其他科室专家，就特定病例进行集中讨论，互相交流不同学科的知识，眼科自然更是如此。

宝贵医疗资源的"强强联合"，为许多患者创造了难得的治疗机会。曾有一位来自东北的糖尿病视网膜病变患者找李明武诊治。当时，她已有手术失败史，且心脏、肾功能受损。几经思量，李明武联合麻醉科、心脏科、肾内科和内分泌科会诊并调整其身体状况，最终顺利完成手术。术后仅三天，患者视力残疾程度由一级恢复至四级的0.12。"虽然正常人远不止这个视力，但对原本啥也看不见的她来说，应该是质的飞跃了。"而且患者今后的视力还将继续好转，这使原本愁眉苦脸的她重燃起对生活的希望。

除与其他学科的交流合作外，李明武还特别重视眼科医生的培养和传承。眼科每周共有三次固定学习时间：周一与北大人民医院眼科的网络查房；周二网络直播学习；周五疑难病例查房。其中，每周二的学习交流视频会传到北京眼科学会的学习平台上，与北京协和医院等知名医院的学习视频一同供广大眼科同行参考学习。

对李明武而言，整体诊疗不仅在于医生团队，更在于"人之所以为人的各方各面"。年仅7岁的高姓小男孩因左眼瘙痒而请假就诊，检查结束后，李明武发现"痒"的问题不大，原因一是干燥，二是过敏，施药物治疗便可。但值得重视的是，患儿视力有点下降。于是，他建议患儿在考试周后，到院散瞳验光。"近视之后，要不要配镜对近视发展的快慢非常重要。"李明武慎重地提醒一旁的患儿父亲。

然而患儿父亲却有些疑惑，孩子年龄尚小，平时学习压力也不大，怎么就近视了呢？但对李明武而言，近视的孩童十分常见："现在电子产品使用多了，孩子就很可能近视。如果散瞳后发现是真近视，孩子就需要配戴眼镜，如果是假近视，一定要让他多注意休息，注意减少电子产品使用，多参加户外运动，别老在屋里待着。"患儿父亲听后也迭声赞同。

　　正所谓"眼睛是健康的窗户"，秉承此念的李明武正竭尽所能地为患者守护眼睛的光明。

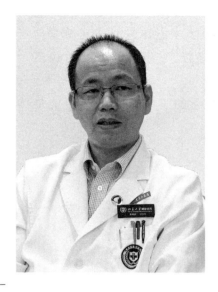

李明武，眼科学博士，主任医师，北京大学国际医院眼科部副主任。任中国医师协会眼科分会委员，中华医学会眼科分会角膜病学组委员，中国医师协会眼科分会角膜学组委员，中国医师协会科普分会眼科专委会委员，中国干眼学会委员，海峡两岸医药卫生交流协会眼科专委会眼表与泪液疾病学组委员等职。

专长：儿童及成人的各种类型白内障，晶状体脱位，角结膜病（角膜炎、结膜炎、干眼等），巩膜病，眼睑疾病，泪道疾病，青光眼、虹膜炎、虹膜囊肿、眼外伤及其他复杂性眼病的诊治。

出诊时间：周一上午、周四下午专家门诊；周三上午特需门诊。

做一名好医生
做一名好老师

2019. 6. 5

14. 中国人民解放军总医院第六医学中心

康静波："患者至上"的放疗翘楚

跟诊记者：张　红

摄影记者：李　丹

跟诊日期：2019 年 6 月 19 日

刚进入中国人民解放军总医院第六医学中心（原海军总医院）肿瘤诊疗中心主任康静波的诊室，一名就诊结束的肺癌患者就热忱地对记者说："我专门奔康主任来，他是这方面做得最好的！"

患者口中的"这方面"指肿瘤的放射治疗、全身伽马刀 30 年的丰富临床经验，不少需再程放疗的肿瘤复发患者及其他疑难肿瘤患者纷纷慕名而至，期盼生命在他的护航下"走上正轨"。

平易近人，尽心尽力

肿瘤是威胁健康，甚至生命的严重疾病，患者及家属大多情绪低落，或倍感焦虑。然而，在康静波的诊室里，言语的温和和诊疗的"走心"使就诊氛围轻松，奔波而来的患者或家属感到安心。

一位 80 余岁的董姓患者曾于 2018 年行胸椎尤文肉瘤切除术，术后多程化疗，后行放疗。忧心忡忡的家属带着最新检查结果请康静波"拿个主意"。将片子与电脑中的既往影像资料仔细对比后，他语气和缓地朝家属"汇报"："现在肺部小点已经变成小痕迹了，说明药是有效果的。这个不用太担心，它对什么都不会影响，患者该干啥干啥。"

家属松了口气，但又用手指向腹部，表示患者服药后"这边像是顶着"。正翻阅病史资料的康静波抬眼一看，随即给出对症良方："这是服药后的胃部副作用，可以服用对症治疗胃副作用的药。"家属听后，不由问及饮食禁忌。"没什么特殊忌口的，但要多吃胡萝卜、绿菜花、西红柿和香菇等，多吃豆类蛋白，海鲜也可以适当吃，平时累了多休息。"终于放下心来的家属满脸笑容地向康静波致谢，缓缓离开诊室。

门诊中，代家人问诊的情况并不少见。一位来自山西的女士替患叶胶质瘤术后不久的母亲征求康静波的放疗意见。在知晓术后病理为星形细胞瘤伴肥胖星形细胞瘤成分后，他给出了肯定意见："Ⅱ级星形细胞瘤中伴有肥胖型成分，极易升级为Ⅲ级，也就是转变为恶性胶质瘤，放疗是很有必要的。"就治疗方案进行充分沟通后，家属对放疗疗效和副作用产生担忧，叹了口气说："哎，这毛病是不是治不好，副作用也大？""现在还是Ⅱ级，是低级别胶质瘤，属于良性胶质瘤，疗效多数都挺好，现在放疗技术的提高，使得放疗的副作用减轻了很多。"最后，关怀母亲的家属请求他帮忙"隐瞒"病变的恶性程度。"放心，我就说是良性的。"康静波应允道。

另有一位62岁的女性患者在女儿的陪同下从江苏徐州赶来就诊，请康静波对肺部病变做出判断。仔细对比数张影像资料后，他谨慎地说："你这个基本可以排除肺部肿瘤的可能，应该是炎症。""太好了！我们过来就是想听专家说一句！"患者开心地笑道。一旁的患者女儿问及后续治疗方案，他耐心地说："主要是消炎，不用怎么吃药，三个月后再复查就可以。"

患者"征求治疗意见"的地点和时间不限于诊室。在康静波通往病房的路上，不少患者已等候多时。而无论在诊室门口、放疗大厅，或是病房，他均会耐心为患者分析病情。这是因为肿瘤中心每日在治患者达百余人，为减轻门诊压力，方便更多患者问诊，他便将时间"共享"，"允许"复查患者在门诊外的时间找他诊治。不仅如此，他通常周末应邀至外地医院传授放疗经验，用无尽的奔波造福更多的外地肿瘤患者。

精确放疗，攻克疑难

康静波在肿瘤放射治疗，特别是精确放疗技术领域成绩斐然，被中国科协特聘为全国肿瘤精确放疗技术学科首席科学传播专家，并于2015年当选为国内首个精确放疗学术团体——中国生物医学工程学会精确放疗技术分会首届主任委员。"精准"是放疗中的重中之重，越"准确"肿瘤患者的生存获益就越高。

"这看上去是肺癌。"一位家属代72岁父亲就诊，分析影像资料后，康静波做出判断。对于这一结果，家属并不感讶异，反因对他出色疗效早有耳闻而立即请求安排住院。"像他这种患者，采用精确放疗，局部病灶能控制得很好，再配合其他综合治疗，就有可能达到很好的疗效。"即使这位患者的病期不早，康静波对诊疗仍有信心。一名80高龄的肺癌患者在他的治疗下至今10年，仍健在，并不断给他介绍患者。良好疗效有赖于康静波丰富的经验积累和肿瘤诊疗中心的先进放疗水平——其被公认为目前国内规模大、专家技术力量强和软硬件设施最好的中心之一。

门诊里有位安静地坐在诊桌前、面戴口罩的男患者。讲述病史时，言语不清的他不得不揭下口罩。原来，2012年至今，他历经5次右鼻腺样囊腺癌切除术，并于2012年和2015年做过两程放射治疗，如今颌面缺失，影响语言功能。今年年初手术后，肿瘤复发，其右眼区域于近日感到疼痛，便受朋友推荐来找康静波诊疗。"我听说康主任的射波刀全国有名！"他吃力但认真地朝记者说。对患者的治疗史有充分了解后，康静波为其设计了分阶段的射波刀治疗方案。

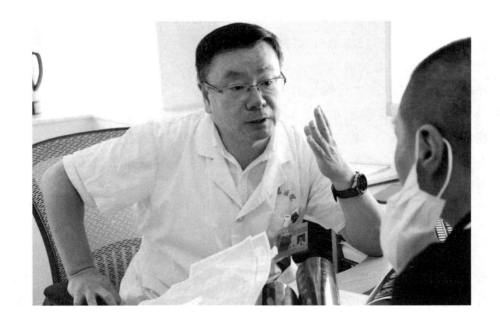

对于病灶周边重要器官多、肿瘤侵袭性强且接受过多次常规放疗的患者而言，再程放疗难度十分大，并发症发生率高。如何平衡疗效和损伤是对放疗医生的高难考验。康静波无疑是这类考验的"高分生"。基于多年伽马刀的运用经验，他带领团队引进了全球最先进的放射治疗方法之一——射波刀，并出色地运用这把"利器"，以高达90%的有效率延续众多重症肿瘤患者的生命。

"酒香不怕巷子深"，康静波"放疗翘楚"的名声远传海外。一位名为娜塔莉亚的俄罗斯患者于2008年被查出乳腺癌，因好友在乳腺癌术后不久离世，对手术治疗很抗拒。在俄罗斯医生推荐下，她不远万里专程来华请康静波诊疗。在射波刀和伽马刀等的联合治疗下，患者自觉"完全像正常人一样享受美好生活了"。出色的疗效获得俄罗斯数名医生的称赞，更获得了患者由衷的感激和信任："我像信任上帝般相信您。"

患者至上，综合诊疗

作为常年和肿瘤患者"打交道"的放疗医生，康静波对他们的痛苦和艰辛感同身受，认为肿瘤诊疗的"当务之急"是"让患者感到舒服"，且善于采用综合治疗，为给患者追求理想的诊疗效果。

78岁的张姓女患者于7个月前接受结肠癌手术，如今下肢肿胀严重，且出现腹水，疑似腹膜转移。前来代诊的家属请康静波"拿主意"。他认为，若腹膜转移证据充分，肝脏多发病灶，则局部治疗的选择较少，患者可在体质恢复时考虑靶向药治疗。

"但如果现在腹水很厉害，患者体质还行的话，那就先抽腹水打药控制腹水，起码让她感觉没那么胀，能吃点饭。"康静波又给出了应急方案。家属连连点头说："对，她现在就是天天嚷嚷胀得厉害，吃不下饭。""有的大夫可能觉得水抽出来了，营养就流失了，但其实我们应该先解决'肚子胀'的问题，将来蛋白低再补，这不冲突。"康静波介绍道。

类似的"选择"时刻在诊室发生。门诊有2名家属替51岁的患者代诊，希望能确定其病变性质及治疗方法。康静波接过CT影像资料，结合体检报告进行分析："糖类抗原高出20多倍了，基本能确定是胰腺癌。"由于病灶在胰头和十二指肠等部位，他建议采用射波刀治疗。

"手术呢？"一旁的家属关心地询问道。考虑到手术风险过高的康静波并不赞成此方案："胰头的手术不太好做，因为一旦做，需要切掉胆管等四个部位，而且血管很难切干净。"这个结论出于他的丰富经验——一些十分擅长此部位手术的医生常把高危患者推荐过来放疗，否则患者恐有性命之忧。

门诊另有1位家属代54岁的徐姓患者就诊。2年前，患者被查出右腹部小圆细胞瘤，化疗后1年发现肩胛骨转移，行手术治疗，如今继发脑转移。"脑转移非常危险，所以脑袋的处理是第一位的。因为小圆细胞对化疗比较敏感，所以可配合药物治疗。"康静波如是分析。同时，由于病灶较多，患者年纪较大，全脑放疗对脑部损伤大，他最终建议先行两期化疗，再做疗效评估，根据评估结果，可对脑转移行伽马刀或射波刀治疗，以最大限度地呵护患者健康。

"患者需要什么治疗就做什么"一直是康静波的诊疗理念。肿瘤诊疗中心在他的带领下设有放疗中心、伽马刀中心、射波刀中心以及生物治疗中心，同时设立病区，为有不同需要的肿瘤患者提供全方位的诊疗服务。

此外，康静波常邀请院内外科、影像等其他学科的知名专家和国内知名肿瘤专家"坐镇"肿瘤专家会诊中心，实行多学科会诊制度，只为这"有利于患者康复"。

专家简介

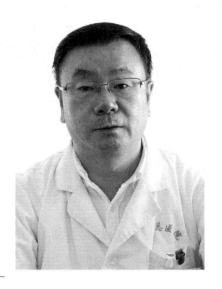

康静波，中国人民解放军总医院第六医学中心肿瘤诊疗中心主任，主任医师，医学硕士，硕士研究生导师。任科首席科学传播专家，国家十三五重点研发专项首席科学家，医学奖励基金会全国肿瘤多学科诊疗专家委员会主任委员，中国肿瘤微创治疗联盟立体定向委员会主任委员，国际立体定向放射外科协会（ISRS）委员，全军放射肿瘤学会副主任委员，中国医学装备协会常务理事，世界中医药协会疼痛康复委员会副会长，北京抗癌协会放疗专业委员会委员，北京医师协会放射治疗医师（技师）分会理事，国家药监局评审专家，中国大型医疗设备上岗证培训专家等职。

专长：各类肿瘤的放射治疗及肿瘤综合治疗工作，头颈部肿瘤及中枢神经系统肿瘤、胸部肿瘤及腹部肿瘤的放射治疗、全身伽马刀治疗、射波刀治疗及综合治疗，复发性肿瘤的再程放疗及综合治疗。

出诊时间：周三上午。

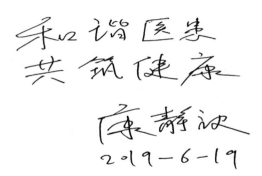

和谐医患
共筑健康

康静波
2019-6-19

程光惠：宫颈癌4D近距离放疗的极致践行者

跟诊记者：吴海侠

摄影记者：李　丹

跟诊时间：2019年6月21日

上午8：48，吉林大学中日联谊医院3号楼1号手术室，一场手术观摩即将展开，医务人员正围绕在中央手术台做着相关准备。再过几分钟，当天的第一批20名学员将进入手术现场直视6例宫颈癌组织间插植近距离治疗的手术过程。

该院放疗科主任程光惠身着手术服、口罩、手术帽，已全副武装，准备就绪。这场演示同时也是"第四届全国宫颈癌4D近距离放射治疗"手术现场观摩培训班活动的一部分。这几天来，为了保证活动的顺利进行，程光惠有些劳累过度，紧锣密鼓的讲座、培训、讨论让她的嗓音听上去有点沙哑。但她没有一丝疲态，看上去瘦瘦小小的身躯蕴含着巨大的能量。正是在她的带领下，吉林大学中日联谊医院放疗科在全国率先开展了宫颈癌4D近距离放射治疗，在国内首先实施了全麻状态下、超声引导下、磁共振定位的腔内联合组织间插植近距离治疗技术，将我国4D近距离放射治疗水平对接上国际轨道，为广大患者带来福音。

顶尖技术掌握者和推广者

"这是位宫颈残端癌患者，不能用标准化的施源器来做，如果说用我们自制的插植针，就可以解决这个问题。"无影灯下，程光惠拿着一支"特殊"的插植针，结合观摩的宫颈癌病例向围观的20多位学员讲解着组织间插植近距离治疗技术的关键细节。这个病例比较特殊，其左侧阴道1/2受侵，肿瘤位于残端左侧，占据整个宫旁达左侧盆壁，而残端癌患者本身没有宫腔结构，这种情况并不容易处理。除把肿瘤包起来还要把原来的残端也包起来，包括残端的肿瘤组织和非肿瘤组织。

在程光惠手中的"神器"正是科室自制的插植针，其握柄上安着一个白色的半球体，上面布着一些圆形小孔，有些已经安插上了管针，程主任说道："这种自制施源器能够有效地解决传统的标准化施源器无法达到计划目标的问题"。在上午的六场手术展示过程中，程光惠向学员们展示了不少科室自制的"秘密武器"，其中有些还是通过3D打印技术制作的。团队中的剂量师毕业于天津大学建筑学专业，为此提供了强有力的技术支持。

"我们也是徒手插植，不过还是用的软管针，没有这个好用。"一位观摩的医生向记者介绍说，自己医院虽然也开展近距离治疗多年，但与这边的差距还是非常大。这些差距除体现在这些特制小工具上，更体现在设备、技术和人员的配备上。

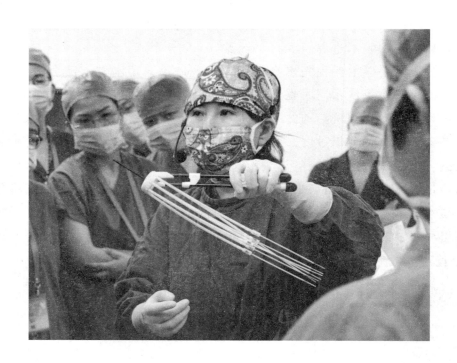

在宫颈癌组织间插植近距离放射治疗中，超声引导技术可以最小的损伤程度优化插植进针深度，简化操作流程，减少术后并发症。在吉林大学中日联谊医院肿瘤放疗中心，这一技术自2010年始便已经开展起来，至今已经十个年头了。可以说，这并非一个新技术，但在很多医院并没能开展起来，因为操作复杂，对插植人员的要求高：即使是在影像引导下，徒手插针在很大程度上还要依赖于经验，以什么角度、插入怎样的深度和位置，都需要深厚的经验积累，不然造成的损伤比其他操作还大。

"近距离放疗要求人体必须有自然管腔，或者行针的通道上没有重要的正常组织，还要看肿瘤位置、大小是否适合近距离治疗。"程光惠介绍到。组织间插植近距离治疗技术，在近距离放射治疗中整个操作流程里难度最大的，掌握了这个技术就等于掌握近距离治疗的顶尖技术。而她，正是插植近距离治疗技术在全国开展的主要推动者。

2007～2008 年，程光惠在国际著名、欧洲最大的肿瘤研究机构——法国巴黎古斯塔夫·鲁西肿瘤中心（Institute Gustave-Roussy）进行肿瘤近距离放射治疗合作研究。回国后，她深感国内在近距离放射治疗理念和实践上的落后，便不遗余力在全国推广 4D 近距离放射治疗的理念和技术。到目前为止，程光惠开设了四届培训班，在全国进行 50 多场会议报告，发表了大量相关的论文和专著。

如今，在近距离放射治疗领域，吉林大学中日联谊医院肿瘤放疗中心在国内国际范围内都达到了领先水平。在国内，能够做到全麻、超声引导、磁共振定位、4D 近距离等综合、协调开展的仅此一家。为什么能做到如此极致？程光惠的一句话或许可以作为一个解答："什么叫精准？精准有不同的层次，就像美和漂亮有不一样的层次。"

强将强兵，一流配合

两天的培训和交流活动中，放射治疗科的不少"亮点"让来自全国 20 多个省市自治区的同行印象深刻。除在近距离治疗领域先进的设备和丰富的经验积累，最突出的便是团队成员的高水平高能力和各科室之间零障碍高效率的协同合作。

上午的六例手术，从 9 点到 12 点左右，除去讲解、讨论、学员换批等花费的时间，花在手术上的时间平均只有 25 分钟。如果是在平时，插植的时间会更短，这样的效率令很多学员叹服不已。手术台铺床、清洁、麻醉、插植、唤醒，插植完成后，将患者送入与手术室相通的核磁室。流程循环。这样的一个流程看起来没什么，但每一步做起来都特别艰难。为了六个病例能在规定的时间内结束，程光惠和团队成员的操作都是一环扣一环，而且每一环都不能出错。

"无论是超声老师还是核磁老师，大家都衔接得非常好，准确性和效率非常高，能来学习特别受益。"在观摩过程中，一位学员对程光惠团队在手术过程中所体现出来的默契配合表示赞扬。在这位同行看来，那些物理师所做的配套工具，比如3D打印的"小方块"、护理用的固定带等，都极具特色，但最重要、最突出的还是各个科室之间的配合，麻醉师、技术员、物理师、护士等之间的配合非常顺畅。

可惜的是，因为放疗科并不是个"挣钱"的科室，很多医院的放疗科甚至都没有所谓配套的麻醉师、技术员，"哪里会配一个超声老师在这里？哪能一台核磁放在这里？而且麻醉师也在？"据悉，很多医院在做插植的时候都没有做到全麻，这意味着患者要忍受更多的痛苦。

开展近距离放射治疗，硬件条件是必不可少的。但是，目前国内90%医院都做不到给放疗科配备大手术室、超声机、核磁等，更不用说相应的专业人员。而在程光惠这里，先进的医疗设备、手术室与核磁连通的独特设计让外国同行都赞叹不已，科室不仅有专业的物理师、剂量师、技术员、护士等组成的团队，还有治疗过程中各成员之间高水平、高效率的密切配合。

在放疗监控室里，记者再次见到了护士杨微，她正在给一位即将进行放疗的患者作术前准备。在放疗完成后，她也要和医生配合，完成术后的护理工作和患者的资料管理等。在上午的手术中，她也负责每位患者的手术前后准备和护理，保证手术的高效衔接。在这一天里，她也没有停歇，但依然精神饱满，带着微笑和耐心与患者交流。

"我觉得这不只是一个工作的团队，而是一个极度负责、有极度奉献精神的团队。"看着在一旁工作的杨微，程光惠说道。在她看来，团队成员能够做到这样的程度，是因为大家不是只把要做的事当成工作，而是心中怀着对医疗事业的热爱，如果要单纯为了钱，可能工作就做不下去了，因为经常要加班，没有任何的加班费。

这样一个优秀团队的形成，自然少不了一个领军人物，而程光惠无疑是这样的角色。作为科室领导，她从来都是以身作则："大家中午因为做手术不能按时吃饭，而我在食堂稳稳当当坐着吃饭，那不可能，没做完就一边干活一边吃饭，大家都是一样的。"

在身边人的眼里，程光惠是特别严谨、特别敬业、特别能干的典型。杨微护士说："程主任每天早上八点前肯定已经在办公室了，而晚上七八点下班是很正常的事"。姗姗是程光惠的硕士研究生，对老师的严谨和严格她深有体会：学校没有把论文发表作为毕业要求，但是程老师要求他们研究生必须有SCI论文发表。在每周一，老师都会组织全科大查房，采用全英文形式，一是为了督促年轻医生看外文文献，同时锻炼学生的外语、口语能力，二是因为科室在近距离治疗领域的水平已经达到国际先进，必须要能和外国同行交流。在她的眼中，老师"什么都是向最先进的看齐"。

最终为了患者

查房后，程光惠没有片刻停歇，很快又来到技术室。那里，几位物理师正结合患者的核磁影像对上午的手术病例设计放射剂量，放疗过程中，机器将根据他们的剂量计划走源，对肿瘤进行消融治疗。每次计划执行前，程光惠都要严格把关，看是否还有存在的问题，并根据经验对剂量分布进行调整。

"调得稍微大了一些……这样一个范围。"程光惠上身前倾，目光停留在电脑屏幕上剂量分布图中一根弯曲的红线上，接过同事递过来的笔，在原来的红线下画了一个倒U形，把原来的范围缩小一些。在面对另一个病例时，她再三和物理师强调："这个是从两个方向做，速度比较快。可得调整好了，千万要覆盖。"

为了把工作做到位，程光惠对每个流程中的细节都到了"一点一点抠"的程度。究其原因，她的理由为："我想的是，我们费这么大事，患者也遭这么大罪，那就必须要把事情做细致，不能够有病灶落下，也不能有多余靶区。"

这两天的会议议程非常紧，程光惠的空歇时间非常有限，从早上到下午，她几乎是一刻不停地连续作战。昨天晚上十点半，她还打电话给同事朱永刚医生，确认关于第二天培训的事宜。看到她在技术室才喝上今天第一口水，朱永刚医生不由得心疼："这一天得操心多少事啊！"

但即便如此，程光惠还是没有遗漏这个环节，抽出时间对剂量设计进行把关，她容不得工作中的纰漏，容不得对患者的不负责任。每位科室接诊的患者住院，她都会亲自了解病情。

在三楼的一间病房，程光惠问候了从云南过来的宫颈癌Ⅲb期患者。该患者在当地完成外照射及放化同期治疗阶段，现在为继续近距离放疗不远千里来到吉林大学中日联谊医院肿瘤放疗科。患者目前各项指标都正常，不久后便可以接受科室安排的近距离放疗。见到程主任后，状态一下子轻松了很多，因为她就是听闻程光惠教授的良好口碑慕名而来。

对于患者来说，简单的问候、安慰和鼓励都是非常有用的"良药"，程光惠也深谙此道。平时门诊时因为时间有限，很多话题不能展开，程光惠便把自己的私人电话给患者，下班回到家后手机也不关机，让他们能够随时找到自己，时间不受限制、话题也不受限制，和患者成了真正意义上的好朋友。

"站在你的角度，你可能就是每天面对很多患者，觉得很平常很淡漠，就是理论的实施而已，但如果你能够站在患者的角度，考虑他们的疾苦，再苦再难你都能 smile。"程光惠笑着对记者说道。在将近三十年的从医生涯中，她几乎没有遇到过医患纠纷，而换位思考是她的一大"法宝"。

面对患者询问病情，程光惠基本都是客观如实相告，不让患者盲目乐观，也不让他们过度焦虑；4D 近距离放射治疗的费用相对昂贵些，她会和患者耐心地解释。如果考虑到治疗中严谨规范的步骤设计、人力物力的精心投入等，治疗的性价比实际上很高。

最终赢得患者认可的还是至诚的服务和显著的疗效。程光惠一直要求科室成员"各司其职"，把治疗过程规范化落实到每个环节上，落实到每个环节的每个点上。团队组建十五年来，针对每一个患者，都要有术前的评估、术中的综合治疗以及后续的指标控制和随访，如果有死亡或者出问题的患者，则拿到会上讨论和总结。在放疗室有一个专门的柜子，里面整齐地放着所有患者的病例和随访资料，由专门的人员管理。

"医生和护士都可好了，可热情！啥都关心，一下子给我整完了！"谈话间，一位刚接受放疗的患者从放疗室被推出来，看到在场的程主任、杨微护士和其他几位人员，满脸笑容地说道。

解除患者的痛苦，让患者因此而开心，并非易事，但程光惠坚持于此。她向记者说起，在自己年幼时，奶奶一度因为盆腔感染而面临生命危险，在医生的救治下得以脱险。这让她知道，医生对患者的帮助不是普通的帮助，而是关系着人的生死存亡。经历此事后，内心深受触动的程光惠便"立志学医"。打一开始，她便知晓医生是一个辛苦的职业，到现在，她还是那句话："热爱是最重要的。"

专家简介

程光惠，放射医学博士，教授，主任医师，博士研究生导师，吉林大学中日联谊医院肿瘤放射治疗中心主任。1991 年毕业于白求恩医科大学医疗系后从事肿瘤临床放射治疗工作，至今已有 28 年。曾于中国医学科学院肿瘤医院进修 1 年，2007～2008 年在国际著名肿瘤研究机构法国巴黎古斯塔夫·鲁西肿瘤中心（Institute Gustave-Roussy）进行肿瘤近距离放射治疗研修；2012 年赴美国 Emory 大学肿瘤中心进行外照射研修。兼任世界

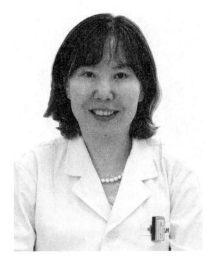

(SOS) 救援组织医疗救援委员会首席执行官，世界 (SOS) 肿瘤防治专家，国际妇科肿瘤治疗协作组 GCIG 国际观察员，全国肿瘤多学科诊疗专家委员会副主委，吉林省医师协会肿瘤放疗医师分会主任委员，吴阶平基金会肿瘤放射治疗分会全国委员，首届泛京津冀妇科肿瘤多中心协作组副组长等职。

专长：立体定向放射治疗，近距离放射治疗，尤其擅长全身各系统近距离放疗。

出诊时间：周一至周五全天。

心无旁骛系放疗，内外兼修创新高

程光惠

2019.06.21

李培兰：抢救线上的仁心医者

跟诊记者：张　红

摄影记者：李　丹

跟诊日期：2019 年 3 月 28 日

　　周四上午 8：00，北京博爱医院急诊楼的医护人员如同以往一样，忙碌的工作状态与抢救生命有关，与昼夜无关。三楼的一间小诊室里，急诊科主任、呼吸内科主任李培兰早已开始了出诊。今天的她脸上挂着些疲惫，因为昨晚急诊里来了一位危重患者，虽然做了抢救措施，安排了治疗方案，但李培兰回到家后仍惦记着患者不能踏实入眠。常年任职于急诊科这样的"救治一线"，李培兰早已习惯 24 小时待命的工作状态。同时，作为呼吸内科主任，她需要在两个科室之间奔波，承担起诊治患者、发展科室、带领年轻医生成长等多重责任。

　　"身体累点没关系，因为将一个生命抢救成功的那种幸福感是无法比拟的。"李培兰由衷地对记者说。

换位思考，关怀体贴

　　尽管急诊科和呼吸内科的患者众多，病情各异，让李培兰"脑子里老有事儿"，她对患者的关怀却仍能极尽细致。在门诊中，她检查患者仔细认真，解释病情透彻，对待患者懂得换位思考，用真情去解除病痛，因而在医患之间架起了心的桥梁。

　　"怎么都成这样了？"看到一位老年女患者在女儿的搀扶下才能走进诊室，李培兰关切地问。

　　"前些天咳嗽，输液还是咳嗽。"患者有点委屈地回答。在接下来的交谈间，记者了解到这位患者已经是李培兰的"老病号"了，十多年前因为脚肿、脸肿、呼吸道疾病找到李培兰就诊，"一直效果都挺好的"，从此便"依赖"上了李培兰。去年她因为风湿免疫性系统疾病去了别的医院就医，一直在吃激素治疗。

李培兰详细询问了患者的症状，给她做了听心肺、看咽喉与舌象、查腿肿一系列的查体后，分析免疫性疾病是全身性的，会影响到肺、心脏，让患者感觉到喘。"吃激素容易有真菌感染，看你的舌象也像，把真菌查一下。"

看到这里，患者又为自己的病心情低落起来，说话间有点哽咽，"看手机，得找李大夫的号，我就听您的。""甭着急。"李培兰见状拍拍患者的手和声细语地安慰，"任何药有利有弊，医生选的一定利大于弊。"在安排护士给患者取痰检查真菌感染后，见患者仍是沮丧，李培兰又安慰她："您岁数大了，病多了，而且您有免疫病，就是会免疫低下，没事，都过去了。"

就是这样近二十分钟的"身心兼治"，让患者的心里阳光了许多。"十多年了，我们两口子都在这看。"患者对记者说。

另有一位60多岁的王姓男患者，看到检查单上的胃泌素释放肽简体稍超出正常值，担忧不已，赶忙找李培兰咨询病情。"这值是有点高，但远远不及可怀疑为肿瘤的数值，您别吓唬自己，过一两个月复查就成。"她指着检查单说道。王患者仍对稍显异常的数值耿耿于怀，自我嘟囔着："怪不得每晚八九点钟，我躺在床上看电视时，总觉些许喘不过气，您说，这该不会和慢阻肺有关吧"。李培兰微微一笑说："您这是精神作用。放心，和慢阻肺无关。您别老紧张，就怕您紧张。"

李培兰对患者的这份理解和体贴获得了许多患者的赞许："李主任特别好，特别负责。""以前生病时心情不好，遇见易发火的医生就添堵。但是我遇见了李主任，心情都舒畅了"。

患者走后，记者问起赢得夸奖的"秘诀"，李培兰说："和患者打交道，那是和有困难的、需要帮助的人打交道，得带着慈善的心换位思考。比如方才问诊的老太太，以前特能干，现在啥事都得靠别人料理，可不就会着急，想着得赶紧好起来。所以医生得理解患者"。

准确诊断，疗效显著

患者对李培兰的认可不只因为体贴，更在于她从医近35年积淀下来的丰富临床经验。

"轻一些了，没那么憋了。"前来复诊的刘姓男患者面对李培兰，语气有点轻松。据了解，他此前由于咳嗽、喘气去别的医院就医，被诊断为普通咳嗽，服药多日均不见好转。这使李培兰倍感蹊跷，认为病情疑似过敏性咳嗽，在确认患者并未服用易引起过敏的降压药后，让他做了过敏源筛查。结果一出，患者原是对牛肉、桑叶等东西过敏，因而患上气道痉挛，才会咳喘不已，对症下药后，现在病情已经见好。

丰富临床经验是李培兰准确诊断病情的明灯，此类例子不胜枚举。一天下午，张大妈感到腿走不动道儿前去就医，但接诊的年轻医生在量完血压后表示一切正常，让她回了家。到了晚上，她的疼痛感不减反增，连夜到急诊科就诊。李培兰不敢大意，让患者做了影像检查，超声结果提示为脑血栓，患者便转入专科医院接受治疗。打那以后的十几年里，患者都坚持请李培兰替她按月开药、复查病情。"就算她不是专门看脑血栓的，我也特认她。没有她，我到不了现在。"张大妈对记者说。

准确诊断不易，治疗重疾更为艰难。李培兰作为科主任对团队严格管理，提高医疗质量，让许多患者转危为安。

呼吸内科的病房里，一位老年女患者的身体正在慢慢恢复。她虽身形瘦削，却挺有精神。在急诊科出完门诊就来到呼吸内科查房的李培兰看到她，流露出了十足的欣慰："你恢复得真好啊！我最初都没敢想能恢复成这样！"患者乐了，再次回想起自己的"历险记"。两个多月前，她做了心脏换瓣手术，术后出现肠道大出血。止血时，抗凝药物使用过多，继而接受了肠切除术。两台手术下来，她的心功能和肠功能均欠佳，致使进食困难，身体缺乏必需的营养。此外，她的气管在手术中被切开，因而咳痰不出，合并严重的肺部感染。由于生命质量受到极大影响，患者转院来到李培兰科室时出现了焦虑和抑郁症状。李培兰带领团队对她进行了综合诊疗，一点一点地让她康复。"这种术后的综合治理，可不能有一丝细节上的差错。"李培兰感慨治疗的不易。所幸，两个月后的今天，患者的生命体征正逐步恢复正常，上厕所时已不再需要搀扶，甚至还能自由走动了。更可喜的是，患者的脸上开始挂上了难得的笑容。"谢谢！谢谢！"忆起过往，患者双手合十地向李培兰致谢。

在呼吸内科的重症监护室里，记者看到一张病床上半躺着一位肥胖的男患者，正在吸氧。虽然他现在病情危重，但如果没有李培兰的医治，他挺不到今天。这位患者因先天性肺畸形而严重呼吸衰竭。十多年前找到李培兰就诊时，病情已经很重，随时可能危及生命。"如果正常人的动脉血氧分压低于 60mmHg，就考虑为呼吸衰竭，他当时已经20mmHg 了。并且，迫于生活，他仍坚持上班，每天爬五楼，当时我就担忧不已。"谈起他当年的情况，李培兰记忆犹新。患者当时希望李培兰能实现他的愿望：活到孩子上初中。然而，在李培兰的医治下，患者实现了一个又一个愿望，如今，他的儿子不但已经大学毕业，孙子都一岁多了。离开病床时，李培兰对患者说："你别太担心，这么多个梦想都实现了，下一个也一定能实现"。

抢救生命，时刻准备

与其他科室相比，急诊科接诊量更大，患者差异更明显，突发状况更多，对医生应急能力和责任感的要求更高。扎根急诊科多年的李培兰理论知识过硬、抢救技术娴熟，在遇有重大抢救时总是随叫随到，为患者的生命保驾护航。

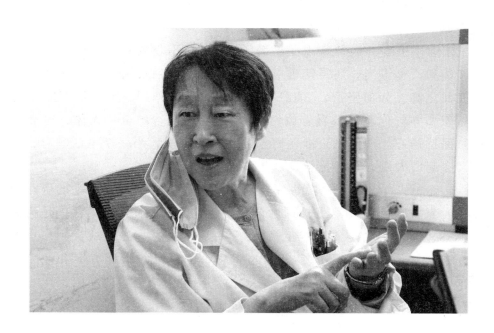

不久前，一位 26 岁的滴滴司机因胸部不适赴急诊科就医。不料，走向检查室的他，骤然倒地，失去意识。闻讯赶来的李培兰对他进行了紧急的胸外按压，并且立刻安排做心电图。心电图结果显示，患者急性大面积心梗，需要马上做静脉溶栓手术。情况危急，但手术同意书却无家属签字，怎么办？李培兰带领团队边请示领导，边请警察联系家属。为不耽误治疗时机，医生郑重地在同意书上签下姓名，继而争分夺秒地完成了那一台救命的手术。待家属赶来时，这位年轻小伙子的生命体征已复平稳，正饶有兴致地刷着手机，和普通人别无二致，让家属难以相信他刚从鬼门关走了一遭。但李培兰对此早已司空见惯：突发情况常在急诊室里上演，有时应急还不仅限于治疗，医生在职业风险与抢救生命面前，后者是第一位的。

对于李培兰而言，抢救生命的确是第一位的。科室里曾收治过一位云南姑娘，患有变应性支气管肺曲霉菌病（ABPA）这种呼吸科罕见疾病。ABPA疾病引起重症哮喘，患者被送入急诊时，正喘得厉害。李培兰一看，赶紧上了呼吸机抢救。家属远在云南，对患者的病症半信半疑。直至医生通过视频让其丈夫观看抢救现场，他才匆忙赶来。家属是来了，但钱不够，咋办？李培兰边带头捐款，确保治疗，边给他出谋划策：要不试试公益筹款？不久，钱款到位，治疗效果显著，夫妻俩最后开心地坐上开往家乡的火车。

急诊科患者的病情特点是"急"，李培兰不仅要在短时间内做到诊断准确和治疗得当，还得随机应变，灵活应对延误治疗的不同因素。要求如此之高，如何坚持？"责任和担当是最重要的。"李培兰说道，"那不然怎么办？你不能眼看着他们死去啊。"为此，她全年无休，电话24小时保持畅通。即便是正准备回家的大年三十晚，当一个电话响起，她就又穿起白大褂，奔赴抢救现场。

虽备受认可，但李培兰也深知，要想给患者提供更高水平的医疗服务，光靠她自己，并不是长远之计。"作为主任医师，一半责任是为患者服务，另一半则是要培养年轻人。"每天一早，李培兰就会到病房交班，向年轻医生们介绍重症患者的病情、所考虑的治疗方案和注意事项，后者会在次日给予反馈。一来二去，相对欠缺经验的年轻医生得以通晓类似病症，知悉相应诊断标准和应对方法，在实践中获得成长。如今，后辈们已能独自诊疗许多常见疾病了，这让她感到无比踏实。

中午12点左右，出诊、查房结束，李培兰却没有歇息，和科室的医生们相互招呼着进急诊科会议室，吃完简单的盒饭，她将在这里紧接着召开呼吸内科医生的例行会议。

专家简介

李培兰，中国康复研究中心北京博爱医院急诊科、呼吸内科主任，主任医师，副教授。本科毕业于东南大学（南京铁道医学院），硕士毕业于首都医科大学；曾任职于北京世纪坛医院呼吸内科，从事临床工作近35年。

专长：支气管哮喘、慢性阻塞性肺病、肺癌和呼吸睡眠疾病等呼吸内科疾病的诊断与治疗。

出诊时间：周一上午，周四上午。

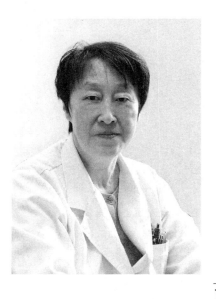

医生总一种能给人
有足够幸福是一份
职责！

李培兰
2019.3.28

范崇盛：有声世界的缔造者

跟诊记者：罗　辉　吴海侠

摄影记者：李　丹

跟诊时间：2019 年 4 月 15 日

　　周一上午，郑州大学附属洛阳中心医院的一个诊室门外早已挤满了候诊的患者，有些已经迫不及待地走到诊室里等候。值班的护士从人群中探出头来，问坐诊的医生："上午已经四十位了，要不停止叫号吧？"

　　里面的医生正与患者交谈，微胖的他戴着检查头灯，略显萌态。洛阳市人口 700 多万，这位医生一个人承担起了市内六七成耳科患者的手术治疗。作为洛阳市耳鼻喉科学科带头人，他已开展耳鼻喉科各类手术上万例，耳科手术 2000 多例。郑州以外的河南地级市医院中，能独立开展电子耳蜗手术的仅此一人，已行 70 多例无一失败。这位医生便是耳鼻咽喉头颈外科主任范崇盛。

　　医术精湛带来的一个问题就是来就诊的患者太多，范崇盛平时不得不限制挂号人数，有时候上午九点就需要停止叫号。尽管下午还有手术安排，他还是想争取多照顾几位患者，回护士道："再加几个吧。"

细致沟通，为患者负责

　　耳鼻咽喉头颈外科原来被称为五官科。或许原来的称呼更能体现出科室的特点，因为做的是人们的"面子工程"。因为影响容貌、感受明显、并发症多等原因，耳鼻喉颈的治疗往往成为医患纠纷的集中区，做好与患者的沟通工作非常重要。

　　范崇盛便凭借着以患者为中心的沟通艺术，作为患者，有很多问题他们是不懂得。比如，很多老年患者听力下降，他们以为是简单的中耳炎，做一个手术就能够提高听力。但实际上，他们的问题在于器官衰退，属于不可人为改变的自然规律。

"作为医生，一定要跟患者讲透，双方在合理的期望值内做手术。"范崇盛说。

作为手术经验丰富的专家，把期望值降下来，怎么降下来，你已经做了那么多手术了，根据你的经验能够达到一个什么样的要求。全中国全世界的耳科医生要达到三个目标：①避免颅内并发症；②获得一个干耳；③听力提高或不变。没有一个专家敢在听力方面对所有患者承诺。

耳膜补起来可以戴助听器、以后不流脓，可以达到这个目的。不感染。

37岁的杜患者在妻子的陪同下过来就诊，昨天拍的CT片子。拿到片子一看，范崇盛便毫不迟疑地说："鼻窦炎。鼻息肉都长出来了，得做手术！"

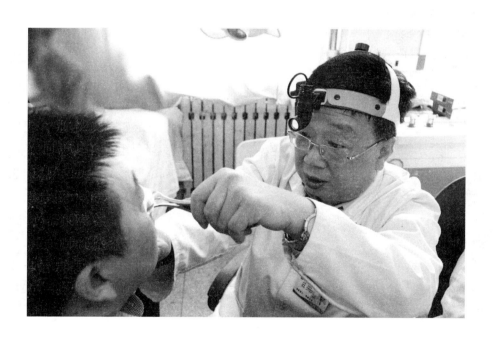

病理上，鼻窦炎有三型，一型是单纯的鼻窦炎，二型是鼻窦炎伴鼻息肉，三型是全组鼻窦炎伴有多发或者复发性鼻息肉，一般是反复手术治疗。杜患者是鼻窦炎二型，已经是病情比较严重了：鼻腔里因为有炎症所以长息肉，同时又因为有息肉堵塞加重炎症。目前的治疗办法只能是做手术。

得知患者家就在市里，范崇盛建议："可以先在家吃几天药，减少住院时间。"这里提到的吃药主要是吃激素，一方面为了术前准备，一方面为的是防止术后复发。

但杜患者和妻子都没意料到情况会这样严重。杜患者手里还拎着一个皮包，因为下午就要出差，时长一周。这与范崇盛的建议存在冲突：因为患者要服用的激素量比较大，如果不注意，可能会因胃口好多食，导致发胖。而且服用激素完成后必须住院手术，不然容易导致病情反弹，所以患者此期间最好不出远门。

"不吃药也可以直接做是吧？"患者也为此伤脑筋，想省去吃激素这一步。

"那做了效果不好！"范崇盛连连摇头。鼻部的解剖很复杂，邻近眼睛，也靠近脑部，患者要做的是微创手术，要用到4mm直径的内镜，视野清楚对于手术来说是非常重要的。所以，手术中创口最好不出血。如果不吃激素，手术出血会比较严重，导致医生"浴血奋战"。而做好术前准备，医生可以很从容，手术效果好，患者恢复快，也少出现并发症。"你想做好，不复发，就按我说的办。"范崇盛向患者解释道："你要对自己负责任，我也要对你负责任。"

在听过范崇盛详细的解释后，杜患者和妻子决定听从建议，不过出差可能无法取消，杜患者准备在出差期间服用激素，出差完成后赶回住院，接受手术。虽不是最优的方案，但也没有问题，只是需要多些自律。

可能是出于手术质量的考虑，患者的妻子最后还是忍不住问："到时候是您给做吧？"

"嗯，我做。"这样的手术范崇盛和团队已经成功做了几千例，于他而言并非难事。不过，对于患者和家属来说，一句出自他口的"我做"，就是一颗定心丸。

重术后复诊，保康复质量

在范崇盛看来，耳鼻喉手术治疗的效果，不仅仅在于手术技艺的精湛，还在于术后的处理。只要是经他手行手术治疗的患者，如有必要，他都会让患者坚持术后复诊，患者只需要交7.5元的挂号费。所以每次门诊，基本都会有二三十位术后患者前来复诊。

跟诊当天，复诊的患者恢复效果都很好。谷患者今年已经90岁，找范崇盛做中耳炎术后复查。

"鼓膜愈合很好，再过一星期就好了！"给患者的耳道进行检查后，范崇盛有些激动。之前，谷患者左耳流脓，有时甚至流血。3月初，她接受了中耳炎手术治疗，现在左耳已经基本不流脓，只是还有些潮湿。按以往经验，中耳炎术后的恢复一般要一个到一个半月时间，具体视患者情况而定。谷患者已经90高龄，能在一个月出头的时间内达到这样的恢复效果，说明体质很好，实属不易。

但并不是所有患者像谷老太太那么幸运。41岁的胡患者是一名小学老师，因为左耳中耳乳突炎和右耳外道表皮样瘤于去年9月底进行了手术治疗，左耳进行了鼓膜置管术，右耳进行了表皮样瘤切除。

"对我生活的影响太大了，感觉从我记事起就一直困扰我，真的痛苦不堪！"胡患者向记者回忆道。自她七八岁起，耳朵就经常流水，三十多岁时有一次犯病比较严重，检查发现耳朵里的水都已化脓，在医院做了耳膜穿刺，抽掉了积液。几年后，又害了一次耳病，每天睡觉时稍微有所活动，耳朵就很痛，通过药物治疗和平时保养（洗头发洗澡时把耳朵塞住等）才慢慢好转。去年，胡患者又发现自己右耳里面长了耳耵聍，像结了痂一样，怎么都掏不出来，于是找到了范崇盛，检查发现里面有表皮样瘤。

手术后，胡患者感觉耳朵里"清爽"多了，现在的听力也比之前有所提高。

"听力可以了，很好。但更重要的是维持，让听力在手术后还能达到稳定！"范崇盛提高了说话的音量。接受手术治疗的中耳炎患者中，有些仅仅是术后一两年听力良好，而范崇盛所追求的是患者能够在术后十年、二十年的长时期里都能够保持稳定的良好听力，这就需要医生在术后进行定期的检查与指导。

范崇盛给胡患者耳部进行了检查，认为目前不需要取出置管，因为胡患者咽鼓管功能不好，加之取管一般是在天冷的时候，而目前正赶上天气转暖，容易诱发感染。他建议患者先坚持复诊，等待时机成熟再取置管。

中耳炎的手术，范崇盛已经做了两千多例，他也得出自己观察的结论：很多患者往往就像胡患者一样，从幼年时期就患上病，之后几十年的治疗又遭遇失败。这往往给患者身心造成极大的伤害，他们常常丧失信心，不想或者说没有勇气再治。

"我一说，他们就宽心，能高兴地回去。"在范崇盛的考虑中，术后复诊除了换药、清理等给患者更好的疾病处理，实际上还有心理治疗的意义。很多患者在历经之前的失败后看到治愈的希望，一方面抱有对医生的感激，另一方面又时刻怀揣着对疾病复发的担心与恐惧，能够得到医生定期的指导，对于他们来说其实是一种不可缺失的宽慰与鼓励。

攻坚耳疾，造福一方

耳部的手术，是耳鼻喉科领域内难度最大的一种。毕业的医学博士生经过3～5年专业培养与训练，可以成为一名合格的鼻科或咽喉科医生，但耳科医生的培养却需要花费10年甚至更长的时间。十年前，曾有专家感慨，偌大的中国，十几亿人，真正技术过关的耳科医生不超过一百人——在河南省，范崇盛能够跻身合格耳科医生之列。

十年后的今天，情况又如何？据业内人士估算，如果把综合医院的耳鼻喉科大夫都算在内，我国耳鼻咽喉头颈外科的医生在2万～3万人，其中专门从事耳科学的医生可能仅在5000人左右，国内耳科医生的缺口至少在14万人，经验丰富的耳科学医生更是急缺。

"它的难度不在于风险有多大，而在于耳部体积太小、结构太复杂、与很多器官和神经相连，难以达到期望的效果。"目前，范崇盛已经行耳部手术2000多例，对此也颇有经验与心得。常规的耳部手术，他一般一个多小时便能完成，相比之下，很多耳科医生就动作非常慢，需要六七个小时或更久。

凭借过硬的技术，范崇盛成功应对过各种耳科疑难重症。跟诊当天前来复诊的小诺便是一例。小诺今年刚3岁，不幸患上了由鼻窦炎引起的表皮样瘤，导致听力受损以及反复的耵聍多，于两个月前接受范崇盛的手术治疗。

"非常可怕，以前没有见过这种情况。"给小诺清理耵聍后，范崇盛介绍到小诺的病情。可怕之处在于，表皮样瘤就在大脑下方，距离非常近，加之这又是一种破坏性疾病，会破坏骨质，把炎症带入大脑引起颅内感染。像小诺的这种情况，年龄越小，疾病对其生命的威胁越大，因为小孩子的骨质没有发育完全，更容易被破坏。因此，当小诺的奶奶反映小诺的听力没有恢复正常，范崇盛只能告诉她："听力组织已经被破坏得非常严重，解除生命危险已经算是成功，听力回到正常水平基本不可能。"幸运的是，除去听力，小诺的恢复状况非常好，范崇盛叮嘱小诺奶奶坚持定期带她过来复查。

谈及为何能够在耳科这一高难度领域达到这样的水平，范崇盛觉得最重要的是自己热爱耳科学这个专业："只有你热爱它，你才会去研究它。"在研究中，范崇盛发现熟悉耳部解剖结构对于耳科学习的重要性，在20世纪80年代，他便开始利用尸头进行耳部解剖训练，并将研究成果成文发表，而国内医界整体认识到这一点还是在2000年左右。

因为对耳科的关注，范崇盛对电子耳蜗的认识也走在前沿。他很早便关注到电子耳蜗植入术，那个时候，很少有民众能装得起电子耳蜗，医界的关注也很少，十年时间内，全国一共才进行了两千多例电子耳蜗植入术。

2015年，范崇盛独立成功开展了从医生涯中第一例电子耳蜗手术，成为河南省郑州市以外的地市级医院中能独立开展耳蜗手术的唯一一名医生。此后三四年间，70多例电子耳蜗手术，他也无一失手，接受治疗的患者中，最大的79岁，最小的年仅1岁。2016年，最先一批受惠于范崇盛电子耳蜗植入术的患者共同赠予他一面锦旗，称赞他为"有声世界缔造者"。

"效果非常好，患者能听见了！"范崇盛也为电子耳蜗的神奇效果而激动。这种为患者治愈疾病后的成就感也是推动他前行的力量。有人曾跟他说，地市级医院没有必要做高难度的大手术，但他并不这么认为，只要是书本上介绍过、其他医生也做过、患者愿意配合的手术，他都积极尝试。在他看来，虽然耳科手术风险大、难度高，但只要患者有决心、信心并愿意配合，作为医生一定要勇于尝试，不被疾病吓倒，用自己所学，尽最大力量解除患者痛苦。

专家简介

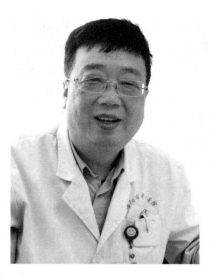

范崇盛，主任医师，郑州大学附属洛阳中心医院耳鼻咽喉头颈外科主任，新乡医学院兼职教授，市医学会耳鼻咽喉科分会副主委、微创专业委员会主委。获专利 2 项。荣获"河南省百名一线技术英杰""洛阳市五一劳动奖章"等称号。

专长：擅长耳科手术、头颈部肿瘤手术、各种复杂疑难耳科手术、头颈外科手术（如颈廓清术、喉癌联合根治术、甲状腺癌联合根治术、上颌骨全切术、咽旁间隙肿瘤切除术）、显微外科鼓室成形术、电子耳蜗植入术、各种手术失败耳科再次手术。

出诊时间：周一全天。

做人民喜爱的
好医生.

范崇盛

2019. 4. 15

18. 清华大学第一附属医院（北京华信医院）

李洪银：让患者重获"心"生

跟诊记者：庞书丽　袁佳男

摄影记者：李　丹

跟诊时间：2019 年 3 月 19 日

早上 8：00，记者来到清华大学第一附属医院（北京华信医院）心脏外科病房时，科主任李洪银正和往日一样，进行清早例行查房。提起李洪银，许多患者都称赞他"医术高超，细致入微""平易近人，对待患者如亲人"，有的患者在出院时还对他依依不舍。

从医近三十年，李洪银在危重冠心病、瓣膜性心脏病及复杂先心病的诊断、手术治疗及围术期管理上积累了丰富的经验。除在医学上苦心钻研，他还怀抱着一颗关爱患者的心。在岗位上不辞辛劳的工作，换来了那一颗颗重新在患者体内鲜活跳动的心脏。

用真心关怀患者

李洪银身高约一米八，说起话来声如洪钟，但在询问患者病情时语气总是很温和，也不时给予患者安慰，让人感受到医者的关怀和亲切。

明亮的病房里，一位今天就要出院的老年患者笑容灿烂。李洪银走到他跟前，笑着打招呼："身体怎么样？"患者说："感觉好多了。"

"你出院后不要过度运动。饭后两公里，一天八公里，走得太多了。"李洪银这样告诉患者，"你吃的不是很好，一旦运动过量，很容易造成低血糖，可能引发心律失常，如房颤，让你感到很难受。"

这位患者是大学的退休教授，先前在别的医院做造影检查，显示冠状动脉三支病变，就是右冠状动脉、左冠状动脉前降支、左冠状动脉回旋支这三支血管有钙化。主治医生给他做了旋磨，放了两个支架后，病情不但没有缓解，反而心肌酶和肌钙蛋白的数值都升高了，出现了心梗。转到李洪银这就诊后，李洪银分析是旋磨磨出的碎屑把远端一些小的末梢血管栓塞了，引起了心梗，而且他的三支血管钙化严重，不适合放支架，应该做搭桥手术（冠状动脉旁路移植术）。患者这才真正了解自己的病情，当即同意动手术。

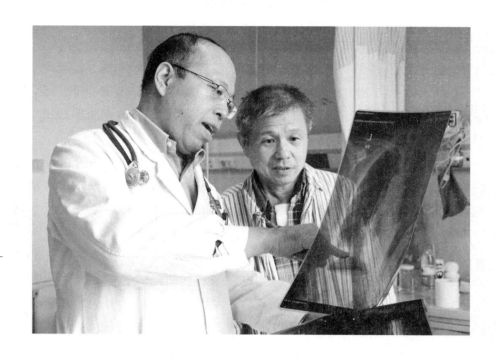

"他术后恢复特别顺利，手术后八天就回家了。我们主张手术后的患者早期要多活动一点，但他爱运动，前几天因为活动过量，心慌，有点出虚汗，担心有别的问题，就又跑回来了。"回忆起患者的两次住院经历，李洪银有点无奈。

接着，李洪银给患者查体，听心肺，嘱咐他出院后要吃好喝好，合理运动。末了，安慰他："不用紧张。""谢谢主任！"患者依然是满脸笑容。他对李洪银团队是发自内心的感激，李洪银给他治好了病，在住院期间又得到心外科护士团队的悉心照料，深受感动之余给护士们写了感谢信，读来感人肺腑。这次入院的复查结果也很令他满意。

走出病房，李洪银来到走廊的一张病床前，关切地询问："怎么不舒服？""胸压着痛。"患者说。这是一位老年女患者，做了冠脉造影，回旋支有中–重度狭窄，昨天才入院，由于病房病床紧张，暂时只能待在走廊区。

李洪银向主治医师了解了患者的病情，给她查完体后，温和地说道："不用太紧张。"他总是如此，忙碌中也不忘关照患者的情绪，让患者能够舒心一些。

走进下一间病房，李洪银继续关切的询问每位患者的病情。其中最靠近门的一位男患者明天就要出院了，说起自己的看病经历，他似有千言万语。

"我是经人介绍来到这里的，先前在东北老家住了足足半年医院，真没想到来到这里还不到半个月就可以回家了……"患者极力克制自己的情绪，但还是双眼湿润着哽咽了起来。

"李主任真的很好……"他像个孩子似的啜泣，李洪银旋即安慰。过了一会儿，这位大病初愈的患者才渐渐平复心情。

李洪银告诉记者，这位患者得的是冠心病，兼有心梗和心衰。心梗导致功能性的室壁瘤，出现了心衰，所以患者憋气明显。他给这位患者做了搭桥手术，患者现在好多了。"李主任名气可大了。"患者又是一番感激。

病房里还有一位患者也做了心脏瓣膜置换加搭桥手术，他得的是风湿性心脏病（瓣膜病变）兼冠状动脉粥样硬化性心脏病，后者是做了冠状动脉造影才发现的。

"二三十年前，有些人检查出了瓣膜病，却忽略了有一定概率会同时存在的冠心病，就这样错过了治疗……50岁以上的人，发现瓣膜病，一定要同时筛查冠心病。"李洪银这样向记者强调道。

了解病情进展、制订治疗方案、关心术后恢复情况……每天7点15分就开始工作的李洪银，查房会兼顾到每一位患者，为患者的病情保驾护航，因此也获得了患者一致的信赖与赞誉。

无影灯下的坚守

查房完毕后，李洪银没有片刻休息，立即乘坐电梯到达住院部三楼，换好手术衣帽准备上手术台。

第一台手术的患者是一位身世可怜的4岁女童，她患有先天性心脏病和脑梗死。

"导尿了吗？"消毒完毕，做好准备工作的李洪银询问助手医师。

"导完了。"一个年轻的男医生语气肯定地回答。

"好的，手术开始。来吧，给我穿刺针。"李洪银的声音镇定而有力。

这台手术的名称是经股静脉ASD封堵术。ASD意为"房间隔缺损"，房间隔缺损是最常见的先天性心脏病之一，指房间隔在发育过程中出现异常，致左、右心房之间仍遗留孔隙，血液分流。随着患儿长大，一旦出现严重的肺动脉高压，就会引发心衰和肝大，此时除肺移植加ASD修补或心肺移植之外再无手术可做，多数患者在40岁以前死亡。

李洪银要做的就是穿刺股静脉，建立股静脉、右心房至左心房的通道，根据房间隔缺损大小及边缘硬度选用合适的房间隔缺损封堵器，在经食管超声指导下，将封堵伞通过输送鞘放到合适的位置，把房间隔的缺口堵上。

手术开始，一个约莫六七厘米的针头被李洪银斜插进入患儿的股静脉，针头后的针管里装的是肝素盐水，目的是防止左心房进入气泡。穿刺完毕，通道建立后，到了手术的关键点。

"这个位置很好……你稍微转一下手，放开！"伴随着另一位看着监视屏幕给予提示的超声医生的声音，这个叫作房间隔缺损封堵器的冰冷医疗器械，在李洪银的手里似乎也被赋予了生命的意义。

"现在在左心房的右侧，你回拉一下！"

"推不动，拉也拉不动！"

…………

"这个位置很好，手抖一抖……先放松，看看其他瓣膜……再推再推……好了！"

李洪银迅速完成封堵后便把输送鞘从患者体内顺畅拔出，一旁的医师立刻用纱布蘸血。这场"战役"就这样平稳的结束了，全过程不到三十分钟。

"今天找位置很顺利。"李洪银笑着对记者说，再过三十分钟这位患儿就会被送往手术室对侧的监护室。这对李洪银来说，只是一台简单的手术，大约一个小时后，将要开始一台复杂的手术，预计需要五六个小时。对于每天都要做2~5台手术的李洪银来说，这种工作时长只是家常便饭，最重要的是看到患者康复。

从手术室出来后，李洪银与记者简单交谈几句就前往监护室看望患者。每个工作间隙都是他另一个工作的开始，就在第一台手术准备工作完成前，他还在办公室接诊几位患者。

大约 11 点 25 分，李洪银回到了手术室，准备开始第二台手术。

"这个孩子是法洛四联症（TOF），情况比较特殊，冠状动脉起源异常，先天畸形。而且曾经做过一次手术。"李洪银向记者介绍，"人的前降支和回旋支（心脏冠状动脉的两支血管）原本是从一处起源，这个孩子是分别起源，前降支从右冠状动脉发出，走行于右室流出道的表面，靠近肺动脉瓣环……但是冠状动脉不能切断。"这台手术预计需要五个多小时。李洪银要首先把狭窄的右室流出道进行疏通，保护好自体的肺动脉瓣，修补室间隔缺损（同时把骑跨在左、右心室的主动脉瓣完全与左心室连接）。因为冠状动脉畸形，右室流出道不能进行加宽，然后需要在患儿的右心室到肺动脉的血流通道上再建一个通道，形成右室双流出道，且不使用人工制成的管道，以防止因该人工管道不能自然生长而再次手术。

正躺在手术台上的患儿只有 3 岁，出生 20 多天时做了 BT 分流术（一种治疗肺动脉血流减少的姑息手术，不修复缺陷但可以帮助缓解症状。）今天接受的手术叫 TOF 根治术、BT 去除术。11 点 35 分，手术正式开始。

"孩子是二次手术，有粘连，开胸的过程中要仔细，防止造成心脏及大血管损伤，从而导致大出血，主任再次开胸很熟练。"候在手术台外围的一位年轻医师告诉记者。当手术监护仪上的心率变为"0"时，他提醒记者，粘连已经去除，根治术要开始了，这种术式要用停跳液将患儿的心率控制为零。

因为情况复杂，这台手术将会是一场"持久战"。无影灯下，李洪银和几位助手正在默契地配合着，手持器械娴熟地操作。五个多小时，手术顺利结束。18 点，患儿被推到监护室；约一个小时后，患儿被拔除气管插管，并停用呼吸机，目前各方面平稳。

"每次手术期间都不下台，两台手术中间空隙吃个饭"。一位年轻医师道出了李洪银作为一名外科医生的责任感。正是这种责任感让他在临床上不断成长，承载起无数父母和患者的希望。

经验丰富的心外圣手

在两台手术之间的空隙，记者跟随李洪银走进监护室。第一位查看的患者是由李洪银做了搭桥手术的冠心病患者。据李洪银介绍，这位患者做的是全动脉桥，使用了内乳动脉及桡动脉，昨晚撤除呼吸机，拔除气管插管，今早就可以吃饭了。

"多吃点饭！"李洪银对患者微笑着说，替患者高兴。

"心脏外科治疗的疾病最多的就是先心病，占我们病种的一半或者超过一半，然后搭桥的患者大概占30%，瓣膜病患者占20%。我们这里重症的患者相对多，危重的患者特别多。"李洪银说，"患者的特点，一是依从性特别强，二是信任。"有这样的患者群，不仅因为李洪银医护团队把住院患者照顾得特别周到，也在于李洪银的丰富临床经验让许多患者重获"心"生。

从医多年，李洪银独立完成各种心脏外科手术近4000例，参加各种心脏手术3000余例，其中最小的手术患者仅出生4天，最大的手术患者84岁。他在心脏搏动下的非体外循环冠状动脉搭桥术及微创小切口手术方面技术熟练，可以通过腋下小切口、胸骨下段切口、胸骨旁小切口等途径完成许多心脏外科手术，减轻患者的创伤，降低异体血液的使用量，缩短患者的康复时间，同时兼顾部分患者美容的需求。此外，他在心脏瓣膜疾病的修复手术方面积累了丰富的经验，使许多患者避免了瓣膜替换的困扰。

有位年仅29岁的男性患者，经常吃外卖、零食，饮食不规律，运动量少，并且经常加班熬夜。一次，这位熬夜后的患者出现胸痛，持续不缓解，当地医院就诊提示是严重冠心病、急性心肌梗死。患者的父母非常吃惊：怎么会？儿子这么年轻！几经辗转找到李洪银，面对如此严重的血管病变（供给心脏血液的主要血管几乎都被堵住了，同时心肌核素提示心尖部无存活心肌），李洪银叹了口气："即使80岁的老人，冠脉也很少有堵得这么严重的。"他组织多学科专家会诊讨论：进行冠脉支架介入治疗显然是不可能，即使实施冠脉搭桥手术，手术风险也很大，手术后一旦出现低心排综合征，将危及生命。与此同时，即使住在医院里，患者每天仍然会出现左心衰及心绞痛，"那种痛像是死神在召唤"，患者父母也每天泣不成声。

面对患者及家属的期盼，李洪银承诺他们"一定会尽心尽力"。制订好治疗方案，完善术前各项准备工作后，手术如期进行。李洪银和团队配合，顺利地完成了患者的冠脉搭桥手术，且术后没有出现任何并发症。经过医护人员的精心治疗和护理，手术后第7天患者得以康复出院。后来，他在日记中这样写道：你是大爱的化身，战胜死神，救回我，让我有机会再看晨光夕阳，余下的人生，我会倍加珍惜这颗心脏，感谢你！我的恩人。

有力跳动的心脏寓意着生命力，寓意着热血……在李洪银这里，有力跳动的心脏是对他医术的肯定，更是他每天废寝忘食工作挽救回来的生命。

专家简介

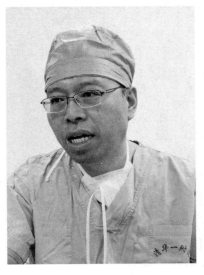

李洪银，清华大学第一附属医院（北京华信医院）心脏中心心外科主任，主任医师。自1993年从北京医科大学毕业以来，一直从事心血管外科的临床工作，专业技术全面，具有丰富的临床经验和基础理论知识。兼任中国医师协会心血管外科医师分会常务委员，北京医师协会心血管外科医师分会常务理事及专家委员会委员，北京医学会心血管外科分会委员。独立完成各种心脏外科手术近4000例，参加各种心脏手术3000余例，取得了优秀的临床治疗效果。

专长：在危重冠心病、瓣膜性心脏病及复杂先心病的诊断、手术治疗及围术期管理上积累了丰富的经验。在心脏搏动下的非体外循环冠状动脉搭桥术及微创小切口手术方面技术熟练。可以通过腋下小切口、胸骨下段切口、胸骨旁小切口等途径完成许多心脏外科手术。

出诊时间：周四上午（专家门诊），周五下午（会诊门诊）。

敬业修心，延续生命。

李洪银

2019.3.19

王俊怡：呵护幼儿健康成长

跟诊记者：李海清

摄影记者：李　丹

跟诊时间：2019 年 5 月 14 日

　　王俊怡出生于医学世家，在家庭的熏陶下，她选择了医学事业，在儿科的岗位上几十年如一日地坚守着。"作为综合医院的一名儿科医生，需要掌握全面的儿科学知识，需要不断学习和知识更新。"王俊怡如是说。记者跟诊王俊怡医师时，她刚卸任清华大学附属第一医院（北京华信医院）儿科主任职位。尽管已经从事工作41年，担任儿科主任16年，但是她的身上，却看不出衰老，没有一丝一毫的懈怠，这大概缘于长期面对儿童带来的生机。

对每位患儿都充满了爱心

　　记者跟诊当日是周二下午，也是高危儿随访门诊时间。半天中王俊怡接诊了 11 个患儿，均为提前预约，每位患儿都是经过医护人员精心救治的宝贝，其中，出生时最小胎龄28周，最轻体重940克。所在科室目前救治最小孕周25周，最小体重600克。面对这样的患儿群体，王俊怡需要投入更多的时间与精力。

　　王俊怡给每个患儿的问诊和检查，都在20分钟以上。问诊和检查完毕，开完处方，还要回答患儿父母的喂养和护理问题。在记者看来，儿科医生出诊，不仅仅是给患儿复查，还需要耐心地给家长做育儿辅导。

　　在接诊一名15天的患儿，出院后首次随诊，当家长被问到"孩子是否能跟着妈妈的视线转头"，家长焦虑地表示"还不行"。王俊怡了解后，做完了一系列徒手检查，亲自把孩子用小被子裹好，小心翼翼地抱起，与患儿面对面，凝视孩子片刻，头往左侧慢慢转，孩子的小脑袋就跟着她慢慢地往左侧转；然后再把孩子抱端正，头往右侧慢慢转，孩子的小脑袋就跟着她慢慢地往右侧转。"宝贝，你真好，加分啦，加分啦。"王俊怡跟家长解释，通过检查和新生儿行为评分，孩子的发育指标是合格的，不必担心，消除了初为父母的顾虑。

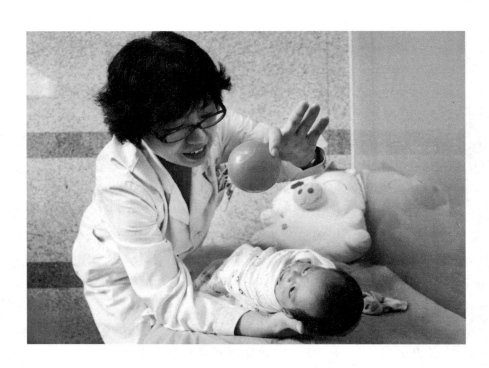

给记者印象最深的是，那个出生只有940克、目前已经9个月大的患儿，大运动发育稍差，通过询问和检查，她发现孩子目前存在一个问题，就是下肢力量不够，进一步了解到多数时间孩子是由老人照顾，出于溺爱和抚育习惯，最爱整天抱着孩子，缺乏训练意识，导致孩子自主活动少，影响了大运动。"这可不行啊，孩子每个阶段都要达标，要跟老人讲清楚训练的重要性，你的孩子整体上比这个年龄段各项发育指标要慢了一个半月，这可是很严峻的现实啊。"这时候，王俊怡的脸色一下子变得严肃起来，两个年轻的家长也低下头表示要加强家庭训练，做好康复治疗。

儿科医生的责任"比天大"

儿科医生肩上挑着重大的责任，因为面对的都是幼小的生命，呵护他们健康成长不仅关系到家庭的幸福，还有祖国的未来。而坚守岗位及担任科主任多年的王俊怡，让记者感受到了那颗"比天大"的责任心。

有两个来复诊的 2 月龄早产儿都系着脐疝带，其家长不约而同地问王俊怡，天气越来越热，能不能晚上睡觉前把脐疝带解下来。王俊怡一口拒绝了："这种早产儿发生的轻度脐疝，通过 1～2 个月佩戴脐疝带，一般都可以恢复，家长需要做的就是坚持让孩子 24 小时佩戴，还要随时观察佩戴的位置对不对。"家长连忙表示要好好地遵医嘱。

令人感到遗憾的是，一名 10 个月的早产儿前来复诊，在接受检查时，被发现还佩戴着脐疝带，而脐疝还存在。王俊怡连忙问家长，脐疝带佩戴了多久？家长如实回答："戴了一个月发现没事了，就不戴了，但最近发现脐疝又出现了，所以又戴上了。""现在孩子已经十个月了，需要看小儿外科专业门诊，考虑进一步的治疗问题。"随访中，及时发现问题，指导家长预防和就医。

就在这个孩子看完，下一个孩子还没到的时候，记者连忙问王俊怡，这种高危新生儿为什么每个月都要复查？王俊怡回答："高危儿随访门诊就是为加强这些危重新生儿的出院后管理，尽管经过住院期间的救治，出院后仍然面临喂养、生长和各系统发育等问题，特别是早产儿。我们医生不仅仅是给予他们生命，需要的是让他们能够高质量生存和健康茁壮成长。每例救治成功的背后都有患儿、家长和医护人员的共同努力和付出。"按照儿童生长发育规律，定期随访监测和评估，指导家长喂养、护理和干预训练，制订出个体化的治疗方案。

挑战学术，永无止境

在老主任虞人杰教授指导下，主研完成清华大学自主研发课题"新生儿窒息多器官损害临床多中心研究"，多中心研究协作组由全国 9 家医院组成，历时 3 年，经过不懈努力，收集、总结了近 500 份窒息病历，建立规范的新生儿窒息多器官损害的临床诊断依据和标准，规范治疗措施。参与执笔"新生儿窒息多器官损害诊断标准和解读"。执笔的"新生儿窒息多器官损害发生率、高危因素和转归的多中心研究"通过科学的总结和严密的分析论证，指出新生儿窒息会导致脑、心、肺、肝、胃肠等多器官不同程度损害，尤其是重度窒息，且合并严重代谢性酸中毒时更严重，为加强复苏后管理，降低新生儿窒息的病死率和伤残率提供了客观指标和临床依据。该论文后来获得"2017年度百篇中华医学优秀论文"荣誉称号。

主研北京首发课题"建立区域性新生儿转运网络"是由首都卫生发展科研专项基金支持的应用推广类项目，旨在建立和完善区域性新生儿转运网络，以降低区域内围产儿的死亡率。为政府制订区域高危新生儿转诊网络提供理论依据。

用爱心去沟通可以化解危机

门诊结束后，记者跟王俊怡聊起医患纠纷和医患之间的信任危机话题。她很平静地跟记者说，人与人之间，重要的是信任，只要用心去沟通，就可以化解危机。

王俊怡认为，经过长期的临床工作实践，医护人员不仅仅要掌握相关医学知识，培养沟通技巧也是必要的。她总是强调，需要多换位思考，理解家长此时此刻的焦虑无助的心情，需要主动和通俗易懂的语言做好病情和解答工作，避免家长问一句，答一句，这样家长感觉医生和冷冰冰的那些抢救设备没有区别。举个最简单的例子：如果在告知家长患儿病情稳定后一小时突发危及生命的情况，如何沟通？儿童疾病本身具有发病急、病情重和病情变化快的特点，新生儿疾病就更为突出。此时，对疾病的认识、危重程度和预后的客观评估极为重要，尽可能说明发生的原因和采取的治疗措施，让家长充分理解和意识到救治的风险。

王俊怡说，社会上对于儿科医生流失的报道很多，但是，坚守在一线的医生还有很多。"比如科里一位年近七旬的老大夫，退休返聘，每周仍然坚持 5～6 天工作，严格执行考勤制度，儿科建设，离不开老一代儿科医生的传承，年轻一代儿科医生要做的就是继承和发扬这些优秀的传统和美德。"

谈及工作的成就，王俊怡介绍，自 2003 年至 2018 年负责儿科管理工作，接受了挑战和考验，儿科具有五十年的传承，形成了新生儿专业特色，与团队一起，巩固和发展了儿科，病房 15 张病床发展到现在 50 张病床。在早产儿方面，完善了系统监测；在窒息复苏方面，掌握先进的复苏技术和窒息后多器官损害的管理；为了充分发挥医院儿科的技术优势开展了危重新生儿的转运工作，已被确立为北京市和朝阳区危重新生儿救治中心。北京朝阳区"危重孕产妇及高危围产儿救治"网络内的"高危围产儿救治中心"。

"作为儿科医生，每当看到经过抢救的孩子，舒适安静地睡觉；看着他们平静的一呼一吸，可以忘记忧愁和烦恼。"王俊怡由衷地说。

专家简介

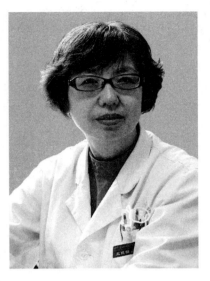

王俊怡，清华大学第一附属医院（北京华信医院）儿科主任医师，担任儿科主任16年。自参加工作以来，一直从事儿科临床、教学和科研工作从事工作。

任北京医学会围产医学分会常委，中国医师协会新生儿科医师分会新生儿复苏专业委员会副主任委员，北京医学会早产与早产儿医学分会常委，北京朝阳区母婴保健技术服务专家指导团队儿科专家组副组长和新生儿科专家组副组长等职。

专长：熟练掌握儿科常见病、多发病和疑难病的诊断和治疗。专业特长为新生儿疾病和新生儿重症监护。掌握早产儿诊治、系统管理和高危儿随访。

出诊时间：周一上午，儿科专家诊；周二下午，高危儿随访门诊。

做好一名儿科医生

爱心！耐心！细心！

王俊怡

二〇一九年5月14日

柏斗胜：做患者"肝胆胰"的守护者

跟诊记者：吴海侠

摄影记者：李　丹

跟诊时间：2019 年 5 月 30 日

"既然治疗技术和手段都差不多，那我当然选择在自家门口治。"苏北人民医院 3 号楼八层肝胆胰中心的一间病房里，坐在病床上的邱患者向记者介绍她的情况。一月前，家在市区的邱患者因上腹部疼痛就诊于苏北人民医院，被诊断出肝左外叶胆管多发结石并扩张，需进行肝切除手术。邱患者对手术治疗有些惧怕，于是便去往上级医院寻求"更好的"治疗方案，结果发现其诊疗技术、方案并无不同之处，遂回到苏北人民医院治疗。

如今的患者在就医时都会"货比三家"，只有靠疗效说话，才能赢得他们的信任。在柏斗胜所在的肝胆胰中心，这些年来因诊疗技术等原因而需要转诊他院的情况已经越来越少，反而有不少患者因为他们良好的口碑从市外乃至省外慕名前来就诊。

凭借着腹腔镜等微创新技术的开展、多学科综合诊疗的实施等，柏斗胜和团队成员勇于探索、不断精进，用真心为患者提供优质、便捷的医疗服务。

手法娴熟，外科技术精湛

"嘟……嘟……嘟……" 7 号手术室里，伴随着超声刀主机发出低沉而有节奏的提示响声，肝胆胰中心副主任柏斗胜正给患者进行着手术。

躺在手术台上的患者是一位姓严的女士，今年 53 岁。大概十天前，严患者因为右上腹部疼痛不适 2 个月余，在当地医院被诊断为"胆囊结石伴慢性胆囊炎"，而后接受保守治疗，但效果不佳。为了进一步治疗，严患者来到苏北人民医院治疗。MRCP 检查显示患者存在胆囊结石、胆囊炎、肝门区胆管小结石、肝脏多发囊状信号影。目前，严患者在手术台上进行的是腹腔镜胆囊切除术+肝囊肿开窗手术。

即使只能看到眼睛，外人也能够感受到柏斗胜此时此刻的沉静稳重。在手术前，他和患者、同事谈笑风生，但现在站在手术台旁的他俨然换了一个人。他熟练地操作着手术器械，目光在显示器屏幕和腹腔镜之间变换着，一个小时不到，手术顺利完成，患者的胆囊被顺利取出，肝多发性大囊肿顺利开窗。

像这样常规的胆囊结石手术，柏斗胜和团队成员每年都要做上千例。从事肝胆胰外科和微创外科工作二十余年，柏斗胜腔镜外科技术娴熟，可开展肝胆胰脾等各种手术，特别是腹腔镜技术治疗门脉高压并发症，进行一系列原始性创新，形成序贯个体化治疗的新特色，在省内处于领先地位。

"最能体现我们肝胆外科技术水平的，其实还是肝门部胆管肿瘤的治疗。"柏斗胜介绍道。肝门部胆管肿瘤通常是指发生于第一肝门附近左肝管、右肝管、左右肝管汇合部和肝总管上 1/3 的黏膜上皮肿瘤，是一种恶性程度高、预后差的肿瘤，手术切除是其治疗中的最主要方式。由于其特殊的解剖关系及生物学特征，严重影响着手术切除率，肝门部胆管肿瘤手术被称为是"肝胆外科手术皇冠上的明珠"。

近三年来，柏斗胜和团队共完成肝门部胆管癌手术 20 余例次，并且在精准肝切除手术的理念指导下，完成了数例高难度的肝门部胆管肿瘤切除术，技术水平位于省内前列。中心今年 4 月份收治的一位中年女性患者是一典型病例。

就诊入院前一个月，该患者无明显诱因出现上腹部隐痛不适伴恶心，偶有进食后呕吐胃内容物。入院 5 天前症状明显加重伴皮肤发黄、巩膜黄染、浑身瘙痒、尿色深黄。在市内某医院查肿瘤标志物 CA199 为 100.5U/ml；上腹部 CT 增强示肝门区胆管软组织影管壁增厚、强化明显，考虑肝门部胆管 Ca 伴胆总管扩张，胆管炎症。当地医院考虑患者病情较重，建议姑息治疗。在朋友的介绍下，患者和家属抱着一丝希望来到苏北人民医院。

进行相关检查后，柏斗胜诊断患者的病情基本符合肝门部胆管癌（四型），治疗方案如果可能应尽量手术治疗，而放化疗不敏感，术后可作为辅助手段。在影像科的帮助下，柏斗胜团队仔细研究肿瘤和血管的关系，以及胆管肿瘤可能累及的二、三级胆管范围，进行术前肿瘤精确评估和手术方案的精细规划。

因为有了前期累积的众多经验，再加上充分的准备，特别是在添置的手术显微镜、精细手术器械等设备的助力下，患者的手术进行得非常顺利：胆囊切除、肝门部血管骨骼化进行得非常顺畅，完整无损地解剖出肝总动脉、肝固有动脉、胃十二指肠动脉、肝右动脉，结扎肝左及中动脉，解剖出门静脉主干，结扎、切断门静脉左支，完整清扫脂肪淋巴组织，接着行解剖性精准左半肝加全尾状叶切除，最终完整切除肿瘤。手术虽然持续了7个多小时才最终完成，但由于精准技术的应用，手术出血仅仅300ml左右、没有输血。患者很快得到良好的恢复，出院时感谢苏北人民医院给了她第二次生命。

随后不久，又出现了类似的病例。由于患者左半肝较大，完全切除左半肝会影响残肝量，团队采取"泰姬陵术式"（因为被切除的含肿瘤在内的部分肝组织形状类似于"世界七大建筑奇迹"之一——印度泰姬陵的屋顶），其难度非扎实娴熟的手术技巧不可驾驭。

精准微创，勇闯"禁区"

随着医学技术的不断进步，而今的医疗已越来越进入精准、微创的时代，患者在治疗中的身心创伤小，受治后的生活质量提高。柏斗胜和科室成员也紧跟时代潮流，探索创新，稳步推进治疗的微创化、精准化，期望为肝胆胰疾病患者提供优质的医疗服务。

23岁的尤患者便是受益者之一。尤患者刚毕业工作不久，正是事业刚刚起步的时期，一次常规的单位体检打破了她平静而充满希望的生活。检查发现，她的肝脏有巨大血管瘤。当地医院表示肿瘤太大、病情复杂，无法处理。而放任血管瘤不管，患者随时有破裂大出血从而危及生命的可能。为了给孩子寻求救治的希望，父母带着她找到了柏斗胜。

CT检查的结果让柏斗胜不免一惊：患者肝脏多发血管瘤、脾大。最大的血管瘤约111mm×100mm，几乎将正常的肝脏"吃掉"了一半！更棘手之处在于，患者最大的血管瘤处于肝中叶，此处位于肝脏的中央，解剖部位特殊，与其他位置相比，有"三最"：切除后肝断面最大、术后并发症发生率最高、手术操作难度最大。

尤患者自诉几乎每年都体检，没有查出过肝脏异常，这说明肿瘤生长速度快，病情容不得迟疑耽搁，必须尽快手术治疗。患者入住后，柏斗胜立即组织团队成员进行术前评估，并为其安排精准肝中叶切除术。术中柏斗胜熟练准确地游离、解剖第一肝门，分离结扎左内叶、右前叶的Glisson鞘，用电刀沿肝中叶缺血灶画出预切线，切开浅层肝组织，钝性分离深层肝组织，遇有管道逐一结扎或缝扎，采用间歇肝门阻断技术即15分钟阻断，5分钟开放，再阻断15分钟，有效减轻术后缺血-再灌注损伤引起的肝损害。术中还一并处理肝右后叶2枚、左外叶1枚小的血管瘤。术后柏主任贴心地为患者采用皮内缝合，尽量减少患者瘢痕。目前该患者已顺利康复、出院，没有出现严重手术并发症。

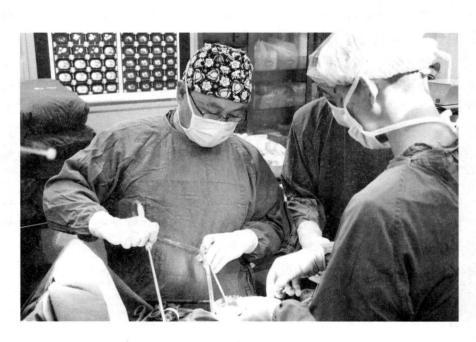

　　肝脏血管瘤为肝脏良性肿瘤之一，女性患者居多，良恶性质未定、存在并发症、快速增长的血管瘤需手术切除。在解剖上，肝中叶切除术切除的肝段位置位于第一、二肝门之间，与下腔静脉紧密相邻。由于肝中叶位置特殊，当病灶位于肝中叶需要手术切除时，既要彻底切除病灶，又不能损伤肝右后叶和左外叶血管和胆管，以确保残留肝脏血供及回流正常。因此肝中叶切除术以往被认为是肝脏手术的"禁区"。要勇闯"禁区"且安全地攻克"禁区"，就要求术者对肝脏解剖及血管分布非常熟悉，技术熟练，以及术中精细操作。凭着过硬的实力，柏斗胜已成功完成了多例精准肝中叶切除术，给患者解除病痛，并将创伤最小化、疗效最大化，让患者尽快回归社会生活。

我国是个肝炎大国，肝炎肝硬化、门静脉高压症、脾大脾亢等是肝胆胰科的主要病种，其患者众多也是我国疾病谱的一个鲜明特色。以往，该类疾病通常行开腹脾脏切除+贲门周围血管离断术以治疗，但由于肝脏功能欠佳的患者凝血功能往往不良，加上曲张的血管众多，手术有很大的风险，如术中术后大出血、术后二进宫、术后肝衰竭等。更为关键的是，开腹手术后患者由于手术创伤较大（腹部手术切口达20cm），往往术后住院需要 15～20 天才能出院，恢复时间长。

借助科室的腔镜技术特长，柏斗胜团队以完全腹腔镜下脾切除+贲门周围血管离断术作为突破口，探索该类疾病的微创精准治疗。这一方法无须切断腹壁肌肉，基本上避免了切口的感染，具有创伤小、并发症少、恢复快的现代微创技术特点，给患者带来了福音。

近五年来，团队已经累计完成 400 余例完全腹腔镜下脾脏切除+贲门周围血管离断术，围手术期无明显并发症的发生，取得较好的社会效益和学术成果，发表 SCI 文章 13 篇，中华权威期刊 10 篇，获得省新技术引进一等奖 2 项、二等奖 3 项、江苏省医学科技奖三等奖 1 项。

患者至上，力推多学科综合诊疗

2010 年开始，在院领导的带领下，医院开始逐步走上多学科诊疗之路。在此之前，外科专科化不断发展，其对单病种的规模和深度发展有益，但问题也随之而来：亚专科越来越窄深，技术的单一性愈发明显，不利于患者的综合治疗。在柏斗胜看来，要让患者获益最大化，学科融合、综合治疗势在必行。作为肝肿瘤多学科诊疗中心的主干力量，他积极协调相关科室，在医院和科室的大力帮助下推动相关科室的融合，最终促成肝胆胰中心成立与成功运转，其最大特色便是内科和外科的深度融合。

"内外科深度融合，听起来很好，但因为难免的科室利益分配等问题，做起来其实并不容易。"柏斗胜向记者介绍道。在经历一段艰难的磨合期并取得相关成绩后，内外科融合和多学科诊疗才逐渐相互理解和支持。因为大家逐渐认识到，科室融合不仅提高工作效率，还能给患者最合适的治疗方案，提高患者的满意度。

在年前腊月二十七，有的科室已经开始"封刀"准备迎接新春佳节了，肝病内科组的同事收治了一例巨块型肝癌患者。CT显示患者肿瘤很完整，还有包膜，估计有切除的可能。于是，内科组同事当天下午便请柏斗胜所在的肝病外科组会诊。

两科室医生认真阅片和讨论后，发现肝脏肿瘤确实比较巨大，肿瘤几乎占据整个肝右叶，并且骑跨在下腔静脉上，下腔静脉受压变形得厉害，给手术所留的操作空间很小，需要从下腔静脉上完整地剥离肿瘤，术中稍有处理不当，随时有大出血的可能。虽然存在困难，但肿瘤确实是有可能被切除的。

家属听到肿瘤有可能被切除时非常高兴，但同时又担心医生不会答应在年前动手术，便说："如果你们觉得年后还是肯定能切除掉的话，年后切除也行"。言外之意其实是：如果可以，最好在年前手术。

考虑到患者是个中年女性，没有并发基础疾病，术前各项检查也已基本就绪，柏斗胜和同事本着"患者利益至上"的原则，马上和麻醉科联系汇报了病情，得到可以手术的肯定答复后，决定第二天就给患者进行手术。

完善了术前的必须检查和准备工作后，柏斗胜立即和同事进入了紧张的手术流程。术前准备会上，他和同事们详细讨论了术中可能遇到的各种困难以及应对方案。第二天下午两点，手术便正式开始。由于肿瘤太大，给手术的空间不大，手术中，第一、二肝门需慢慢解剖，由于肿瘤的压迫效应，第三肝门的肝短静脉特别多而且比平时都粗大，每分离一根肝短静脉，近端都需结扎加普里林线缝扎双重处理……因此种种，手术比平时进行得慢一些，但是，每一步走得很确实、牢靠。最终，凭借着"小步快跑"的精细断肝技术，肿瘤被成功地切了下来，手术圆满成功。

手术以后，在医疗和护理组的精心管理和护理下，患者术后恢复得非常顺利，患者和家属在事后充满谢意地说："我们虽然是在医院过的春节，但是，比以往的任何一个春节都要踏实和开心！"出院时，科室收到了患者送来的锦旗，同事们深有感触地说："还是肝胆胰中心融合见成效啊！"

在柏斗胜看来，多学科融合的出发点和落脚点都是一个：以患者的获益最大化为主要追求。这是他力推多学科融合的原因，也是他从医的一贯理念。2018年，柏斗胜被评为扬州市最美医生——医德之星，也被医院评为"沟通达人"，他的心得是"以患者为中心，站在他们的角度换位思考"。

柏斗胜很赞同一位北大法学教授的观点：真正的"以患者为中心"应当是以患者的权利为中心。"患者到医院来，享有很多权利，比如知情权、获得帮助权、隐私权等。"他感慨在这方面我们还有很多提升的空间，应当把患者的权利为中心真正落到实处。

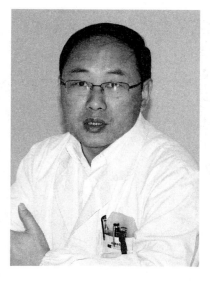

专家简介

柏斗胜，医学博士，苏北人民医院肝胆胰外科主任医师、教授，大外科主任，普通外科研究所所长，肝肿瘤多学科诊疗中心主任，扬州大学博士生导师。中南大学、大连医科大学、延边大学硕士生导师。江苏省第四期"333工程"培养对象，六大人才高峰培养对象，扬州市学术技术带头人，扬州市中青年专家，扬州市十三五科教强卫领军人才，扬州市医疗事故技术鉴定专家库成员。共发表科研论文70余篇，其中SCI收录26篇。任中华医学会肿瘤学分会早诊早治委员会委员、中国研究型医院消化外科委员会委员、中国医师协会外科医师分会肝脏外科医师委员会委员、国际肝胆胰协会中国分会肝胆胰MDT委员会委员，江苏省医学会外科学分会、肿瘤学分会和抗癌协会肝脏学组委员会委员，扬州市医学会肿瘤外科学专业委员会主任委员。

专长：擅长肝肿瘤、胆管肿瘤、胰腺肿瘤、肝内外胆管结石、门脉高压症和重症胰腺炎的规范化诊治。腔镜外科技术娴熟，可开展肝胆胰脾等各种微创手术。

出诊时间：周一全天。

传承百年仁爱，
精通济世医术，
以病人获益为我最高追求！

柏斗胜
2019.05.30

20. 山东济宁医学院附属医院

王彦富：守护一方"心"健康

跟诊记者：吴海侠

摄影记者：李　丹

跟诊时间：2019 年 5 月 26 日

周日早上刚八点，山东济宁医学院附属医院门诊部早已是熙熙攘攘的就诊患者。地处"人口重地"，医院承担着鲁西南地区 1000 多万人口的医疗保健任务，平日门诊量在 8000 千以上。穿过 3 楼拥挤的人群，记者在护士的导引下敲开了 15 号诊室的门，心内一科副主任医师王彦富正给一位复诊的患者开药。

"这个药知道怎么吃了吧，我记得给您写过一次了。""忘了。""忘了我再跟您写一遍吧。这个药常吃的效果挺好，坚持吃，不要乱变动。"

门诊中，面对来诊的患者，王彦富总是耐心倾听，详悉病情，提供合适的治疗方案。另外，他作为医疗总监负责医院胸痛中心的日常协调工作，从事急性心肌梗死的急诊救治，多阵线守护一方百姓的"心"健康。自从事冠心病介入诊治工作以来，王彦富已独立完成冠脉介入治疗 2000 余例，其中独立完成急性心肌梗死急诊介入救治 600 余例。

看病入心，诊治贴心

门诊，往往不仅是简单地看病出方，每个患者都是一个不同的个体，他们有不一样的病情，也有不一样的紧张忧虑，甚至因为各自的家庭背景，他们对于疾病的治疗都有不一样的考虑。患者因病紧张，他适时宽慰，患者讳莫如深，他予以理解。看病，他看到了患者的心里。

谭患者今年 68 岁，去年 9 月份由王彦富主刀做了造影术和支架介入术，之后一直用药物维持治疗，今天在老伴的陪同下过来复查和调药。他向王彦富说到自己最近的情况：活动起来，比如每天出去走动没有问题，但静坐下来就感觉不自在。

虽然戴着运动帽，但能看出，谭患者平时运动并不多，因为体型偏胖。王彦富问他现在体重多少，他犹犹豫豫地说190斤，老伴在一旁也忍不住偷笑起来。

王彦富拿着谭患者做的各项检查仔细查看，发现检查出的各项结果都显示正常，没有什么问题。至于患者所说的"坐不住"的症状，和检查结果不相符：心肌缺血可能和患者的症状有关系，但目前看来患者并没有心肌缺血的症状。王彦富认为，精神压力大可能是引起患者症状主要原因，他建议谭患者平时要坚持多运动。但谭患者觉得自己平时也活动了，虽然有时候跑得多，有时候跑得少。

"出去散步消食不叫运动，什么叫运动呢？每周至少有五次、每次半小时的有氧运动，每次运动达到稍微出汗的状态，心率要到120次/分。"看谭患者对自己所说的"运动"存在误解，王彦富细致地解释了一番。

在做完心脏支架手术后，很多患者往往以为自己不能再随便运动了。谭患者也是类似的情况，他的病症原因就在于心理压力太大。实际上，这种担心是没有必要的。王彦富宽慰他道："血管都给处理好了，你现在可以跟正常人一样了，扛麻袋都可以。除了平时要吃药，别把自己当患者了。"

听完王彦富的话，谭患者先是一声"哎呀！"懊恼自己一直以来的错误做法，而后又是"哈哈！"庆幸自己被指导上了"正道儿"，开心地和老伴走出了诊室。

门诊中，像谭患者这样过度担心自己心脏状况的人不在少数，不少年轻人仅仅因为觉得自己心率快就去网上查资料问专家，仅仅因为当地医生说了句有心梗（其实并没有）就吓得到各大医院做检查，结果到头来并没有问题。所以，很多时候，王彦富往往是在宽慰来诊的患者，没有必要为一些小问题过度担心。不过有些时候，王彦富也会为患者着急。

76岁的贾患者已经是高血压病3级（很高危），血管堵塞的情况也很严重，发病风险很大，可能上一秒人还好好的，下一秒就会出问题，王彦富建议住院治疗。无奈贾患者不愿意住院，做完检查之后，只让老伴过来，询问除了住院还有没有别的办法。

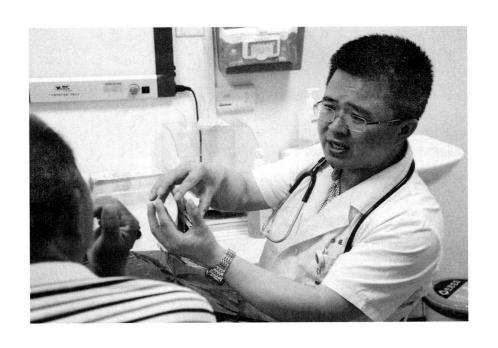

药物治疗治标不治本，王彦富还是坚持自己的意见。但跟患者的老伴沟通一番无果后，他只好同意患者不住院治疗，让其老伴签了字，并叮嘱道："要随身带着救心丸，如果20分钟还不能缓解，赶紧打120。"

除了着急，有时候还有为难。来看病的大多数是老年人，家里条件好，子女在看病上就没有多大顾虑，但碰上家庭经济不宽裕，作为医生夹在患者和家属中间也很为难。门诊中，就因为考虑住院不住院的问题，诊室里静默了好几十秒，在家属的等待中，老人轻皱着眉，摇头道："治啥呀，没什么问题！在家吃点药就行！"

"其实老人想治，不想治来医院干嘛？"王彦富很了解患者，但是这种情况下不能说破，也不能强行按标准来，而是必须考虑患者的家庭条件，再三权衡，选一个折衷的方案。

坚守在急危重症一线

当问起作为心内科医生一周的安排，王彦富表示自己"没啥特殊安排"。实际上，更重要的原因是不能有特殊安排，因为工作要求他必须24小时在线，手中的那台手机，自买来之后王彦富就几乎没有关过机，以便遇到突发情况可以随时奔赴手术室。即便是休息日，他也需要到病房查房，确定患者都没有特殊情况后才回家。

正是这样的坚守，王彦富为不少患者筑起了抵御心脏危急重病的长城。

让王彦富印象最深的是一个三年前的患者，一位退休的员工，70多岁。刚被送到医院时，患者心脏就开始停搏了，即使是按压、插管后，血压也维持不住，靠着呼吸机辅助才得以保持一丝呼吸。见势不妙，王彦富对家属和盘托出：需要紧急上台，看患者哪部分血管堵了，并想办法给通开，但患者能不能活下来是个未知数。好在家属看到老人的情况都明白轻重，也都非常配合，最终老人被顺利抢救过来，现在还健在。

"那是我做的第一例（患者）气管插管并呼吸机辅助下完成的手术。"回忆起当时，王彦富眼里很是自豪，不过他也觉得家属的配合很重要，因为只有家属配合，医生们才敢放手去抢救。而如果遇上并不那么配合的家属，问题就变得更为复杂。

山东，不仅有着齐鲁大地延续下来的礼仪之风，从古至今还都是酒的生产和消费大省。但过量饮酒不益健康，有时还会诱发心脏病。一天夜晚，值班的王彦富和同事们就接诊一位因过量饮酒导致胸痛的患者。

几个一起喝酒的朋友把患者送到医院，因为害怕被责备，他们没有告诉患者家属。患者的心电图检查结果显示有很明显的心梗，这种情况必须通知患者家属。但当家属还没赶到时，患者已经出现呼吸心跳骤停，王彦富赶紧给患者插上气管并做心脏复苏，忙乱中，患者的一颗门牙碰掉了，但好在心脏恢复了搏动，呼吸也有了，虽然比较微弱。

家属赶到后，王彦富告知他们，患者的情况需要马上上台手术。一旁，患者的朋友担心患者出事受到牵连自然全力支持，而部分家属却显得有些犹豫。情急之下，王彦富了解到患者有个儿子在外地读大学，于是便打电话与他商量，短暂的沟通后，患者儿子也很明白王彦富的意思：如果不上台手术，可能之后就见不到自己的父亲。很快，他便同意了手术。

获得同意后，王彦富和同事们立刻给患者进行手术抢救，患者当时因为醉酒气管插管更为难受，非常不配合，打了镇静后才得以顺利手术。在紧张的全力抢救下，患者最终脱离了生命危险，并且术后效果非常好。第二天，患者就拔管，一个星期之后便顺利出院。朋友和患者都非常感激王彦富，王彦富打趣地跟患者说道："我一不小心把你牙都拔掉了，不怪我呀？"患者哈哈大笑："你把我牙全拔掉了都没事！命保住了最要紧！"

这种来自患者的衷心感谢，王彦富时常收到。有一位反复血管痉挛的患者，是个农民，在很多地方治了效果都不好，找来医院后，王彦富给他加了一种药后就再也没犯病。为了表示感谢，他在医院等王彦富下班等到晚上九点多，就为了送几条自己抓的野生鱼。王彦富担心他这么晚回去没车，他却一个劲地感谢道："因为您！我终于能再干活了！"

做急症治疗十几年，王彦富渐渐地意识到，自己要救的，不只是一个心脏，一个患者，而是一个家庭。"咱不说救过多少家庭，咱就是干这个活的，这个活是非常高尚的。收到感谢自己很有成就感，这个比什么都强！"王彦富说。

促建胸痛中心，呵护一方"心"生命

2017 年 9 月 15 日，全国胸痛中心第四批次胸痛中心授牌仪式上，凭借过硬的综合实力和技术水平，山东济宁医学院附属医院胸痛中心被确定为"中国胸痛中心"。这标志着医院的胸痛中心成为国家级胸痛中心，无论在实力、技术、服务层面，还是在硬件设施建设方面都已达到国内先进水平。

胸痛中心是基于医院绿色通道的基础在 2016 年 1 月建立的。早在 2000 年 10 月，医院便建立了"急性心肌梗死急诊冠脉介入绿色通道"，并以此建立起了导管室-胸痛中心-社会胸痛网络三个层次的立体平台，与周边基层医院实现互通。而王彦富将此工作再推进一步，建立了胸痛中心。开通胸痛中心第一年，心内科一年内实施冠脉造影术达 8969 例，开展 PTCA+PCI 手术 3044 例，心脏外科开展各类手术 1445 例，其中冠脉搭桥 880 例，大血管病外科手术 50 余例，均位居山东省前列。更重要的是，它让当地心脏病急症治疗协调机制得到完善，让心脏病患者得到了实实在在的便利。

在门诊中，有一位 88 岁高龄的老患者，在子女的陪同下过来。一进门，老人家便双手合十向王彦富致以谢意，不停地用方言说着"谢谢你！"，脸上堆着笑容。老人虽然清瘦，但看上去非常健朗。

"身体素质和状态都挺好的！我记得是一年前放的支架吧！"王彦富

一边说，一边打开老人的电子病历，确实，记录显示老人是在2018年5月18日放的支架，距今刚好一年。

"对，当地诊断急性心梗，救治条件有限，急诊转送过来的。"老人的子女在一旁热情地回应，并大声地提醒老人家："是王大夫救了你的命啊！"

老人家患有脑萎缩，且越来越严重，所以很多事转身就忘了，但王彦富和老人的子女都记得去年的场景。当时患者心脏病发作，子女将其送往当地医院，但当地医院无法进行有效救治，但与王彦富所在的胸痛中心有联系，便及时报告了这一情况，经过协调后将患者送到了济宁医学院附属医院胸痛中心。

"患者高龄，88岁，不适合溶栓。"回想起当时的情况，王彦富清楚地记得患者病情之危急，他和同事们也都很慎重。王彦富向患者的子女表示，因为患者心梗面积特别大，情况非常严重，上了手术台不一定能够安全下来，很有可能落得人财两空。

所幸患者的子女看到老人的状况，都非常理解和配合，他们决定和"死神"赌一把。王彦富便马上和同事们为患者进行了心梗PCI（支架）手术，在努力抢救下，患者恢复过来，手术效果非常好。如今，患者在当地医院进行保守药物治疗，半年来一直保持着良好的状态。

心脏病疾病的治疗，患者的自救是很重要的一环，我国作为心血管病第一大国，提高公众健康及急救教育水平尤为必要，因为很多人缺乏这些必要的医疗知识。

心肌梗死、肺栓塞、主动脉夹层等急性胸痛最常见的三种疾病，占了胸痛患者的90%，不及时抢救都很致命。而在急性胸痛患者中，有一大半都是心肌梗死，突发胸痛时，很多患者往往相信网上流传的用力拍打胸背、咳嗽自救、灌柠檬水等自救"偏方"，此类抢救方法大多没有科学依据，对突发胸痛患者更是没有任何帮助，反而会耽误抢救。很多人甚至不把胸痛当一回事，觉得可能就是胃痛，抱着侥幸心理，能不去医院就不去医院。只有极少数患者在胸痛发作后1小时内就医，极大部分的患者在发病后2小时甚至更晚才到达医院，丧失了挽救心肌的黄金时间。

所以，在深入做好胸痛救援治疗工作之外，王彦富还投入到胸痛知识的宣讲、普及教育中，让更多的民众了解更多的胸痛预防和治疗常识。在他看来，建立鲁西南第一家胸痛中心，意义不仅是要提高医院救治胸痛患者的效率和实力，更希望提高大众关于"时间就是生命，时间就是心肌"的认知，为患者争取抢救心肌的黄金时间，让更多的胸痛患者得到及时的救治。

专家简介

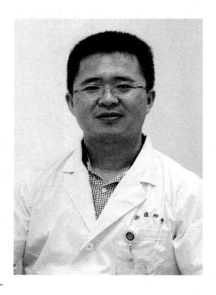

王彦富，医学博士，副主任医师，山东济宁医学院附属医院心内一科副主任。任中国老年医学学会急诊医学分会心血管创新与转化工作委员会秘书长，中国医疗保健国际交流促进会胸痛专业委员会委员，山东省医师协会心血管介入医师分会委员，山东省医师协会胸痛专业委员会委员。先后获得山东省城乡对口支援先进个人、济宁市五四青年奖章提名奖、全市卫生计生工作优质服务标兵、中国医师协会冠脉介入专业委员会优秀青年介入医师等荣誉称号。

专长：擅长冠心病（心绞痛、心肌梗死）、高血压病、心肌炎、心肌病的诊治，各种急危重症尤其胸痛（急性心肌梗死、主动脉夹层等）的诊断及治疗，在急性心肌梗死急诊介入诊治、高度房室传导阻滞心脏起搏、高血压病及心肌病等疾病的诊断等方面卓有成效。

出诊时间：周三、日全天。

挽救一个心脏，
拯救一个家庭。

王彦富

2019. 5. 26

21. 首都医科大学三博脑科医院

闫长祥：把每台颅脑手术做成精品

跟诊记者：庞书丽　张　红

摄影记者：李　丹

跟诊日期：2019 年 4 月 3 日

"昨天的患者病情复杂，手术难度很大，风险非常高。尽管手术时我谨慎小心、尽心尽力，最终顺利完成，但术后还是很担心患者的情况。今天早上床旁检查，患者神志清楚、对答如流，四肢活动自如，赶紧给患者复查头颅 CT，结果显示既无出血，又无水肿，这真是一件令人高兴的事！不仅让我悬在心上的石头落地，也为能成功挽救患者生命而兴奋不已，这就是当医生的最大快乐！"

一条充满情感与温暖的微信手记，让人深切地感受到文字背后的医者仁心。写下这条手记的医者是我国颅内肿瘤的权威专家、首都医科大学三博脑科医院院长闫长祥。从医近 30 年，他把满腔热情投入临床，不断探索创新，不断攀登医学高峰，带领团队打造了一流的神经科学医疗机构，而所有的努力都是为了"精心呵护好每一位患者"。

"对患者再好也不过分"

每次出门诊，为了更好地了解病情，对症治疗，闫长祥养成了和患者"唠家常"的习惯，还会用大家熟知的事物作比喻，让患者能够形象地了解疾病。面对生命相托的患者，他总尽心尽责，认为"对他们再好也不过分"。

诊室一开门，一个手拿奥特曼模型的小男孩在几个大人的陪伴下，蹦蹦跳跳地进来，到诊桌前停下，好奇地打量着眼前的医生。闫长祥见状，对他露出了笑容，伸出右手说："你好，小宝宝，握握手！""来，击个掌。"门诊室一时活跃起来，尾随而至的奶奶也缓缓道出了孙儿令人揪心的病情。

这位小患儿将满两岁，去年到现在抽搐过两次，都是在发热的时候发生。前几天做了CT检查，提示左前中颅窝蛛网膜囊肿。闫长祥了解病症后，拿过CT片子，边用笔指着颅内囊肿，边向家属讲解病情："囊肿其实就是一泡水。这团黑的就是水。这水有两种可能性，一是脑子发育不好，用一泡水来填充。还有一种可能是，一泡水影响到脑子发育。如果是前者，就不用处理了，因为它没有张力。现在得确定一下这泡水有没张力。"

看到等在一旁的伯父面露疑惑，闫长祥给他打了个比方："就像是气球，如果不充气，拍下去可能很软，如果充了气，一拍就是砰砰的。""那么如何判断有没有张力呢？你们看，这条中线发生了偏移，而且相邻颅骨骨板已经受压变薄，这个信息提示这个囊肿有张力。如果是成人没症状不用处理，小孩就要积极对待，因为脑子在发育。"闫长祥指着颅脑CT，继续给家属解释："现在我要把水给拿掉，膜给剔干净，让他变成没有张力的空腔。我解释明白了吗？"

孩子的奶奶连连点头，表明了治疗的决心，继而又把目光投向身旁一言不发的两位年轻人。他们是孩子的父母，有听力和语言残疾，只能依靠语音翻译软件来知晓闫长祥所述。患儿的奶奶觉得父母有知情权，希望闫长祥能向他们解释手术的相关事宜，闫长祥没有犹豫，含笑点了头。

患儿母亲拿过纸笔，写下："我家孩子应如何治疗？"然后递给闫长祥。他接过纸笔，回复"手术切除囊肿。""微创手术吗？一次性做吗？"闫长祥面带笑容，微微点头。"太好了。"患儿母亲露出欣喜的神色，并问及手术是否有风险。"坐飞机有风险吗，上街有风险吗？"孩子母亲被这类比喻逗笑了，但仍不放心地写了许多问题，闫长祥都耐心地一一作答，最后写下："放心吧，我一定尽力。"患儿妈妈瞬间放松了，转头和身旁的丈夫相视一笑，又在写得密密麻麻的纸上表达谢意："非常感谢医生！"

"医生除了把手术做好，还要沟通好。"患儿及家属离开诊室后，闫长祥对记者如是说。

接着一对夫妻走进诊室，闫长祥示意他们坐下，亲切地问道："怎么啦？"从哈尔滨慕名而来的女患者低落地讲述，自己有30年的眩晕史，最近偶尔会丧失意识。闫长祥看她54岁仍面色红润，精神劲儿很足，就和她唠起了家常。"长得很年轻，不像54岁，干啥工作的？""在家待着不上班。""在家干吗呢？""没事做。"一旁的丈夫坐不住了："要实话说，一天打七八个小时的麻将，打了二十多年了。"

进一步了解患者的生活方式后，闫长祥给了她两种选择方案："一是不花钱的方法，换种生活方式，让自己每天有体力消耗；二是花钱的，做全套检查，把疾病排除一下。"听完建议后患者仍有狐疑："只是生活方式的问题吗？我总感觉自己反应迟钝。"闫长祥面显严肃地"批评"道："天天这种环境，你能反应好吗？"还给出了针对性的建议："现在是北京最好的季节，你爬香山去，再去长城爬一圈，故宫遛一圈，要还感觉不好，再来检查。"接着又和患者沟通了许久，患者终于面露欣喜，发出爽朗笑声，对自己的病情放下了疑虑，道谢后开心地离开了诊室。

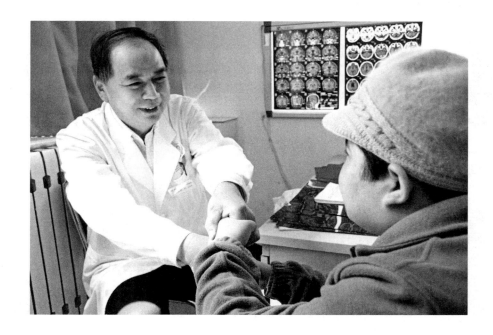

闫长祥的门诊就是如此，时常响起医患双方的爽朗笑声，让人感受到他对待患者不仅有宽容善良的理解，还有一颗诚恳专注的心。

"要把每一台手术做成精品"

来找闫长祥看病的脑肿瘤患者，多是被判"死刑"后在别人的推荐下，前来寻找最后的希望。而身为院长的闫长祥从未忘记自己的手术刀。目前，他已完成各类颅脑手术万余例，手术效果达国内先进水平。其中在2018年，他共完成了888台手术，有时甚至要在一天内完成十台。面对手术任务的繁重，他热爱不减，对细节也毫不懈怠，要把每一台手术做成精品。"当手术成功，病人醒来的那一刻，做医生的那种成就感、喜悦感，其他人永远体会不到。"

门诊里，一位从安徽远道而来的中年男患者用嘶哑的嗓音，讲述自己患病以来的八年辛酸。2011年，他因头晕被查出脑干海绵状血管瘤伴出血。由于病变位置特殊，手术风险极大，当地医生主张保守治疗。"当时连棺材都买好了。"患者无奈地说道。2013年，病情复发，经伽马刀治疗后，他出现了右侧肢体麻木的后遗症。今年初，一场感冒使他声音嘶哑、视物模糊且重影，同时右眼内斜。经检查，是脑干海绵状血管瘤再次出血造成的症状。

"有位大夫跟我说，天上的神仙也做不了这个手术。"此前奔波于各大医院的患者得到了这样的结论，虽然他非常渴望通过手术解除病情，但所有去过的医院都表示无能为力。闫长祥轻拍他的手，以示安慰："海绵状血管瘤虽然是一个良性疾病，但会反复出血，没有保守的方法能够治疗这个疾病。伽马刀也不能阻止血管瘤出血的可能，唯一能够避免再次出血的方法只有手术切除。由于脑干影响人的呼吸和心跳，手术风险较高。不过，这并不代表不能做。"

"太好了，我就想找一个能给我做手术的大夫。"患者一听，兴奋地提高了音量，随即表示要入院治疗。随行的家属也高兴地说："去所有医院，从来没说得这么简单。"

"是小瘤子但不是小手术，我手术的前提是保命、保功能，一个医生做手术像画家画画，要做成精品。"闫长祥继续向患者解释。他曾开展多技术辅助下鞍区及颅底肿瘤切除术的解剖研究和临床应用，对这场手术，他打算使用现代术中电生理监测设备，以尽量避免意外发生。

闫长祥之所以敢于允诺施行这样的高难度手术，不只在于他"精益求精"的信念，更因为许多高难手术的成功给足了他底气。就在记者跟诊前一天，他的一位患有下丘脑错构瘤的两岁小患儿术后恢复良好，顺利出院。患儿母亲妊娠八个月时，这种临床上极为罕见的先天性脑组织发育异常性病变就被发现了。当地医生给出的建议是：到北京找闫长祥院长。闫长祥一直对小患者进行密切观察，并在幼儿病重时，采用经右额底纵裂入路切除肿瘤，最终顺利完成手术。

闫长祥做手术喜欢挑战自己的极限。"医生这个职业越做越胆小，原因是见到的复杂情况太多。"对于自我要求完美的闫长祥来说，每次手术前后都会提心吊胆。但是，只要手术成功，那种成就感和喜悦感，会让他深深爱上医生这个职业。而且因为术中的任何一个极小失误，都可能会造成患者一辈子的遗憾。他对自己和三博医生的要求就是"要把每台手术都做成不可复制的精品"。

门诊中也有许多术后复查的患者。一位戴墨镜的年轻女患者带着颅脑CT来找闫长祥，询问右颞软骨肉瘤切除术的愈后情况。"从片子上来看，恢复挺好。"闫长祥朝她欣慰地笑了笑。她继而摘掉眼镜，脱掉鸭舌帽，露出下垂的右侧眼睑和右额手术瘢痕，问道："您看看我头部有积液吗？"闫长祥伸手，轻轻地触摸患者头部，说："没有积液，你放心吧。"征得后续治疗方案的意见后，患者连连道谢，才离开了诊室。

四处寻医问药的重症患者十分清楚手术成功的不易，痊愈后，每逢人生大事，他们总要借机向"带来生活希望"的闫长祥表达感激之情。2007年，一位女患者经闫长祥行垂体瘤切除术后恢复良好，于2012年结婚生子，在女儿满月时，她将孩子的照片发给闫长祥，在分享喜悦的同时也表达谢意。

"传承，是我们的责任"

正给一位患者详细阐述治疗方案的闫长祥，忽然接到了远程会诊的视频邀请。待该患者就诊完后，他快速地前往楼上会诊室，与几名远在重庆三博脑科医院的医生讨论次日手术事宜。

需要接受手术的患者年事已高，被诊断为右侧额顶部镰旁巨大脑膜瘤。听完重庆医生对患者病史及心肺功能检查结果的介绍后，闫长祥建议他们先请麻醉科与ICU来进行会诊评估，又提醒他们做好家属心理工作，并事无巨细地对手术备血等事宜进行指导，最后迅速开始下一个病例的分析。

"肿瘤有转移，手术切除的意义不太大，因此不予考虑。现在主要解决脑积水的问题，之后再考虑化疗。"闫长祥看完另一位生殖细胞瘤患者的影像资料后，如是说道。在治疗方法上，几名外地医生对脑室腹腔分流术的腹腔转移风险表示担忧，继而道出了所想："家属希望放脑室外引流，而且大家也想对这方面的手术多观摩一下，毕竟见得比较少。"闫长祥表示了赞同，而他明天将前往重庆做这个手术。

希望从闫长祥丰富临床经验中学习的人不在少数，而作为教授、博士生导师，闫长祥也十分关心如何将丰富的经验和精湛的医术"一代一代地传承下去"。"这是我们的责任和义务，不能让未来后继无人。"他动情地向记者说道。

对外科医生而言，医术的精进需靠不断积累的手术经验。每一例手术，都是宝贵的学习资源。相较于部分对经手案例讳莫如深的同行，闫长祥十分乐于"共享"。不管是会诊病例，还是日常手术，他习惯于将微信朋友圈作为工作日志，分享与患者的沟通、术前术后的点点滴滴和感悟。除病情和治疗方案的阐释外，他还会写下每例手术的特殊之处，叮嘱有类似病症的患者多警惕，建议做相同手术的医生多注意。也许是感慨于此类内容的宝贵，有人将闫长祥2018年的朋友圈集结成"微信书"，共有四本，一并赠予他。"基本都是病例，偶尔是自己拍的照片。"闫长祥拿过书籍介绍道，而记者在翻阅这些微信书时，在点滴言语间看到了一位对生活与工作充满热爱的医者。

经验的传授不止于个人的分享。由闫长祥担任院长的首都医科大学三博脑科医院，会在每年举办多场行业学术大会，并面向全国基层医院神经外科医生开办20多期学习班。谈及这些培训班创立的初衷，闫长祥深情地追忆起往日时光。他师承我国神经外科领域里程碑式人物王忠诚院士和于春江教授，认为前辈们培养自己，自己便应尽力培养别人，最终让全国各地的百姓都能享受到三博精湛的医术。目前，医院的医疗服务范围已辐射到全国30个省市和港澳等地区。

"我们不仅要把医疗维持在一个较高的水平，科研和教学也得抓狠点。作为首都医科大学的附属医院，我们在教研上有很好的平台，也面临很严的要求。"闫长祥面露坚定。面对挑战，他带领三博脑科医院交出了满意的答卷：院里已有8位博士生导师，18位硕士生导师。杰出医疗人才队伍让三博得以在临床上继续攻坚重疾，实现"博医、博教、博研"的品牌内涵。

视传授经验以惠及更多患者为己任的闫长祥，常因外出手术而往来奔波。"有时晚上从外地手术回来，就直接住办公室里了。"他的助手对记者说。而出完门诊的闫长祥，未用午餐又开始为手术做起准备。之后，他将飞往重庆，为刚才远程会诊的一位患者行巨大脑膜瘤切除术。

专家简介

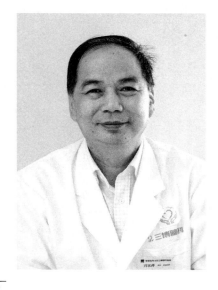

闫长祥，首都医科大学三博脑科医院院长，神经外科主任医师，教授及博士研究生导师。首都医科大学第十一临床医学院副院长，首都医科大学神经外科学院副院长兼三系主任。目前完成各类颅脑手术万余例，其中各类颅内肿瘤9000余例。脑动脉瘤、脊髓疾病及各类颅脑外伤等手术1000余例。在垂体腺瘤的诊治方面积累了丰富经验，经鼻-蝶、经颅手术治疗垂体腺瘤3000余例；完成各种类型的胶质瘤手术3000余例；完成听神经瘤手术1000余例；脑干和丘脑肿瘤手术600余例，手术效果均达国内先进水平。

专　长：擅长各种颅内肿瘤（垂体腺瘤、胶质瘤、脑膜瘤、听神经鞘瘤、颅咽管瘤等）和动脉瘤等疾病的诊疗；在鞍区、颅底、脑干、丘脑、三脑室后部等复杂区域肿瘤的手术治疗方面尤有独到之处。

出诊时间：周一、周二、周三上午。

精心呵护好每一位患者

闫长祥

2019. 10. 3

王平凡：造就不凡"心"奇迹

跟诊记者：罗　辉　吴海侠

摄影记者：李　丹

跟诊时间：2019 年 4 月 16 日

在河南省胸科医院心外科大楼的手术休息室，记者见到了刚完成大半天手术的该院副院长王平凡：头戴手术帽，手术衣还未换掉，脚还踩着拖鞋，脸上写着似有非有的倦意。他解开口罩，瘦削的身躯几乎是蜷在休息室的黑色沙发上，和记者热络地聊了起来。作为一名医生，同时作为医院副院长，他的头脑中满是关于"医"的思考：一个好医生应该是怎样的？一个好的医疗团队如何培养、发展？目前很多问题的症结在哪？怎么解决？

他名叫"平凡"，但所为却一点不平凡。凭借着精湛的医术，他挑战了一个又一个高难度复杂手术，创多个"首例"与"之最"，大约一万五千名患者经过他的手术治疗转危为安，其中仅大血管手术患者就达一千多人，他的一些创造性手术更是开创了全国大血管手术的先河；从医 30 多年，他有 33 项新业务、新技术填补了河南省心血管外科空白，其中 5 项填补全国空白……他用一名医者的纯粹造就了一个又一个不凡"心"奇迹。

挽命于危的"消防员"

心血管外科医生是在刀尖上行走的职业，主动脉外科手术是心血管外科的重中之重，因死亡率高而被外科领域专家称为打"三战"，即血战、苦战、死战。在王平凡看来，不管手术难度多大，风险多高，救人始终是医生的本职工作，在很多时候，自己所扮演的就是消防员的角色，二者只不过是战场不同。

"嘀嘀-嘀嘀-嘀嘀……"监护仪的警报声让手术室里平添了几分紧

张的气氛。王平凡和他的同事们正在无影灯下专注而有条不紊地进行着手术，他们清楚，这阵警报只是因为机器不够智能而产生的"误报"。

躺在床上的患者是一位中年女性。17年前，患者在怀孕时便出现活动后胸闷的症状，在当地医院诊断为先天性心脏病，但未接受治疗。平日里，患者干体力活后有口唇发绀的症状，最近三个月无明显诱因胸闷加重，伴有头晕、视物模糊、双下肢乏力。在一次晕厥后，患者被送到河南省胸科医院。确诊病情后，王平凡和同事决定对其行肺动脉瓣及右室流出道重度狭窄矫治手术治疗。

"这么严重的程度，能活到现在也是个奇迹了！可能她稍微跟别人一吵架、一激动，人就栽地上了。"手术时，王平凡还是不禁感慨。在十几年前，像这位患者一样患有先天性心脏病却耽搁多年未诊治的患者还比较多，随着社会发展和医疗技术进步，这种情况已经越来越少，但是因为发展不平衡、科普宣传不到位等，这样的情况还仍然存在。而先天性心脏病不及时治疗，除带给患者随时的生命威胁，也给手术治疗带来难度。

患者肺动脉瓣狭窄，简单来说可以理解为心脏血管通道太窄，需要加宽。而此次矫治术则是通过血管补片等手段进行疏通，让血管血流能够正常运行。虽然并非高难度手术，但手术的很多操作细节如补片的宽度、位置、缝合针数等都有很大讲究，如果没有足够的经验和识别能力，术后结果可能就很难如人意，因为心脏手术有很多微妙的因素在起作用，需要在术中一步步观察、判断、处理。

时间走近上午11点，手术进行到中后期，记者看到患者因手术需要停搏的心在胸腔的血浆中"扑哧、扑哧"地跳动。"我们心血管医生习惯在血泊中做手术，不熟练的话会增加操作处理的时间。"完成右心室流出道加瓣环成形加宽后，王平凡双手灵巧而熟练地挥舞钳镊，相继缝合了右心房和右心室，手术的关键部分得以顺利完成。而他却不能停歇，因为要立刻赶往下一处的"救火"现场，时间就是生命。

王平凡仍然记得2006年初冬的一次手术。那天他刚吃完晚饭，接到附近其他院医生同行的求助电话，便赶紧到所在医院病房。各项指标一看，患者急性A型主动脉夹层、心包填塞，在吸氧情况下，血氧饱和度仍明显下降，需要立刻手术，但是医生说动员起来需要两小时。

"两小时？来不及了！"王平凡当机立断：将患者转到自己医院，也就是河南省胸科医院。他立即让所在医院安排救护车转诊患者，同时通知胸科医院大血管团队，在二十分钟内做好手术准备。

患者被送到胸科医院时，氧饱和度还不到80%，已经失去意识。患者家属（弟弟）对王平凡报以十分的信任，患者被直接接入手术室。正是在这样的争分夺秒中，王平凡和同事们将患者从死神手中夺了回来，他回忆道："患者要是再晚十来分钟，就没救了。"

这及时的十分钟，换回了患者的十多年。2018年5月的一天，患者的弟弟给王平凡发来一条短信："昨天我姐姐因呼吸急促，抢救不及，猝然离世！代表全家感谢您精湛的医术，延长了她10多年的生命……"

技德双馨，深孚信任

疑难病例多、危重症患者多、复合手术多……在有着近一亿人口的河南省，河南省胸科医院扛起了全省胸部疾病危急重症治疗的大旗，而王平凡无疑是这支团队中的第一旗手，远播的口碑让不少患者和家属慕名而来。

在小儿先心病病房查房时，记者见到了一位刚出生16天的患儿。4月1日凌晨刚出生，这位宝宝便被发现发绀和酸中毒，是复杂先心病，在朋友的介绍下，家长赶紧联系了河南省胸科医院，医院4月2日早上便赶紧派救护车去接来患儿，当天下午便给患儿进行了急诊手术。

该患儿得的是完全性心下型肺静脉异位引流，是很少见的先天性心脏病，发病率不到1‰，往往是刚出生医生和父母还没反应过来，患儿就夭折了。

该患儿手术成功，术后恢复良好。王平凡还不忘叮嘱医生们做好患儿父母的心理疏导，因为对孩子成长发育、母子的身心健康都很重要。看着患儿吮吸着奶嘴，王平凡笑了，问道："母乳还可以吧？"患儿的奶奶满脸感激地说到："谢谢您！这孩子到这来都是你们救的！"

早上的查房刚结束后，王平凡在科室办公室门口遇见了一位"老战友"——目前已退休、曾和王平凡并肩工作十八年的老护士。她带着自己的一位朋友，同时也是一位心脏病患者前来寻求王平凡的诊治。

这位女患者姓宁，来自哈尔滨。九年前，因为心脏病在某医院进行了"主动脉瓣置换＋二尖瓣置换术"，术后规律口服抗凝药。最近一年，患者身体状态变差，因活动后胸闷气短8月余，加重伴双下肢水肿3月余在其他医院入院治疗。在前护士长的推荐下，患者来到河南省胸科医院寻求进一步治疗。

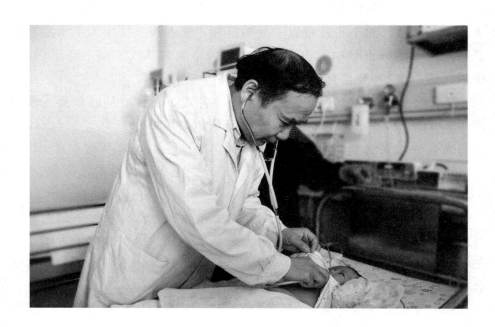

"右心的三尖瓣，随着年龄越来越大，问题也逐渐严重。出现这种情况很正常。"王平凡介绍说。患者9年前的手术置换了左心的两个瓣，解决了左心室的"入口和出口"问题，效果良好。但是，风湿性瓣膜病可以说是影响患者一辈子的病，发作时又容易导致心脏瓣膜系统受到不同程度影响，患者的三尖瓣便受此影响。最近十年的大量研究表明，如果三尖瓣处理较晚，易造成右心功能不良，即使手术也可能效果不佳。考虑到患者的年龄（60多岁）并不大，王平凡建议患者进行二次手术，修复或置换三尖瓣，以获得良好的生活质量。

为了让患者有更直观的感受，王平凡带着这位患者到病房见了一位和她病情非常相似的患者。

躺在病床上的宋患者是王平凡的老病号，1985年，因为二尖瓣关闭不全导致胸闷、气短、腿肿，由王平凡的老师主刀完成了二尖瓣置换术。那个时候，改革开放才刚开始起步，国内无进口机械瓣膜，王平凡想方设法才给患者搞到了生物瓣膜，这一瓣膜的局限在于使用有一定的年限。于是，在1993年端午节前后，患者再次出现症状时，她还是找到王平凡，做了第二次二尖瓣置换，这次用的是进口的机械瓣膜。

此后20多年，患者的状况一直保持良好的状态。"感觉做了手术后精神可好，身体也一天比一天好，跑步啥的都没有问题！"宋患者笑道。这次住院，她和宁患者的原因一样：反流严重，导致右心功能差，从而引发胃肠、肝等功能不良。这也是宋患者现在骨瘦如柴的原因。

"最终这个手术做不做，还要取决于术前营养调整情况，术前准备远比术后重要。"王平凡对宋患者说。团队讨论后，大家一致认为宋患者的手术从原则上是要做的，但患者入院有些晚，需要术前安心调养才能保证患者的术后生活质量。

对宋患者来说，历经两次手术，她仍然选择王平凡，正是因为这个原因："他这个人可负责任，治疗上做什么都会先考虑对我以后生活的影响"。

传帮带有方，打造一流团队

2001年11月，王平凡受省卫生厅委派，调任河南省胸科医院任副院长，重点发展河南省心血管外科事业。他带领团队一年一个台阶，在短短的几年内就将1996年才创建、在业内默默无闻的省胸科医院心血管外科发展成为国内知名、省内为首的专科，医院的手术量、病种、术式及手术质量均达到国内先进水平。在很多心血管外科的"高精尖"领域，王平凡和他的团队都取得了重大突破：

大血管手术以其发病迅速、病情凶险、死亡率高的特点，被认为是心脏外科手术领域最后一个，同时也是最难攻破的"堡垒"。而河南省胸科医院在大血管疾病诊疗领域的多项技术指标位居省内第一并达到国内一流水平，成为河南省内不需要请外援就可独立完成心脏所有类型手术的医院。

2017年，医院心外急危重症比例之高达到国内第一梯队，A型主动脉夹层达到80%的保瓣率，居全国前列。

小儿心外科是医疗界公认的死亡率高、手术难度高、医疗安全难度高的领域。2017年，医院小儿心外科获得全国"保障医疗安全示范科室"大奖。

…………

这些成就的取得，和王平凡扎实的传帮带和管理是分不开的。

"成年人的平均头围是多少？""疾病分型细分为什么而分？是为你的治疗决策而分。"早上七点半，王平凡和同事们围站在办公室放着心脏模型的会议桌旁，开始了当天的交班工作。交班期间，王平凡总少不了问几个问题和做一些提醒。

在办公室的墙上，挂着一幅横幅的隶书体毛笔字：慎于术前，精于术中，勤于术后。这是王平凡的座右铭。在他眼里，心外科只有一个金标准，那就是安全。安全如何做到？答案就在这十二个字里。手术前要对患者做充分的身体、心理及技术准备，把手术风险控制在最低范围。术后要认真监管护理，并及时总结经验。"一个医生的成长，就是这样一点一滴来的。"

在医院人才梯队的培养和管理上，王平凡也坚持这"一点一滴"之功。他倡导"三基三严"理念——基本理论、基本知识、基本技能；严格要求、严谨态度、严肃作风。据悉，每次会诊前，王平凡都会问主刀医生几个相关问题。回答正确了，手术正常推进，而回答错误，则继续准备。

让年轻医生主动学习，是王平凡在"传帮带"中非常关注的一点。他非常认同国外一名医学专家的观点：好医生的第一条标准就是会求助。在他看来，谁都不是万能的神，医生如果是真正为患者考虑，就应该积极地求助，求助书本、求助上级、求助同事。

显然，这样的理念践行起来，可以跨越医生个人的狭隘，也可以跨越学科间的知识壁垒，对医生的进步和患者的治疗无疑有着积极的意义。实际上，王平凡和他的团队已经走在践行的路上。

近20年来，王平凡所带领的心外科团队一直坚持每半年一次的总结大会以及每周一次的疑难病例讨论晨会。在总结大会上，科室医生们将半年来死亡和自动出院的病例进行全面彻底的讨论和分析检讨。这样的讨论，不仅让年轻医生可以从自己的上级医生和同辈医生身上学习，还可以见识很多不同难度的病例，让一个人的经验教训成为整个团队以及团队中每位医生的经验教训。来自全国各大医学院校的博士、研究生，参会后内心颇感震撼，受益匪浅。

据悉，这种形式的病例讨论和教育体系在发达国家的医疗界由来已久。在我们国内，虽有相关制度，但未很好落实，真正能够坚持下来的医院寥寥无几。"实际上，这才是医生进步的捷径，如果有捷径的话。而且，这也是我们医学能真正进步，尽量减少代价的重要手段。"王平凡说。

专家简介

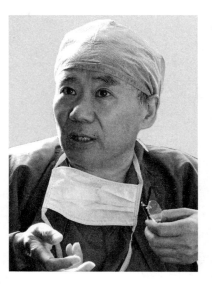

王平凡，主任医师，河南省胸科医院副院长。河南省医学会胸心外科专业委员会副主任委员，河南省医学会外科专业委员会副主任委员，中国医师协会心血管外科医师分会第一届委员会常委，河南省心脏血管联盟主席。曾荣获中国优秀医师奖；全国卫生系统先进个人、河南省跨世纪中青年学术带头人；河南省医德标兵；河南省优秀专家；河南省省直"五一"劳动奖章；省直、省卫生计生委优秀共产党员等荣誉称号。2004年起享受国务院特殊津贴。

专长：先天性心脏病、心脏瓣膜病、冠心病及心脏大血管疾病的外科治疗。

敬畏生命，以人为本，
做好每一天平凡的事。

王平凡
2019.4.21.

23. 中国医科大学航空总医院

金永健：护航脑血管患者的生命

跟诊记者：张　红

摄影记者：李　丹

跟诊日期：2019 年 5 月 23 日

"下一位。"周二上午，正在出诊的中国医科大学航空总医院神经外科主任金永健通过对讲机叫号，将患者从走廊尽头的候诊区请入诊室。诊室内环境安静，氛围轻松，患者跟眼前的名医交流起来就像"唠家常"般。

金永健曾在全日本规模最大的脑血管病治疗中心（大阪国立循环器病治疗中心神经外科）进修，"攒了一身本领"回国后，在科室里开展了微创手术和神经介入治疗，水平居于国内前列，为许多脑血管疾病患者解除了痛苦。

"充分沟通带来患者信任"

许多门诊因人数过多，倍显喧嚣，诊疗时间仓促。因此，金永健坚持门诊"控量"——挂号量最多不超 20，以营造良好的就诊环境，让患者充分阐述病情，保证诊疗"质量"。在他看来，充分交流是赢取患者信任的良方："充分沟通会让患者觉得这个病能交给医生，能信任他，也有利于建立良好医患关系。"

门诊中，一位 43 岁的内蒙古贾姓女患者自述从 20 多岁开始便双眼惧光，头痛不已，起初是"太阳穴、眼眶"的有部位性疼痛，现转为"整个后脑"的无具体部位疼痛。了解其余症状后，金永健做了判断："你这个是顽固性偏头痛。"

贾患者稍感不解："可我不是具体某一个部位痛。"金永健耐心介绍道，偏头痛时间一长，可由单点扩散到多点，且患者患病多年来，并无实质病变的检查结果却日日头痛，伴随恶心和呕吐等症状，严重影响生活且"无药可治"，已符合顽固性偏头痛情况，建议手术治疗，及时减少因大量服用药物而导致的肝脏损伤，降低突发脑梗危及生命的风险。

贾患者听了恍然大悟，面露轻松神色，问道："那我直接等手术治疗吗？""虽然你症状明显，但疼痛部位不明确，我建议你查完脑血管后，先做封闭试验，其实就是打针，当你疼痛达到七八分程度时，到医生办公室找任何一个医生去做神经阻滞，看疼痛是否能降下去。"听完更详细的解释后，贾患者结束问诊，起身道谢，忽而像忘了件重要的事儿："结果出来后，我到病房找您是吗？""可以。一般情况下，我周一周五在病房，除非有手术。"患者隔天找医生查看检查结果应要重新挂号，但金永健并未拒绝患者。

贾患者的问诊持续了十余分钟，但这只是金永健的诊疗常态。若遇上偏头痛伴随心理问题的患者，他会不惜花近1小时为其做心理疏导。"他们既然约了门诊，我们就得让他们满意。这样一来，医患信任不也就建立了。"

有一位山西李姓患者就是因此"满意"。他常感乏力、发困，经某知名医院体检，得知自己颈动脉中膜增厚，右侧颈总动脉有低回声斑块。不过，该院检查报告错将斑块大小单位记为厘米，为保准确，金永健建议其再行磁共振检查。顾及其在京不便，他还主动推荐了一所能较快预约上检查的医院。

陪同就诊的患者儿子却稍感委屈："当时我们拿到检查报告也看不懂。""目前是颈动脉里面形成了斑块。"为让患者听明白，金永健拿过纸笔，边画图边向患者解释，"长度我们不关注，主要关注厚度，检查单显示的厚度不足20%，没必要做手术。但还是再做一次检查吧，对你有好处。"听了这句"安慰剂"后，患者舒心地笑了起来，和他挥手作别。别时，金永健祝愿道："希望你没事，有事再来找我。"

在医患沟通时，将专业知识以易懂形式讲述，让"患者能听明白"一直是金永健的原则。正因如此，不少患者"认准了金主任，不再往别家医院跑"。更有一位患者向他和科室团队"表白"："不是亲人，胜似亲人。"

高难手术是"家常便饭"

金永健目前已完成脑血管病手术治疗、脑血管神经介入治疗和顽固性偏头痛微血管减压治疗等各种高要求手术3000余例，而且质量走在国内前列，吸引了许多远道的患者慕名求诊。

记者跟诊当日，金永健原定于下午的手术提前。10：50，在住院部第二手术室，他开始为一名69岁的脑血管病患者行左颞浅动脉-大脑中动脉搭桥术——对显微镜技术运用和手术精细度要求最高的一类手术。手术过程中，他身子一动不动地挺直着，目不转睛地透过10.7倍率显微镜注视搭桥区域，双手高度谨慎地借助手术镊和10-0无损伤线进行着1mm直径切口的血管吻合。不久，吻合完毕，他撤除动脉夹，注射吲哚青绿。血管通畅后，患者的动脉伴随初至的生机开始有节奏地跳动。

这类手术虽要求甚高，但于金永健团队而言，已十分常见。"一年能做500～600例血管搭桥手术。"一旁的助理医生向我们介绍道。金永健的手术患者里还有一位仅1岁余的患儿，是目前全球烟雾病联合血管搭桥手术最年幼患者。在做这个手术的过程中，他通过团队配合，将低血压、癫痫发作和因孩童血容量低而出血过多风险降到最低，顺利完成手术，患儿术后逐步康复。

颈动脉狭窄的内膜剥脱手术也是金永健的"一绝"。颈动脉狭窄70%的患者，即使无明显症状也应接受此类手术治疗。但一位狭窄程度达90%，伴头晕、恶心和走路偏斜等症状的老人辗转各知名医院，均因手术难度过大而被建议保守治疗。患者儿子忧愁不已，翻阅金永健的相关文章后，毅然决定北上求诊，为母亲寻求康复希望。"还能治，抓紧，晚了就来不及了。"金永健给了濒临绝望的家属一缕希望。尽管存在高血压史、冠心病史和曾行心脏支架手术等手术高危因素，他仍不负所托，成功完成手术。"对于金主任的医术，我们所有人都深深地折服，是你们解除了我母亲的痛苦，是我们全家的恩人。"术后，患者家属在给金永健的感谢信中这样说道。

"日复一日"的高难手术是金永健使无数患者"重回生活正轨"的"法宝"。一位留美大学生因"天天头痛"辍学归国。患者姥姥请他为孙儿行手术治疗，术后，患者逐步康复。其姥姥对此感激不已，不时将孙儿近况告知他。"小伙子现在又上学去了。"谈到这，金永健露出了少见的笑容。

手术治疗方案开创国内先河

赴日学习期间，金永健师从日本著名神经外科专家森惟明和著名脑血管专家永田泉，通过与名师沟通、参与手术，他成功掌握了当时国内只有几家三甲医院能独立展开的脑血管病神经介入治疗技术，结合国情，为罹患脑血管疾病的祖国患者带来科学的独特治疗方案。

一位母亲在女儿陪同下，带上45岁儿子的脑血管造影检查结果，从河北保定来找金永健。得知患者曾有脑梗史和脑子发蒙等症状后，他拿起片子端详许久，对患者母亲说："这是先天性双侧烟雾病，诊断算是比较明确的。"

站在名医身边

医生 跟诊记

『2019人民好

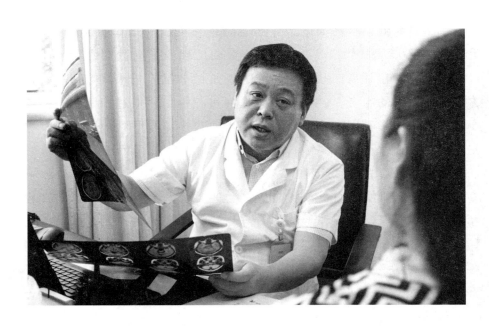

烟雾病是颈动脉血管闭塞导致烟雾状血管生成的一种疾病，患者易发脑梗死，甚至脑痴呆。"他这个常见吗？"患者母亲十分沮丧。金永健直言，由于烟雾病发病率相对低，有的地方"甚至不知道这是什么"，但在他的科室却十分常见。并且，与国内倾向于仅采用直接搭桥术治疗此类患者不同，金永健坚持联合贴附术治疗。"直接搭桥说白了就是河流干枯了，现在重新挖个通道让血流过去。贴附术是再建一个平台，让它自己长回去，上'双重保险'。"他向记者解释道。

此外，为治疗顽固性偏头痛，金永健在国内开创使用了微血管减压手术，累计为几百名患者减轻，甚至彻底解除了病痛折磨，获得了北京市颁发的医疗特别贡献奖。一位患顽固性偏头痛20余年的周姓患者手术治疗后，对术后状态十分满意："我们没白来！"

另有一位来自张家口的56岁男患者，他因记忆力显著下降和哈欠连连等症状被诊断出颈动脉狭窄。在就诊中，患者焦虑地问及如何治疗，金永健答道："国外常采用剥脱手术治疗。国内习惯于放支架。"剥脱手术在国内起步较晚，但只要无不良习惯，合理控制血压等身体指标，其狭窄复发率相对较低。不同的是，支架治疗虽简便，但易发术后脱落风险和因无法停药而致使的肝脏损伤，且再狭窄率相对较高。"先考虑剥脱术，实在不行再放支架。"为患者做长远计划的金永健素来坚持这一"国内非主流"的治疗方案。

国内的特殊手术环境也给了金永健灵感。他发现，留日期间的部分手术准则并不能满足国内旺盛的手术需求。"按他们的要求，一天能做一台就不错了。"他笑道。如今，他结合国情，采用消融刀剥离血管等术中新举措，既保证了手术质量，又赢得了速度。他略感自豪："现在一天一般能做两台这样的手术了。"

专家简介

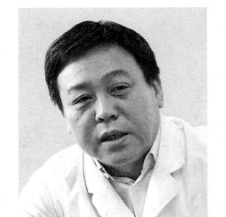

金永健，中国医科大学航空总医院神经外科主任，主任医师，硕士研究生导师，潍坊医学院副教授。北京市医学会介入医学分会（第一届）委员，中国医师协会第二届神经损伤培训委员会委员，中国妇幼保健协会小儿微创神经外科专业学组常委，中国医疗保健国际交流促进会神经损伤学分会委员，京津冀晋蒙胶质瘤联盟委员，中航工业医院协会第一届神经外科专业委员会常务委员，北京市朝阳区医学会医疗技术鉴定专家，原北京市顺义区政协委员，北京卫生系统经济技术创新标兵。

专长：颈动脉狭窄的内膜剥脱手术，偏头痛的显微血管减压治疗，烟雾病的联合血管搭桥手术，脑血管狭窄、脑梗死。

出诊时间：周二上午。

努力做好病者喜欢
的好医生。

金永健
2019.5.21

24. 北京金海中医医院

王金海：仁心仁术融于乡村热土

跟诊记者：罗　辉　吴海侠　张　红

摄影记者：李　丹

跟诊时间：2019 年 5 月 18 日

早在三十年前的一天，还是一名普通乡村医生的王金海刚赶完大集，推着自行车走在出北京房山区张坊村的路上，一位求助的村民拦下了他。原来，这位村民的邻居犯病了：蛛网膜下腔出血，一种致死率很高的急症。这位村民知道王金海能治，因为他老伴的病就曾是王金海给治好的。

来到村民的家里，王金海即刻为患者诊断、开药。为了保证疗效，他还主动担负起了患者的护理工作，让其顺利度过了危险期。

这次治疗后，很多村民认识了王金海，开始找他看病，并纷纷劝他留在张坊村。当时的张坊村，没有一个能治脑血管病的医生，也没有卫生室。最终，在村民的欢迎和张坊村村委的支持下，王金海留了下来，开办了张坊村第一家卫生室，正式踏上了村医之路。

三十年弹指一挥间，从乡村医生到破格提为副主任医师，王金海始终扎根在这片土地上，不断学习精进，自植草药、上门送医、照料老人、指导康复、培养中医人才，将简、便、验、廉的中医医疗服务提供给越来越多的农村百姓，将一名医者的仁心仁术播撒在乡村热土。

看得起的病，看得见的疗效

出生于河北保定的王金海，老家与张坊就隔着一条拒马河，他的父亲是新中国成立国以来第一批乡村医生。从小跟着父亲行医的王金海对中医情有独钟，也深知农村百姓看病不容易。他办卫生室的初衷，就是"让老百姓看得起病、看好病"。如今，他医治的患者早就由小小的张坊辐散到了全国各地，医院 2018 年的门诊量达 33 351 人次，2019 年一季度门诊量与2018年同比增加30%。这是因为他的收费低，同时也因为疗效显著。

张坊村卫生室现在已发展为集中医药治疗、预防、康复、养老为一体的综合性医疗服务机构，具体由金海中医医院、张坊残疾人康复中心和金海老年服务中心承担不同职能。其中金海中医医院坐落在房山区张坊村村头广场的西南角，两层中式小楼。王金海赶往医院诊室时，那里已经有几十位患者在等候。

今年81岁的董姓患者第一次来这边看病，她的家在北京海淀区颐和园附近，离张坊村80多公里。为了能尽早赶到，她和儿子凌晨5点不到就起床，从家里驱车赶来。

董患者体型比较胖，声音听上去有些哑。她跟王金海介绍到，自己这几天肚子特别不舒服，老是一阵阵地发内热，吃完饭后还老是会打嗝，除此之外，嗓子发哑，嘴巴还特别干，"舌头都好像拉不开"。

这样的情况已经持续一个多月了，董患者也在北京的其他医院看过，但效果都不理想，更让董患者无奈的是，看病还特别贵："每次光挂号费就200块钱，我没有那么些钱。"最后，董患者来到了张坊村，因为她听在这边看过病的"佛友"说房山的王金海医术特别好。

"您怕吃凉的东西还是热的东西？"王金海问道。

"怕吃凉的。但是有时候胃热我又想吃凉的，吃了以后胃就不舒服。最近睡觉也睡得不沉，老是忽忽悠悠的。眼睛也不舒服……"董患者又渐渐地说开了。

王金海右手搁在桌上，微向前倾着身子，认真地听董患者讲述病情。他向记者介绍到，中医问诊与西医问诊有所不同，它是根据患者对病情的描述，再加上问询和对舌象、脉象的观察等，综合分析，确定病症并给处方。所以不能嫌患者贫嘴，而是要仔细聆听患者的讲述中有价值的信息。

"就写慢性胃炎，肝火犯胃。"给患者号完脉后，王金海让助手写上董患者的病症，并对症给董患者开了方子，叮嘱她不要吃甜的和鱼焖的食物。

86岁高龄的李姓患者也是在儿子的陪同下过来，声音颤颤巍巍地跟王金海说自己这几天又有些喘不上气，需要再治治。李患者胸闷气短的状况已经有两个多月，之前还在北京的其他医院住了十多天院，但不见好转。一位在张坊的亲戚推荐她来找王金海，两个月下来，李患者的状况已经明显改善。

"原来脸特别肿，腿也肿得厉害，现在好多了！"李患者的儿子为母亲病情好转而高兴。之前，老母亲为此住院，花了七八千块钱也没见效，而在王金海这七八次门诊就解决了问题，价格还不到住院的一半。

"现在吃饭比原来好多了，也能吃肉了。"李患者笑呵呵地补充道。

"真不错！让我看看腿还肿不。"王金海的乐意写在脸上。才两三个小时的诊疗，他已经听到不少患者和家属反馈"好多了"，他说当医生最喜欢听到的就是听到这三个字。谈笑间，他给患者做了检查，并按其症状调整了方子。

在王金海开方子的同时，李患者的儿子在一旁感慨在这边看病的另一大好处，那就是更人性化、更灵活化。他和母亲从北京丰台过来，等了两个多小时，医院的工作人员看到这种情况，便安排让老人家先看病。

对于岁数大和远处来的患者，等候久了，王金海都会视情况安排他们提前就诊。在他看来，医院小有小的好处，只要用心，便可以更好、更灵活地满足患者的各项需求。

医养结合，回应百姓需求

"来！把头抬起来，迈小步……"在金海中医医院附近的张坊残疾人康复中心宽敞的大厅里，王金海左手微扶着患者，右手牵着绑在其右脚上的绷带绳，指导其做康复。在医护人员、病友和家属的围观下，这位患者左手拄着拐一步步往前走，在前方三四米处的小床上坐下。或许是因为明天就要出院的缘故，走的过程中，这位患者始终面带微笑。

相比其他几位患者，这个患者的康复要艰难一些，因为其本身左腿就残疾，如今右腿又因为脑血管病偏瘫。而王金海通过一根绳、一根拐的简单辅助，就巧妙地帮助患者一步步进行康复练习。

这家张坊残疾人康复中心，是2013年王金海在镇政府等相关部门的支持下建起的，旨在为脑血管疾病、老年病患者和各类残疾人提供质优价廉的综合医疗服务。

64岁的冯姓患者因为右边脑瘫入院做康复治疗，如今也恢复得特别理想。他算了算自己入院的费用，平均下来一天还不到50块钱。能够得到这样廉价的服务，一方面得益于政府的帮扶政策：脑血管发病到康复期半年内的康复治疗，住院费予以报销。另一方面，其实也得益于王金海一心为患者省钱：住院康复的患者，其费用除床位费和医事服务费等必要项目外，主要来自中药、指导康复、理疗针灸等。在王金海这，他免去指导康复费，针灸本来有些特殊针需要另外计费，但他也免去了，为的只是让患者少些开支。

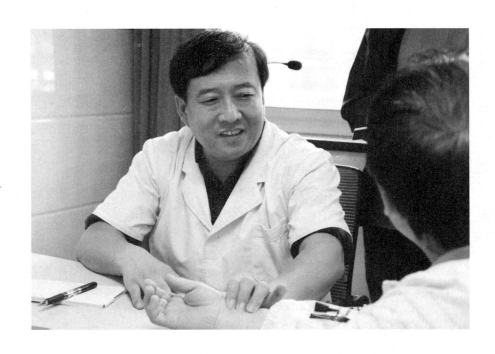

在康复中心的旁边，便是王金海创办的金海老年服务中心，在这里，王金海进行的工作可以说更为"激进"——即便有政府的资金扶持，养老这一摊活完全就是一个赔钱的公益项目，需要靠医疗收入补足亏空。

但王金海也从来没有想要在这方面营利，他只是想着如何让张坊镇的老人老有所养，老有所医，老有所乐。

跟随王金海走进老年服务中心查房，里面干净整洁的环境便让跟诊记者印象深刻。在老人的活动区和休息间，竟然闻不到一丝异味。要知道，不少养老院并不注重养老院的卫生环境，往往让老人生活在臭味烘烘的环境中。

工作开展之初，王金海也面临同样的问题。为了消除异味，也颇费了一段时间。他要求护工们一定要勤给老人们洗澡，保持卫生；老人们时常大小便失禁，他们便在棉垫被里夹了层小夏棉被，被弄脏后就换掉。做到这个程度，王金海凭的就是对老人的负责和用心，在他看来，很多东西不能图利，一旦跟利益挂钩，事情就做不好。

查房正好赶上饭点，老人们在各自的房间里吃着早餐。很多老人虽然说话都很慢，也有些含糊，但脸上的笑容却让人感到欣慰。在一间房里，王金海问一位老人："咱们这好不好啊？饭菜可口不？"

"好！"老人还有点小喘，但语气很坚定。

"哪里好啊？"王金海打趣地问道。

"哪都好！"回答让在场的人笑声一片。

在另一间房里，记者见到了躺在床上休息的李姓患者，他今年83岁，因为脑梗入院治疗一周。

"比在家的时候强多了。"李患者的儿子在这边陪护，向记者介绍到父亲的情况。在此之前，他也偶尔会找王金海看病，但在朋友介绍之前，他并不知道王金海还办有养老中心。实际上，他特别需要这样医养结合的服务，因为除了在这里的父亲，家里的母亲也一样患有脑梗，需要更加专业细致的照料。这次，他带父亲先过来，其实也是想看看这边的效果。如今，看着父亲一天比一天好，从必须要人搀扶到拄着拐杖就能自己走，他决定过一阵子把母亲也接到这边疗养。

根扎基层，无问西东

"看病难，看病贵"一直是中国农村地区的突出难题。前几年的数据显示，中国农村每千人的病床数为0.76张，仅为城市的32.9%，乡镇卫生院人员中本科毕业生仅占1.6%。可以说，中国的医疗资源严重地向城市倾斜。扎根农村医疗工作三十年，王金海对此体会颇深，为了改变这一现状，他几乎奉献了自己全部的心力。

跟诊的前一天傍晚，王金海和记者一行在北京城和张坊之间的窦店镇就碰上了面，因为他正好有在当地的出诊任务——每一天，他都会轮流到周边的不同地方，给有需要的患者，尤其是行动不便的老年患者提供上门诊疗服务。

夜色中，王金海走进了马路旁的一户人家。家中只有两位将近80

岁的老人坐在沙发上看电视，他们的儿女都在外面工作，一周难得回来一次。

两位老人见到王金海都很高兴，大爷率先汇报了自己的状况："这几天不憋了，感觉挺舒服的，腿也有劲了！"他的老伴在一旁笑着补充道："今天还出去溜达了！"

在此之前，老大爷上下肢水肿，为此每年都要上县医院住院，每次都只是暂时缓解病情，也找过一个中医，进行中药和推拿治疗，推拿一次就200块钱，为此老大爷花去3万多，但始终还是没见好。2018年五六月份，他们找到王金海，这才走上了治疗的"正道"。按王金海的治疗方案服药后，老大爷的病情一天比一天好，"原来至少要扶三下才能站起来，现在扶一下就能起来了，就喝王大夫的药（治好的）！"

给大爷看完后，王金海还给患有心绞痛的大娘做了检查，并通过微信语音把两位老人的方子传给了他的侄子张海洋，他会在明天把煎好的药送到两位老人家里。

这一年，王金海基本上每周都会从42公里外的张坊来老人家中出诊一次，每次都是如此。大娘不由得感慨："这么好的大夫，都不知道上哪找去，够辛苦的！"

大娘的这句话，其实道出了农村老百姓"看病贵、看病难"的心酸。对于医疗，农村有着巨大的需求，但农村的医疗工作却很少有人愿意做，卫生室也很难留得住人才。

没有人，农村的医疗工作如何才能开展和继续下去？王金海希望能够努力改善这一状况，并很早就开始了人才的培养。

2013年，张坊镇张坊村卫生室改建成北京金海中医医院后，为了加强基层中医药人才的队伍建设，王金海建立起了乡村医生中医工作室，并制订了相应的基层中医传承人才培养计划。他让学生从"拉药匣子"认药开始，通过医教一体，总结经方验方，熟记药性、汤头歌诀等传统教学方法，把理论与实践相结合，不断提升学生的专业水平。其中王金海的部分学生与他还有着亲属关系。2001年，王金海夫人张爱军娘家发生了变故，亲人的孩子们没有了家庭，王金海夫妇主动抚养了这些孩子。他们毕业后也来到这个大家庭，学习中医药知识，现几乎都进入医疗梯队。

此外，王金海的儿子王谦，也在父亲的影响下走上了从医的道路

——现是北京中医药大学名家子弟实验班的学生。王金海要求他毕业之后回家，从基层做起，把农村的中医医疗事业传承下去。从小受到父亲的耳濡目染，王谦在这件事上没有"叛逆"，相反，他很庆幸自己有这样一个博爱、伟大的父亲："只要患者需要，他都去治，不管这个人之前怎么对待他，也不问能得到什么。"

由于患者人数多，王金海直到下午四点才结束了周日一天的门诊，但他并没有忘记自己当天的出诊任务：在15公里外的东关上村，还有一位老人在等着他。

这位老人姓周，和老伴一起住在半山腰的一栋平房里。2001年，患者因为肝阳上亢引发眩晕、呕吐的症状找到王金海看病。经过两周的治疗，患者症状明显改善。后来，王金海了解到患者晕车，坐车常有呕吐症状，到张坊看一次病，需要休息一周才能缓过来。于是，王金海便决定给老人提供上门诊疗服务，他让患者只要有症状就随时打电话，他都会及时上门。从张坊到东关上的这段山路，王金海走了十几年。

给老人做完检查、开方后，已是下午六点多。在返程的车上，王金海哼起了欢快的曲调，在那曲调声中，是他沉浸于乡村医疗的自得其乐，正如他所说："只要把事做好了，并且不办错事，累不到哪去！"

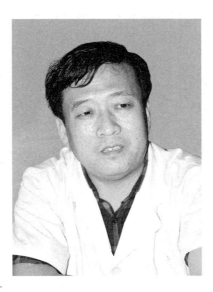

王金海，北京金海中医医院院长，副主任医师。从事乡村基层医疗工作二十多年。1993年起创建张坊村卫生室，始终运用中医中药为周边百姓提供简、便、验、廉的医疗服务。在北京农村率先开创起医养结合的特色服务模式，利用中医诊疗技术为心脑血管疾病、老年病患者和各类残疾人提供综合服务。因医疗贡献获得政府等部门的多项奖励殊荣：2005年被评为"北京市优秀乡村医生"和卫生部"全国优秀乡村医生"；2008年被中医局评为"北京市优秀乡村中医"；2009年被评为郊区唯一"首都健康卫士"；2011年第三届"首都十大健康卫士"；2011年首都精神文明建设奖；2012年获得全国先进医务工作者和房山区创先争优优秀党员。

专长：高血压、脾胃病、中风、心脏病等疾病的中医治疗，半身不遂、面瘫的中医治疗与康复，中医循经按摩等。

出诊时间：周一至周日全天。

当仁医 致民众 传承中医事业

以农民的健康为核心，振兴基层

中医事业

王金海

2019. 6. 18

260

李绍伟：全力以赴的"光明使者"

跟诊记者：张　红

摄影记者：李　丹

跟诊日期：2019 年 6 月 10 日

　　周一上午 8：40，北京爱尔英智眼科医院院长李绍伟在一群年轻医生的"环绕"下，用裂隙灯显微镜为住院的重症患者检查恢复情况。作为著名角膜病、白内障和屈光手术专家，他不仅十分重视临床诊疗，还十分强调年轻医生的培训规范和手术技术的开拓创新。在他看来，一名好的眼科医生就得"医教研"齐头并进，竭尽全力为患者追求"光明"。

全心全意为患者服务

　　李绍伟的门诊总是忙碌紧凑，通常延续到下午 13：00 多，为节省时间，提高问诊效率，护士早已备好角膜染色检查等用品，病历信息也早由助手整理完毕，李绍伟得以全神贯注于检查与病情交流中，为更多患者争取宝贵的诊疗时间。

　　门诊中，李绍伟的高度投入状态令记者印象深刻。一位精壮小伙子前来复查角膜炎，李绍伟边用裂隙灯显微镜查看其恢复情况，边分析："充血情况好多了，说明药效有用，是过敏。不过有白内障……角膜上皮有点增生混浊，有点薄……前房深，大，还有点混浊。"患者本只想弄清充血症状是由过敏导致还是病毒引起，不料想发现眼部还有其他风险。不过，知晓患者家族并无角膜类疾病史后，李绍伟建议他先将过敏问题解决，持续用药，定期复查，再密切观察角膜健康情况便可。"那我过敏是什么原因引起的呢，和饮食有关吗？""主要还是和季节、花粉等相关，这避免不了的。"简短回复后，李绍伟又快速写起病历来。

　　当天，李绍伟还要兼顾特需门诊。趁助手登记下一位患者病历信息的空隙，他迅速起身，快步穿过人头攒动的门诊服务大厅，在另一头的诊室接诊一名意大利女患者。患者自述眼睛干涩发红，在夜晚看书时更甚。检查患者眼底情况时，李绍伟发现其角膜有轻微炎症，且右眼前房过浅。曾赴美留学的他以一口流利英文告诉患者"北京易眼干"的环境因素，并建议做更细致检查，以探究泪膜脂质层、水层和黏蛋白层等眼部健康状况是否与炎症相关。

数十分钟后，患者做完检查，此时李绍伟已再次利用空隙时间赶回特需门诊。看完检查结果，他总结道："您的脂质层情况不错，泪河虽较浅，但总体乐观，但问题是您眼球直径只有22mm，而正常人有24mm，所以您的花眼来得比同龄人早些，眼睛看书时会不舒服，但如果您佩戴眼镜后还是不舒服，那可能是度数不合适的原因。"听完解释后，患者仍十分沮丧："我开车看得非常清楚，不需要戴眼镜。不过，阅读和工作用电脑需要戴，但看远时又要摘下来，一来一回让我的眼睛十分难受，有办法改善这种情况吗？"早已发现患者晶体有些混浊的李绍伟指着诊室墙上的眼部结构图向她解释病情原理，并提出了手术建议。因为人年轻时，晶体柔软，可调解远近，但随着年龄增长，晶体变厚、变硬，调节能力退化，加之患者房角狭窄，因此较常人远视，甚至有房角关闭、患青光眼的风险。不过，患者目前的眼干问题不算严重，可暂时用眼药水缓解干涩，但若阅读障碍严重影响生活和工作，多焦点人工晶体植入术就十分有必要了，而且患者术后无需配戴眼镜，还能维持眼部健康。在他的专业分析下，患者连连点头表示认同，随即预约手术。

作为院长，李绍伟还要兼顾行政事务。结束特需门诊朝普通门诊疾步时，他被一名拄拐正在排队缴费的高龄老人"拦下"。"院长好，我给你提个意见。""好好好，您说。""现在收费窗口只有一个，这要排太久了！"了解情况后，李绍伟直奔窗口，让工作人员联系财务处增设窗口，并督促说："赶快叫，要马上办。"再折回诊室时，队伍已分列等候。而他扮演的角色又从行政意义上的"院长"无缝衔接至救死扶伤的"医生"。

创新技术，收效斐然

迄今，李绍伟已完成各类疑难白内障手术4万余例，角膜移植手术

6000余例。丰富的临床经验使他对白内障和角膜病等疾病的理解更深刻，使其不仅致力于白内障防盲手术的推广和培训，还有能力改进角膜内皮移植手术方法，创造性提出上皮瓣下胶原交联技术，更是首创了晶体前囊膜保护角膜内皮的白内障手术技术，同时在国内率先开展飞秒激光角膜移植等手术，真正将所长发挥得淋漓尽致，让眼疾患者在"追光"途中走上"捷径"。

门诊中有一位39岁的彭姓女患者，她早前因圆锥角膜在瑞士接受了角膜胶原交联手术治疗，却在术后因角膜瘢痕严重影响视力。二十天前，李绍伟为其行板层角膜移植术，现来复查，"很好，角膜非常亮。"此外，患者视力恢复也将十分理想。

不过，患者本可以不用"多挨这一刀"。她早前所接受的去上皮胶原交联术虽是国内外公认疗效显著的治疗手段，但也有其缺点：术后感染、疼痛症状和角膜混浊及瘢痕的概率高。不忍此类患者饱受其苦，李绍伟长久以来不懈探索，已将这一手术方法创造性地改良成上皮瓣下胶原交联手术，收获了更好的手术效果。

门诊另有一位毛姓白内障患者，多焦点晶体植入术后2月前来复查。李绍伟一眼便认出了她，"来，来坐下，你现在视力怎么样？""挺好的，现在能看更远了。"在视力检查中，患者单眼视物稍感模糊，但用上双眼时，便都清晰了起来。"你这双眼是互补的，左眼能看'远''中'，右眼能看'远''近'。"李绍伟看着她的离焦曲线图解释道。

白内障手术中，植入晶体依患者眼表情况、职业和年龄等情况而有所区别。但多焦点晶体植入术是能让患者"既能看远，也能看近"的最佳选择。不过，要谨慎的是，人工晶状体的度数测量方法和测量设备等选择对患者术后视力有极大影响，要求极为精确。而李绍伟对每一位患者的手术方案都严谨设计。

在李绍伟看来，看似简单的白内障手术之所以不简单，还在于他对至臻至善的手术效果的追求。"在那么小的空间内进行超声粉碎，把白内障吸出来，再放入晶体"的过程对于部分内皮情况不好、植入晶体过硬的患者而言，无疑增加了角膜内皮失代偿风险。为此，几经探索的李绍伟最终开创了晶体前囊膜保护角膜内皮的白内障手术技术，大大改善了此类患者的预后。

除改良及开创手术技法外，善用先进的科学诊疗方法，以患者为本，不"随波逐流"也是李绍伟的鲜明特点。一位前来复查的高龄患者走入诊室，在裂隙灯显微镜前熟练地坐下，李绍伟便让护士为老人"染色"。他介绍说，尽管许多人不用角膜染色的方法，但它却是众多眼科检查中，准确判断角膜炎症浸润或角膜损伤程度的重要方法。

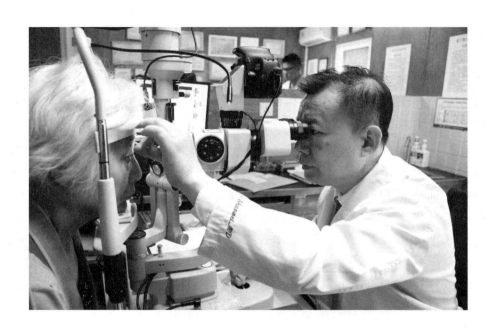

检查后，李绍伟发现尽管患者眼部有充血现象，但总体情况稳定，且视力稳定。这一结果十分难得：患者先前有蚕蚀性角膜溃疡，此前于外院"大大小小做了不下7次手术"，即使是临床实践经验丰富的李绍伟，也认为其病情较为复杂："这个病控制不住，会经常复发"。最后，"不按常规出牌"的他决定为患者行羊膜移植术，而非板层角膜移植术。可喜的是，疗效令人满意，患者视力从术后仅能维持1年，稳定到了术后3年有余，同时减少了手术对珍贵角膜资源的消耗，还降低了眼部免疫排斥的风险。

授人以渔，泽惠四方

"医德不好，做不好医生。"李绍伟的话恰好诠释了他多次帮助西部贫困眼疾患者的初衷和对提升年轻医生医疗水平的责任感。

一位男性患者在右眼角膜移植术后复查。检查后，李绍伟叹了口气说："你角膜植片是亮的，但你当时就诊太晚，导致瘢痕形成，影响了视力，不然可以避免角膜移植的。现在左眼也要赶紧做，否则今后手术效果也不好。"患者点了点头。"对了，你是青海的吧？"李绍伟仍记得这位患者来自西部地区，也感慨当地无法给予他有效诊治。由于西部天气干燥和多风沙等气候特点，当地居民易患角膜炎等眼疾。然而，西部地区缺乏专业角膜移植医生，且在角膜捐献数量不足的情况下，当地的专业医生也很难争取到宝贵的培训机会，以积累诊治角膜疾病的经验，导致此类疾病的漏诊误诊现象增加。此外，大部分西部患者即使得到了及时诊断，也会因昂贵的手术费用、复查路费和高耗时而对治疗心有顾虑，错过最佳治疗时机。在诸多不利因素的交织下，西部居民角膜疾病的严重程度远超平均水平，"尽量做板层移植或不做穿透移植，因为他们复查不方便，这样可以减少排斥反应和后续并发症，在不做大手术的基础上最大限度地提升视力"便成了李绍伟诊治西部眼疾患者的原则。

为让更多的西部患者得到有效诊治，李绍伟提议开展"你是我的眼"角膜移植西部行的公益活动，并为善行的延续争取到爱尔眼科医院集团角膜病学组和事业部联合爱眼基金的支持。活动开展不到三年，就有400余名贫困患者接受了角膜移植，重获光明。"授人以鱼不如授人以渔"，在李绍伟的努力下，公益活动共培养6名专业医生，扶植5个角膜病科室成立，将承载"光明"的希望种子播散在广袤的西部大地上。

不仅致力于基层医生的培养，李绍伟同样重视院内年轻医生的成长。医院内不乏"新人医生"或参加规培的名校研究生，"医生就该是高门槛的，应该由最优秀的那批人来做"是李绍伟对他们的期待。因此，他常扮演严师角色，以高标准来要求其专业水平。

门诊中，一位年轻医生拿着一位中年患者的黄斑检查结果向李绍伟阐述病情。该患者接受白内障手术近一年，术后左眼视力达到1.2，右眼达1.0，然近一周感觉视物模糊。年轻医生对此感到疑惑："对比去年7月的黄斑，昨天的黄斑的确稍微有点肿，但问题应该不大，然而患者自己却感觉很明显。"李绍伟边看检查结果边与该患者交流，知晓其视物未发生变形后。"你一定要学着把基本检查掌握了，这儿明显一层雾一样，一看就怀疑是后发障。"他指着裂隙灯照相设备上患者眼部图像对年轻医生说道。

除提高年轻医生的诊疗水平外，李绍伟也十分强调科学诊疗理念的传承，以"不让培训流于形式"。在查看一位因左眼角膜溃疡接受角膜移植术的复查患者的病历资料时，他发现出院信息未明确溃疡原因，批评道："溃疡肯定有原因，比如是细菌或真菌引起的，这一定要写清楚，就算收治时没查清楚，住院了也得查清楚，然后补上，不写清楚的这种思维方式就不对。"随即，他叫来撰写病历的另一位年轻医生，再一遍地细细叮嘱，以避免在将来耽误更多患者的有效治疗。

专家简介

李绍伟，北京爱尔英智眼科医院院长，主任医师，中南大学爱尔眼科学院博士生导师，教授。爱尔眼科医院集团学术委员会副主任委员，角膜病学组主任委员，爱尔角膜病研究所所长，中国医师协会第二届循证医学眼科学组委员，第一届全国干眼专业委员会委员，非公医疗机构眼科专业角膜病专委会主任委员中华眼科杂志审稿人，《眼科》杂志编委。

专长：角膜病和白内障等眼科疾病诊治；角膜内皮移植手术，上皮瓣下胶原交联角膜移植手术，晶体前囊膜保护角膜内皮的白内障手术，飞秒激光角膜移植手术等。

出诊时间：周一、周三上午。

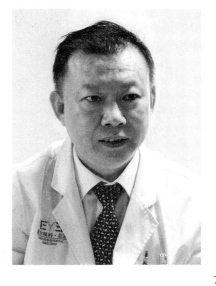

站在名医身边

医生"跟诊记

「2019人民好

全心全意神除患者疾苦，
做人民的好医生！

李绍伟

2019. 6. 10

张建春：为肾病患儿撑起一片蓝天

跟诊记者：吴海侠

摄影记者：李　丹

跟诊时间：2019 年 3 月 21 日

　　京东誉美中西医结合肾病医院，位于与北京仅一河之隔的"京东明珠"——河北廊坊三河市。不似北京很多医院里常有的嘈杂和拥挤，这里的门诊大楼南北通透，敞亮而有序。医院业务副院长、儿童肾病科主任张建春把这里当成自己的家，也把这里打造成患者的家。

　　在这个家里，张建春在肾病科已工作了二十年，自行施行肾活检手术 2200 多例，无一失手；经他手治疗和管理的患者已经累计几万余人，全院每年医疗赔偿为零。在长期的临床工作中，张建春积累了丰富的临床诊疗经验，擅长肾病综合征等肾科常见病、多发病及疑难病例的中西医结合治疗，用一名医生的责任心、公益心撑起了肾病患者尤其是肾病患儿的蓝天。

不管多难，都为患者解决问题

　　"没事，放松点！两分钟就好了。"肾穿室里，张建春一边用聚维酮碘（碘伏）擦拭患者的后腰部进行术前消毒，一边引导患者进行放松。进行过两千多例肾活检的他很明白心理疏导的重要。

　　趴在穿刺台上的是一位中年女性患者，一周前刚入院。患者目前被诊断为慢性肾小球肾炎。此外，因为患者面颊部有红斑，偶有关节疼痛，不除外系统性红斑狼疮的可能。狼疮的国际诊断标准有 11 条，如果满足 4 条及以上，基本就可以构成狼疮的诊断，但患者的情况有些"勉强"：红斑不明显，关节疼痛只是偶发。所以，主治医生希望能够从病理上对诊断提供更多的支持，如果不存在相关情况，可以让患者放心；而如果存在狼疮的情况，则可以通过肾活检进一步确定狼疮类型，针对性地进行治疗。

患者显然还是有些紧张。在确定肾穿位置的过程中，医护人员让她进行了屏气动作，结果几次屏气后，患者感觉自己抽筋了。张建春立刻停下来，让助手帮忙确认。而当助手们上前询问时，才发现是虚惊一场：患者只是因为紧张而"感到抽筋"。

在施药麻醉、彩超检查等一系列的准备工作后，张建春拿起了活检针，按刚确定好的位置将肾穿针从患者后腰插入。通过彩超屏幕，他精准地确定穿刺针插入的深度和部位。

人体的肾脏非常重要，但"个头"并不大，一般有自己拳头大小，约5cm×10cm，肾穿刺一般穿刺肾脏下极，可供穿刺的厚度只有2~3cm。这给肾活检也带来了一定的难度：针穿高了，会刺入肾窦，造成大出血；针穿低了，易造成空针，需再行穿刺，一旦两三针穿刺不成功，患者就可能紧张乃至不满。

清脆的"咔哒"一声响后，张建春迅速取出了穿刺针，打开穿刺针后有长约1cm棉线粗细的肾组织，穿刺非常成功。整个穿刺过程仅用时不到5秒，非常顺利完成手术。"结束了！"取样完成后，张建春告诉患者，并着手包扎和标本固定送检。患者也算是松了一口气。

从2008年进修完开始做肾穿刺术到现在，张建春的肾穿术从未失手过。"1.5cm深度，1.5cm宽度。"他每次都把控在这个范围之内，为的是让患者避免不必要的并发症。

这样的严格要求，源自于自身的业务水平，更来自于一个医者的坚定信念，那就是"不管有多难，都要想办法为患者解决问题"。

2017年，张建春收治了一位因乏力、呕吐、血清肌酐值升高20天入院的12岁患儿。这位患儿因为呼吸道感染出现发热症状，在老家医院进行了退热抗炎治疗，但效果不好，随后转到北京一知名医院进行治疗。遗憾的是，尽管进行了长时间的医治，并且还做了基因检测，最终也没能确诊。最后，患儿的父母在在病友的介绍下找到了张建春。

患儿辗转多家医院，且到了肾衰的地步，却还没有明确诊断。这样的情形让张建春感到有些难以置信，也让他打起了十分的精神。他对患儿病情进行了再次评估，并重新进行了基因检测，最终明确诊断为一种遗传性肾脏疾病：常染色体小管间质肾病-肝细胞核因子（HNF）1β。患儿的HNF1β基因有1个新生杂合突变——其父母皆没有此位置的突变。在数据库进行核查和复核后，张建春才意识到这是一个非常罕见的病例，该位点的基因突变在国内和国际都未曾有过报道。为此，张建春和团队写了一篇文章，将研究发现分享给医学界。

如今，作为医院常务副院长，张建春不得不分配精力到行政事务上，没有固定的时间可用于门诊。但这并不意味着不接待患者，不少病友介绍过来的患者都可以到诊室或办公室直接找他。不久前，就有一位糖尿病肾病患者来到医院，非要找张建春就诊，说他是由朋友介绍过来。仔细询问后得知，原来是一位十八九年前的老病号介绍过来的。

那是张建春在2000年左右收治的一位70多岁的肾病患者，就诊时血清肌酐已经到了500μmol/L左右。按一般情况，这样的患者最多维持一年半载即要进行血液透析，一场偶然的感冒发热就有可能危及生命。但在张建春的药物治疗下，患者维持血清肌酐在300～600μmol/L达15年之久，后才行血液透析治疗。

"不管患者什么时候来，我得给他解决问题，我不能为他完全解决，但是至少能够部分解决问题，干医生，说白了是个良心活。"张建春笃信这样的道理，"你对患者用心、负责任，患者总是会知道的。"、

医院即家，患者即亲人

在医院大楼参观，记者最大的感受是两个字：温馨。在病房、走廊，患者可随时歇下脚来看会儿电视；患儿住院，家长可陪床；医院还给有特殊饮食需求的患者提供专门的厨房及灶具供患者及家属做饭……

"医院始终树立全心全意为患者服务的思想，在思想观念和医疗行为上，处处为患者着想，一切活动都要把患者放在首位。"张建春自豪地向跟诊记者说道。京东誉美肾病医院是一所三级甲等肾病专科医院，医院患者流量在全国范围内遥遥领先靠的是病友的口碑相传，并不是电视广告等媒体宣传，这些成绩的取得依赖于医院以患者为中心的医疗服务理念。

自2000年工作到现在，张建春早已把医院当成家，把患者视作家里的亲人，把工作当成生活中最主要的部分。这些年来，自己累计看过多少患者，张建春数不过来。他只记得，自己最忙碌的时候一个人管30多张床位。那时的他每天早上天不亮就到医院，面对的就是摞在桌上的30多份病历。门诊、查房、书写病历等，每天都忙到很晚才拖着疲惫

的身体回家，几乎天天都在病房。而谈起彼时的劳累，张建春脸上却洋溢着幸福："那时候奖金只有每个月固定的160块钱，但精神状态和感觉都比较好，大家都这样干。"

如今的张建春，仍然是全天24小时开机——近20年来，他的手机号就一直没换过，怕的是需要他的患者联系不上他；没有所谓的节假日周末，即便是大年初一，他也来医院值班，为患者的事忙碌。久而久之，他已经不能适应外出放松的安排了："出去了，总会感觉自己还有事情没做完。"话音刚落，他已经戴上了听诊器，开始今天的查房。

18号病房的患儿小晨今年刚10岁。2014年5月，小晨出现眼睑水肿症状，遍及全身水肿，在老家遵义的一家医院被诊断为肾病综合征，予激素治疗，1个月后尿蛋白转阴出院，2015年停服激素。但在去年，小晨因为感冒肾病复发，当地医院再次给小晨加用激素口服治疗疗效不佳。于是，父亲在亲戚的推荐下带着小晨来到了京东誉美肾病医院。经过一个疗程对症治疗，小晨在今年出院，这次住院是复诊。

查阅小晨的病历后，张建春给小晨进行心肺部听诊。当抬起头他发现了"问题"："头发是不是该梳一梳了？"

小女孩顽皮地回答道："我爸爸他不会梳！"

这话把同病房里家属们都逗笑了，一旁的爸爸也不好意思地笑了。"该患儿为肾病综合征，一般小儿肾病综合征80%以上为微小病变型，其临床表现特点为激素治疗敏感但容易复发，根据小晨病历特点考虑微小病变可能性大，但最后确诊需要肾活检病理诊断，作为医生我们肯定尽最大努力解决患儿病痛，但是谁也不敢保证以后不复发，治疗过程中按照医嘱规律用药。"张建春说道。不过他也不忘给小晨的爸爸打气："在我们这边治疗两年多左右，复发的概率很小，长大了结婚生孩子都不会受到影响。"

查完小晨的病房，张建春走进隔壁，这里有一位7岁的小男孩，因为间断遗尿伴尿检异常于一周前入院。他之前在当地医院医治，但治疗无效，医院建议上级医院进一步明确诊断。患儿父亲因为在医院附近工作，知道医院在这方面比较有名气，所以带患儿过来就诊。

"上次我查过，对吧，脸蛋红扑扑的。"张建春对患儿印象比较深刻，不过他同时也感到有些不安，"但这脸红得有些不大对劲，从远处看还有界线。"张建春担心的是患儿可能存在狼疮，因为狼疮的表现就包括这样的红斑：界线分明、呈蝶形。

"你偷喝酒了？在家时也这么红吗？"张建春打趣地问患儿，同时也向患儿父亲询问平时的情况。

"在家比这还红的话，应该不是狼疮。如果是的话，会比这严重得多。"张建春向主诊医师叮嘱道，"可以九成的把握不是（狼疮），但心里还是要有这根弦，平时注意监测。多监测没有问题，要是因为没监测而漏诊，才是麻烦事。"

张建春对待患者就是如此，关怀身心，关注病情。让记者感受到，对他而言，患者的确就像是亲人。

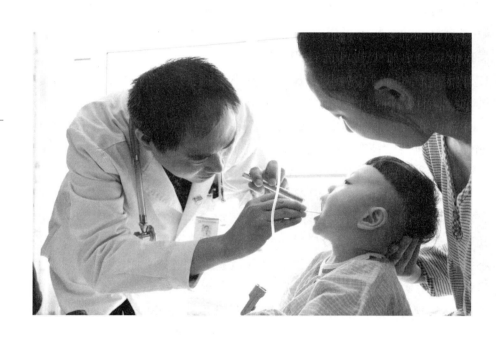

立足医院，公益救助患儿家庭

在我国3.6亿儿童群体中，肾病的发病率在不断上升。这对于患儿家庭来说是一个不幸的事实，而且治疗时间一长，整个家庭的压力就会剧增。

11岁的患儿小塈和他的家人就面临着这样的窘境。

小塈这次入院是在一个月前，但这已经是他第十几次住院了。第一次住院治疗是在2010年1月底，他感冒后出现双眼水肿，遍及下肢水肿，在内蒙古的一所医院被诊断为肾病综合征。这九年来，他反复双眼睑水肿伴尿检异常。父亲也开始了带他求医治病的漫漫征程。治病的头两年里，父亲一直带着小墅辗转于北京的各大医院："不能说每个医院都治过，但只要是有些知名度的医院，我们基本都去过。"

2012年8月，在邻村一位病友的介绍下，父亲带着小墅来到了京东誉美肾病医院。此后，他们便一直没有换过医院，在这边进行长期的治疗，因为"医院治疗环境好、效果也让人比较满意"。目前小墅蛋白转阴，病情稳定。

"目前看还挺好的，不用重新调药，像有的孩子还需要从头开始调。" 张建春知道小墅家里的状况，用宽慰的语气向小墅的父亲说道，但同时也叮嘱他记得定期带小墅过来复查。

按治疗安排，小墅这次应当住院一个半月，但这次刚满一个月，父亲已经准备办理出院。"因为实在是顶不住了，家里还种着地，该开始春耕了。25号孩子也要开学。家里的积蓄都花光了，还欠了不少外债，大概有12万多。就是这样的情况，在村里也没评上贫困户，只捞着一个最低的低保。所以医院这边有救助基金，我们真的挺感谢的。"

小墅的父亲提到的基金，指的是"大脸小胖"项目救助基金，该项目由京东誉美肾病医院、中华少年儿童慈善救助基金会和水滴筹公益平台三方共建，为的就是帮助像小墅这样需要救治、家庭又比较贫困的肾病患儿。2018年，项目成立并启动，小墅也是首批受益的患儿之一。

"医院向基金会捐赠100万元作为一部分资金来源，另外一部分是通过社会募集，来为肾病患儿进行救助。作为医院来讲，能募集多少，还得看情况，但是医院会拿出一部分资金救助贫困患儿，尽力让家里经济条件困难、需要救治的孩子不因为钱的问题延误治疗。"据张建春介绍，2018年医院捐赠的100万基金，全都派上了用场。2019年再次捐赠100万元救助资金，医院安排了专业人员对救助项目负责，针对符合条件的患儿发放救助申请表，基金会将针对申请信息进行筛查、分析和评估，确保求助信息和治疗信息的真实有效；再根据患儿的情况进行专项拨款，保证患儿的治疗顺利进行。

依托此项目，医院还在肾病的预防、康复、科普、早筛等方面持续推进服务，让更多的儿童肾病患者早日康复，回归校园。

作为社会办医机构，京东誉美肾病医院的公益项目还不止于此。自建院起，医院便一直坚持开展"肾友会"——组织优秀医生走到患者家门口诊疗，并于 2015 年正式成立"南丁格尔志愿者"服务小组，为京东地区民众提供定期义诊。作为业务副院长，张建春身体力行，积极参与到这些活动中，公益医疗的脚步已然踏遍全国十多个省市地区。

专家简介

张建春，京东誉美中西医结合肾病医院业务副院长、儿童肾病科主任，副主任医师。国医大师张大宁弟子。任中国中医药研究促进会中西医结合工作委员会常务委员，中国中医药研究促进会张大宁医学工作委员会委员，河北省中医药学会肾病专业委员会委员等职。曾参加国家级肾病重点专科建设工作及多项科研项目的研究。

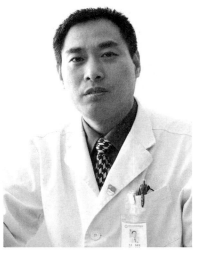

专长：肾病综合征、慢性肾小球肾炎、IgA肾病、慢性马兜铃酸肾病、紫癜性肾炎、狼疮性肾炎、慢性间质性肾炎及慢性肾衰竭等肾病的中西医结合治疗。能熟练进行肾脏病理穿刺，结合病理诊断使疑难性肾病的治疗取得突出的疗效。

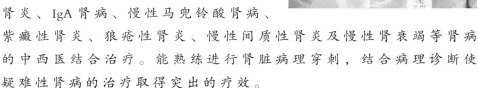

做为一名医生，
要时刻为病人着想，
能真正为病人解决实际问题。
身体上的，心理上的。

张建春
2019. 3. 21

27. 北京联合丽格第一医疗美容医院

陈万芳：至简至诚，塑形塑心

跟诊记者：罗 辉 吴海侠

摄影记者：李 丹

跟诊时间：2019 年 7 月 17 日

若不是身着白大褂，坐在医生办公室，外人可能很难想到他是一名从事医疗美容领域三十多年的医生。因为在他的谈吐间，透露出更多的是一位人生导师的气质。

"君子不器。"他从不把自己当作所谓品德高尚的医生，因为那样只会造成与求美者之间的隔阂，他认为自己只是单纯地为求美者、为前来有所求的人服务，这种状态对他来说是最好的，也是正确的。

他就是陈万芳，专业脂肪移植三十多年，在医疗美容这块偏商业化的医疗领域，他至简至诚，不仅美化求美者的外在身形容貌，更关注求美者的心结，用独有的力量点化他们的人生。

真心实效赢得信任

有同事称赞陈万芳很会和求美者沟通，说他懂得"把握求美者的心理和真实需求"。陈万芳觉得这个"把握"用得有些不妥，听起来颇有些操纵的意味。在他看来，医疗美容医生和求美者之间虽然有一些商业的成分，但绝不能做成单方面的操纵："在医疗美容行业，建立起和求美者的信任是第一位的。"

记者在北京联合丽格第一医疗美容医院跟诊当天，2 号手术室里，求美者阿娇（化名）正在进行自体脂肪填充太阳穴手术，主刀医师正是陈万芳。给阿娇的太阳穴注射麻药后，陈万芳便通过注脂针对阿娇的太阳穴进行填充。陈万芳的动作看起来很熟练，但实际上也是非常谨慎。每一次在注入脂肪的时候都有一个轻微的回抽动作，以便确认是否有血管破损。

躺在手术台上的阿娇状态比较轻松，还和陈万芳闲聊，就像和自己的老朋友在一起一样。记者了解到，这已经不是阿娇第一次找陈万芳手术。之前，为了让大腿看起来更细一些，她进行了抽脂手术。在此之后，她还希望做一个乳房填充，让自己的胸部显得更丰满一些。

当被问起怎么找到陈万芳时，阿娇说自己是通过陈万芳讲脂肪的微博找来的，不过不能说仅仅是靠微博。让她选择联合丽格的最主要原因是在这里她能够看到真实的案例：很多护士和医生的助理也在医院进行美容手术，这为顾客提供了很好的参考。"在这边能够看到真人，比如说陈院长的助理，都能看出来做得很好，没有一点坑。"阿娇说道。

像阿娇这样通过微博了解并来到联合丽格找陈万芳手术的人有很多。去年8月份，有一位非常特殊的刘患者便是通过陈万芳讲脂肪的微博找来的，该求美者50岁左右，江苏连云港人。说其特殊，一是她异于常人鼓起的大腿，二是她发病的起因——20年前的一场失忆。

20年前，刘患者曾患过精神方面的一些疾病，住院治疗后长达半年的时间是处于失忆状态；直到现在她都回忆不起来当时自己经历了什么，只知道出院之后身材就开始走形，直到发展成外人看到的"梨"形身材。

因为饱受身材的困扰，刘患者便不断研究吸脂手术，寻找靠谱的医生。算下来已有长达10年的时间，这10年里她去过很多城市，也见过很多医生，最后来到北京找到了陈万芳。

一位远在江苏连云港农村的刘姓女患者能从微博上找到自己，陈万芳感到很惊讶。更让他始料不及的是，刚见到他不过30分钟，刘患者便说："我信任你！"做出这一判断，刘患者的解释是：在微博上看到好多医生，在介绍的时候，宣传的意味太浓，假的东西太多，而陈万芳这边简单直接，各种治疗方案的好处与坏处、优点与缺点都讲出来，没有什么隐瞒。

经过仔细地检查和分析，陈万芳最终确诊刘患者的大腿两侧包裹的正是大量堆积的脂肪，通过吸脂手术的方式可以在很大程度上改善她的体型。不过她的情况比较特殊，吸脂后会带来皮肤松弛、积液吸收等问题。但刘患者却没有太多犹豫，因为"信任陈万芳院长，所以对手术非常有信心"。针对吸脂后会带来的皮肤松弛，陈万芳采用了"Bodytite黄金微雕"方案，以求在吸脂的同时有效收紧皮肤。整个手术做下来，陈万芳为刘患者的大腿吸出纯脂肪 5000ml，大腿外侧两个包裹的"球状脂肪块"不见了，效果非常明显。而且，正如刘患者自己所料，手术后皮肤回弹力还不错，比术前预想的效果要好。

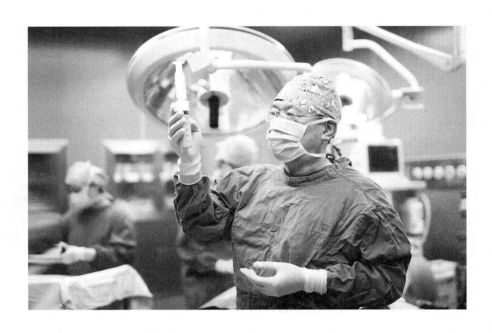

术后，刘患者身体各方面检查都没问题，第二天就办理了出院。因为情况特殊，术后一周，她本应该回医院复查，但考虑到距离和她的经济条件，陈万芳没有要求她来北京，而是特地联系了连云港的一位医生朋友帮助其进行了术后检查和换药。

这次手术让陈万芳颇有感慨：有的人吸脂是为了让自己更完美，而有的人吸脂只是想回归普通人的生活，有人决定手术可能只是一瞬间，而有人下定决心却需要 10 年。他说："无论是哪一种，我都会用心去做好手术，因为彼此信任是这世上最难得的事。"

"美容手术，关键是对度的把握"

"你这脸没少花钱吧？我觉得你已经挺美了。"手术室里，给阿娇填完一针后，陈万芳一边用双手按压阿娇的额头使其平整均匀，一边问阿娇道："你觉得做完那些手术后，你美了多少？"

"我给您发照片吧！有张以前的照片，特别胖。"阿娇听出了陈万芳不鼓励她再手术的意思，向记者"抱怨"道："陈院长人真的是，好像你哪都不用动似的。不会说你这要填、那要填。我本想着填一下脑门这一块，他却让我不要动。额头这里是我强烈要求他做才答应给我做。"

新玲是陈万芳的助理，在她的眼里，陈万芳并不是求美者说要做什么就答应下来，而是看他们适不适合做，也就是看他们的真实需求。就在记者跟诊的前一天，还有一位求美者来到陈万芳的诊室，说希望让自己的大腿更细一点，想做一个抽脂手术。但实际上，陈万芳认为她的腿挺美观，也比较纤细，完全没有抽脂的必要。为了劝她放弃抽脂的想法，陈万芳和她在诊室聊了将近一个小时。

来往于诊室的人中，有很多类似的并没有美容必要的顾客，比如有五六十岁的老太太在乳腺癌手术后还说要做乳房的美化手术。还有一些年轻的女孩子，因为受一些时尚宣传的影响，会想做那种很夸张的大额，陈万芳也会拒绝，因为她们现在还年轻，可能会觉得好看，但过几年就会觉得不好看，按她们不成熟的想法来做，于她们来说其实会造成一种潜在的伤害。

"美容外科手术，在操作上要考虑到每个人的发展趋势。"陈万芳从事美容医疗三十多年，对此有很多独特的见解。在他看来，很多求美者往往是因为当时的情绪不好、身体原因造成的面部塌陷、萎缩等问题，而这些问题都是短暂的，作为医生，要看他们的长期趋势，比如他是个什么性格的人，他的生活心态状态等，都会对其容貌产生影响。

曾经有一位年轻貌美的女孩找到陈万芳，说想要做拉皮手术让脸部看起来更紧致。陈万芳检查下来，其实这位求美者脸部什么问题都没有，故将该求美者"拒之门外。"在他看来，这位求美者可能就是因为一时情绪问题导致对自己的脸部关注过度。因为，"过一段时间她心情好了，就会将此事放下了，问题也就烟消云散了"。所以，"一个有经验的医疗美容医生，要清晰地认知求美者是否存在此一时彼一时的冲动心理？对于手术的期盼是什么样子？到底是刚需还是一种情绪的宣泄？在这方面不失准则对手术效果的影响是非常大的"。

在陈万芳看来，整容外科手术操作并不高深，三个月就能培养成为一位优秀的操刀手，把手术操作做得非常好，但对于度的把握特别难。比如说做双眼皮，不同的人厚薄不一样，水肿程度不一样，肌肉厚薄、眉骨、筋膜厚薄不一样，最后出来的效果完全不一样；又比如说吸脂，有的人脂肪里是纤维的结缔组织，有的是淋巴液，每个人抽吸的操作都不一样。"可以说，做美容手术就是'度'的掌握"。

美化于外，点化于心

医疗美容不同于整形，整形在某种程度上是一种"治病"，因为整形的对象往往是由于身体功能上的缺陷。而于美容来说，求美者多少有些"没病找病"，作为医生，很多时候是通过医疗手段对其进行心理上的治疗。

小芳（化名）是经朋友介绍过来的，今年32岁。最近的她总是对自己的脸部感到不满意。哪不满意呢？鼻翼旁边的法令纹。

"我现在就特别烦这个，我觉得可能和我上颌骨高有关系。"为了脸上左鼻旁边这道法令纹，小芳还去找了牙医，希望通过整牙的方式把上唇齿部分压低，从而把法令纹去掉。这次来之前小芳刚拍完牙片，牙医说小芳的鼻基底比较低。

32岁去整牙，必须得拔牙才行。听闻小芳下定决心要拔牙，陈万芳不由感叹：对自己够狠。他建议小芳，如果对法令纹比较讨厌的话，可以通过填脂进行淡化，但小芳最主要的问题不在脸上，而是在于生活上的问题，如睡眠不够，生气太多。

小芳觉得很惊讶，自己生气多是怎么被看出来的，陈万芳笑着说她皮肤比较水肿松弛，而这跟情绪是有关系的。

陈万芳端详着小芳的脸，在他看来，小芳的法令纹并不严重，而且五官协调度也还不错，问题主要在于整个脸部的比例：鼻子太重了，显得下巴太轻。如果将下巴往前拉一点，额头的眉骨部分稍微填饱满一些，整个面部的比例就比较协调，也不会改变脸型。

"我看别人法令纹没那么深啊！"小芳拿着镜子看了看自己的脸，又皱起眉头，带着近乎抱怨的语气说。

"这一花一世界，人长得都不一样。"陈万芳宽慰道。他向记者介绍说："这位姑娘的五官配套得非常精致，但我对她的认识就是，瞎纠结，瞎操心，瞎生气。为什么这么说？这位姑娘鼻子大，一般这个鼻子管人的慈悲；她的嘴巴，本来没有问题，但这个嘴巴的漂亮程度不够，肯定就是因为说真话说得太多了；下巴是晚年的运，需要年轻时候的积累，而她下巴回缩。你说她又有那么慈悲的心，又有说实话的嘴，晚年应该好啊？肯定是说的话、操的心都不是别人要的。对她自己来说，肯定也不是好事。"他转过头看向小芳："所以，要接受别人，自己也要多开心。"

小芳有点乐了："合着今天是来看心理医生了。"说起自己的最近生活，她又抱怨起来，说结了婚就开始操心，经常跟老公吵架。但她还是问陈万芳："做手术能够达到一个怎样的效果？我要不要做手术？"

"你这个心态千万别做手术，你听我话。"陈万芳意识到，小芳的认知已经完全落在自己的法令纹上，而对于需不需要手术，甚至对于手术是怎样一个东西，其实她都不知道。他告诉小芳，其实她自己18岁时五官也长这样，没有变化。

"对，没有变化。"小芳说。

"那为什么这个时候开始关注这个了呢？"

这个问题一抛过来，小芳一时间愣住了。

陈万芳解释道，其实小芳没有所谓法令纹的问题，但她自己就感觉有这个问题。这实际上是对于自己不满的一种发泄，当一个人心情愉悦的时候不会老盯着自己看，只有心情堵塞的时候才会想自己好不好看。小芳现在可能对自己这一部位不满意，可能有一天她明白了，我心情得好点，那之前做的所谓手术对于她来说就是多余的。到时候她就会说：我的脸怎么鼓成包了呢？紧接着她就会找你修复。美容手术的难点也就在于此：如何能在通过手术让求美者心安的同时又让她认识自己。

三十多年从医下来，陈万芳也意识到，一个人真正能获得最大的益处，其实是认知的提升。如果一个人心智是开启的，贫穷的一定会变富有，丑陋的也会变漂亮，疾病的也会变健康。所以，在和求美者沟通的时候，他也在尽力开启他们的心智。"既然患者给了你生存基础，你就应该多为他们考虑。"他坦诚地说。

专家简介

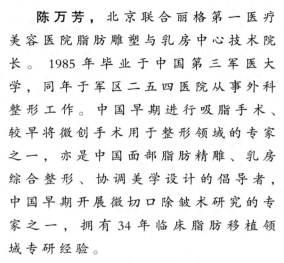

陈万芳，北京联合丽格第一医疗美容医院脂肪雕塑与乳房中心技术院长。1985年毕业于中国第三军医大学，同年于军区二五四医院从事外科整形工作。中国早期进行吸脂手术、较早将微创手术用于整形领域的专家之一，亦是中国面部脂肪精雕、乳房综合整形、协调美学设计的倡导者，中国早期开展微切口除皱术研究的专家之一，拥有34年临床脂肪移植领域专研经验。

专长：吸脂塑形术、乳房整形、脂肪移植、纳米脂肪应用于面部年轻化、吸脂失败修复术、自体脂肪填充修复术等。

出诊时间：周一至周五全天。

医者，仁者也。

陈万芳

2019-7-7

2018（第四届）人民好医生典礼
暨《"2018人民好医生"跟诊记》发布仪式
活动感言选登

希望"人民好医生"一年比一年好！

　　　　　　——中国医药卫生事业发展基金会原理事长　王彦峰

热烈祝贺第四届"人民好医生"活动圆满成功！罗辉老师团队辛苦了！支持"人民好医生"品牌的大力发展！

　　　　　　——陕西省中医医院米伯让研究所所长　米烈汉

感谢罗辉主编团队的付出，会议很成功！感谢人民组委会的医疗公益心！

　　　　　　——清华大学附属北京清华长庚医院骨科主任　肖嵩华

感谢罗辉主编对医师的了解和理解，为弘扬正能量不辞辛苦，从全国各地采集挖掘素材，用心铸书！深深感激罗主任团队的辛勤付出！

　　——中国康复研究中心北京博爱医院神经康复科副主任　宋鲁平

谢谢罗辉主编团队的付出！你们的活动轰动了全国医疗界，影响力很大。能亲临第四届"人民好医生"典礼现场，感觉很温暖，有回家的感觉。参与这项活动，我们全医院的同事都很受鼓舞，他们看到《人民好医生跟诊记》发布会的现场报道后，很激动、震动和感动。活动后，同事和同学以我们为榜样被激励了，这两天我院各个圈子对"人民好医生"活动都高度赞扬，年轻医生也受到向上的激励触动了。医疗界和医院太需要"人民好医生"这样正能量的平台！

　　　　——中国康复研究中心北京博爱医院门诊部主任　刘芳竹

热烈祝贺人民好医生活动圆满成功！罗辉主任团队辛苦了！谢谢您及组委会的辛勤付出！支持"人民好医生"品牌发扬光大！

——北京大学人民医院脊柱外科主任　刘海鹰

谢谢罗辉主编和她的团队！《"2018人民好医生"跟诊记》庄严发布和隆重的典礼现场都非常令人感动和忘怀！谢谢罗辉主编对医生工作的理解和支持，真心感谢！

——清华大学附属北京清华长庚医院儿科副主任　晁　爽

罗辉主编讲话最精彩，46位同行的事迹最感人，入选"人民好医生"最鼓舞。

——首都医科大学附属北京胸科医院心脏中心主任　张　健

"人民好医生"活动组织得太完美了！感谢罗辉主任团队的倾情付出！给罗辉主任团队大大点赞！

——中国中医科学院针灸医院教授　薛立功

热烈祝贺第四届人民好医生活动圆满成功！谢谢罗辉老师，您和您的团队辛苦了！整个活动非常成功，细节中看到你们背后一丝不苟的付出！医疗界为你们点赞！

——中国康复研究中心北京博爱医院神经康复三科主任　张　皓

我们看到了罗辉主编团队用媒体的正义、担当和大爱，为之传诵中国德技双馨的好医生。"人民好医生"是值得我们医疗界一起发扬光大的品牌。愿整个医疗界都能爱护并拥护、支持"人民好医生"品牌的发展！

——首都医科大学附属北京朝阳医院肝胆外科主任医师　李先亮

"人民好医生"活动组织得太完美了！给罗辉主任团队点赞！"人民好医生"品牌值得大力推广和支持！祝这项活动越办越好，愿更多人民的好医生在这个平台上受益！

——首都医科大学附属北京地坛医院肝病三科主任医师　王笑梅

感谢人民好医生组委会为医疗界做出的巨大付出！罗辉主编主持的组委会的这项工作太有意义了！在参会的过程中，我也受到了极大的鼓励。感谢组委会的各位老师辛勤的付出。

——首都医科大学附属北京中医医院儿科主任　李　敏

热烈祝贺第四届人民好医生活动圆满成功！祝贺入书《"2018人民好医生"跟诊记》的各位大咖医生！感谢罗辉主编的卓越工作，让我们感受到了职业的美好和自豪！

——中国中医科学院望京医院心内科主任　霍艳明

谢谢罗辉主编的辛勤付出，是您用汗水和心血为我们打造了一个展现医者贡献的舞台；是您为我们编织了一个绚丽的花篮，装载了我们多姿多彩的故事……感谢您和您的团队的背后付出！

——清华大学附属北京清华长庚医院心内科主任　张　萍

罗辉罗老师现场讲得真好！听了后很感动！不忘初心，继续努力！

医疗界爱戴和支持"人民好医生"品牌的发展！这对我们医生而言，"人民好医生"是至高无上的荣誉，对于引导整个社会尊重医生、维持正常医患关系、维护正能量是非常重要的。由衷地感谢罗辉主编，您为医疗界做了一件功德无量的大好事，所有的医生都应该向您及您的团队致敬！

——首都医科大学附属北京中医医院肾病科主任　赵文景

能跟各位医界大咖前辈荣选"人民好医生"，是莫大的荣幸。谢谢北京，谢谢人民好医生组委会，谢谢罗辉主任团队的辛勤付出！

——上海交通大学医学院附属瑞金医院主管检验师　张景全

罗辉主编的现场发言都让我热泪盈眶了。会场匆匆翻阅了书中的跟诊手记，写得太好了，这么多亲切感人的跟诊事例，和大家一起行医，真的很荣幸！

——南京大学医学院附属泰康仙林鼓楼医院呼吸二科主任　李　培

祝贺第四届人民好医生活动圆满成功！非常感谢罗辉主编的辛勤工作和奉献，我们所有的医务工作者都是这项活动的受益人！

——清华大学第一附属医院影像中心主任兼心脏中心副主任　王廉一

亲临"人民好医生"活动，对我本人也是一种洗礼。来自几乎整个朋友圈的祝福，让我更清醒，好医生是忠于人民的，"人民好医生"这种正能量的活动有益于提升医生的社会地位。由衷感谢罗辉主编的付出！

——清华大学玉泉医院神经内科主任　乔立艳

谢谢罗辉总编和你的团队。人民的好医生，传播正能量。

医疗界太需要"人民好医生"的正能量了，年轻医生也会有奋斗目标。向罗辉老师致敬！

——山西省大同市第五人民医院消化四科主任　杨瑞东

第四届人民好医生活动非常精彩！医生的工作是最需要媒体的支持和理解！希望"人民好医生"这个活动越来越好，能让更多人认知！

——上海中医药大学附属龙华医院普外科主任医师　许阳贤

感谢罗辉主编的辛勤付出！活动给了我们强大的鼓舞和认可，以及坚定的从医信念！

——首都医科大学附属北京朝阳医院急诊科副主任　唐子人

"人民好医生"造福人民。"人民好医生"活动尽显大医风采！活动现场领略了创始人罗辉主编的大家风范和辛苦付出，整场活动组织得很完美，堪称医界盛典！

——京东中美医院业务院长　李玉卿

感谢罗辉主编为"人民的医生"出书立传，让我们获得了从医强大的使命感，让这些一线踏实奋斗的医生们有了强大的动力。我们一定不辜负"人民好医生"的荣誉！

　　　　　　　　　　——航天中心医院普外科主任　曲　军

祝贺第四届人民好医生活动圆满成功！感谢罗主任团队的倾情付出！强烈支持"人民好医生"品牌的发展！

　　　　　　　　　——河南省胸科医院胸外科主任　钱如林

感谢罗辉团队的辛苦和专业的付出，让我们收获了一场盛会！"人民好医生"诠释了大医精神，展示了大医风采！

　　　　　　　　　　　——诚志东升医疗　周荣慧

第四届"人民好医生跟诊记"活动庄严又隆重，每年一届的"人民好医生"典礼都让业界期盼！感谢罗辉主编为医疗界传播正能量！

　　　　　　——清华大学第一附属医院院办主任　张晓萍

"人民好医生"活动传递了医疗行业正能量，值得我们大力宣传和颂扬。

　　　　　　　　——中国医师协会办公室主任　郭海鹏

参加完《2018人民好医生跟诊记》发布会感触很多：发布会成果很多，感受到罗辉主编的辛苦付出和业界对她工作的强大认可，成果值得医疗界尊重。

　　　　　　　　　　——新华社医疗主编　房　磊

热烈祝贺第四届人民好医生活动圆满成功！感谢罗辉老师团队的倾情付出！

　　　　　　——中国人民解放军总医院第五医学中心
　　　　　　肝衰竭诊疗与研究中心主任　胡瑾华

参加第四届"人民好医生"活动，被深深感动和鼓舞！祝"人民好医生"品牌越做越大！

——中国中医科学院广安门医院（南区）骨一科主任　付立新

祝贺第四届人民好医生活动圆满成功！感谢罗辉主编的倾情付出！亲临活动现场很受感动和鼓舞！

——南开大学附属环湖医院神经内科一病区主任医师　岳　伟

热烈祝贺第四届人民好医生活动圆满成功！祝人民好医生活动越办越好！

——中国人民大学医院副院长　汤　欣

"人民好医生"工作组是我见过最敬业、最有温度的医疗媒体。祝福"人民好医生"造福万千医患。祝愿"人民好医生"品牌越做越大！

——丹东第一人民医院副院长　万海燕